Herbal Meide for Otolaryngology

알기 쉬운
이비인후과
한약처방
가이드

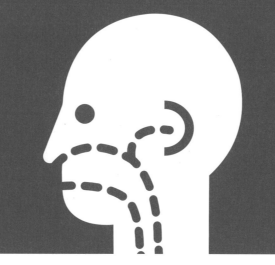

편집 Keiichi Ichimura
역자 고창남, 홍승욱, 윤영희

군자출판사

서문

이비인후과 한방연구회 모임이 매년 개최되고 있는데, 해를 거듭할수록 참석자가 증가하고 있고, 금년 10월에 열린 30회 학술대회의 참석자가 230명을 넘은 것을 보면, 이비인후과 영역에서도 한방치료에 대한 관심이 매우 높다는 것을 알 수 있습니다.

현재 한약에 관한 서적은 매우 많으나 이비인후과 영역에 특화된 간행물은 JOHNS나 MB ENTONI 등의 저널에 한약의 사용법에 관한 특집이 몇 차례 실린 정도이며, 서적으로는 사토우 히로시(佐藤弘) 선생의 '이비인후과 영역에서 한의학 진료핸드북'이 외에는 출판되어 나온 것이 없습니다. 이러한 상황에서 나카야마 서점은 철저한 준비를 통해 '알기 쉬운 이비인후과 한약처방 가이드'를 출판하게 되었으며 그 편집의 역할을 제가 맡게 되었습니다.

저자 선정에 있어서는 이비인후과 한방연구회의 회원 중에서 적극적으로 발표해 주신 분들을 중심으로 하였고, 여기에 해당 분야의 전문가 분들이 추가적으로 참여하여 집필을 진행하였습니다. 한약 처방은 어떻게 증證를 찾아내는 가가 중요한 요소인데, 이는 습득단계에 따라 이해도의 차이가 생기므로 저자들마다 어떤 단계의 독자를 대상으로 할 것인지에 대한 고민이 있었습니다. 본서에서는 그 결정을 각 저자들에게 맡기어 독자의 한약처방에 대한 이해도의 수준이 통일되지 않은 부분도 있을 것으로 사료되오나 내용의 풍부함을 봐서라도 부디 양해해 주시길 바랍니다.

한의학은 비교대조시험이라는 관문을 통과하지 않았으므로 '객관적이지 못한' 또는 '경험적인' 의학으로 간주되기 쉬우나, 만일 일찍이 비교대조시험이 행해지지 않았더라면 이처럼 유용성이 확산되지 않았을 것입니다. 이뿐 아니라 부작용이 나타나지 않도록 여러 측면의 개선도 추진되었을 것으로 생각됩니다. 단지 당시의 기록이 남아 있지 않아 이를 증거로 제시할 수 없을 뿐입니다. 누구도 예로부터 쌓여온 한의학의 방대한 임상 데이터 앞에서 그 유용성에 대해 이의를 제기할 수 없을 것입니다. 고전에 적혀있는 시기와 시대환경이 현대에 들어와서 변화했고, 쓰이는 한약재도 달라졌습니다. 또한 의약 원재료醫藥原料의 확보라는 문제도 있습니다. 그런 만큼 옛날과는 다른 생체 반응도 있을 것이며 생각하지 못했던 작용이 보일수도 있을 것입니다. 이제부터 바람직한 근거구축과 신규한방 진료의 개척은 독자 여러분들께 맡겨져 있습니다. 이비인후과 영역에서의 한약처방에 대해 알기 쉽게 설명한 이 책이 독자 여러분들의 일상 진료에 조금이나마 도움이 될 수 있기를 바랍니다.

2014년 11월
편집 이치무라 케이이치(市村惠一)
지치의과대학 명예교수/이시바시 종합병원

역자 서문

한의학에서 감각기의 중요성에 대해서는 정상일 때에는 잘 모르고 있다가도 조금만 불편해지면 굉장히 괴로워하고 이로 인해 삶의 질이 현저히 낮아진다는 사실은 누구나 다 알고 있을 것이다. 한의학을 전공하지 않는 분들은 "신비스럽다.", "비과학적이다.", "간 손상이 심하다.", "객관성이 없다.", "경험적이다." 등등 다양한 의견을 주셨습니다. 하지만 일본 의사들은 우리나라와 반대로 서양 의학적인 관점에서 질병이 치료되지 않으면 한계성을 인정하려는 경향이 있으며, 이를 극복하고자 한의학을 서양의학과 다른 관점에서 겸허하게 받아들이고 이를 좀 더 보편화, 객관화, 표준화하기 위해 노력하는 면을 볼 수 있었습니다.

내용면에서 한의학을 전공하는 학생, 한의사들이 질병을 진단하고 한약처방을 활용하는 범주에 비하면 약간 협소한 측면은 있지만, 그래도 다양한 증례를 발표하고 다양한 질환에 한약을 응용한 임상 연구결과를 발표하는 등 과학적인 측면을 솔직하고 객관적으로 서술하는 것은 본받을 만합니다.

이 책은 그동안 일본이비인후과한방연구회에서 매년 개최되는 학술세미나에서 좋은 강연발표 자료, 증례 등을 발표했던 회원들을 중심으로 필자를 선정하여 일관성 있게 편집하여 만든 책이다. 옛 고전에 한방이 비인후과에 관한 서술은 무척 많았지만 한권의 책으로 만든다는 것은 결코 쉬운 일은 아니다. 이번에 일본이비인후과한방연구회가 중심이 되어 '알기쉬운 이비인후과 한약처방 가이드'를 만들었고, 이 책을 번역하게 된 것은 일본 한방의학을 알고자 하는 하나의 즐거움이라 생각된다.

이 책의 구성을 보면 제 1장에서는 한의학 기본 내용을 설명하였으며, 제 2장에서는 이비인후과 영역의 질환을 중심으로 한약의 활용에 대해서 이비인후과 영역과 관련된 여러 가지 질환(뇌혈관질환, 신경계질환, 내과질환 등)과 연관성, 이비인후과 영역에서 노화질환, 암에 대한 한의학적인 접근, 소아 질환, 합병증 등으로 다양하게 서술하고 있다. 부록으로 한약 자료집은 증證을 통해서 한약을 쉽게 활용하도록 한방 사례를 중심으로 설명하였으며, 이비인후과에서 자주 사용하는 한방보험약과 적응증, 이비인후과 질환에 자주 사용하는 한약재에 대한 효능도 포함하고 있다.

이 책은 일본에서 사용하는 의학용어들을 한국 의학용어로 번역하기 위해 노력하였으며, 이비인후과 질환 뿐만 아니라 이비인후과와 관련된 질환에 한약을 활용하는 좋은 지침서로서 한의학에 대해서 관심 있는 모든 분들, 한의대학생, 한의사들에게 도움이 되었으면 하는 바람이다. 끝으로 이 책이 나오기까지 처음부터 끝까지 번역해주신 김진욱 사장님, 마음을 다해 작업을 도와주신 권찬영, 김지민 선생님, 기꺼이 출판해주신 군자출판사 장주연 사장님을 비롯한 편집 및 그래픽으로 멋지게 책을 만들어주신 여러 직원들에게도 감사의 마음을 전한다.

2016. 3
대표 역자

집필자 일람(집필순)

이치무라 케이이치(市村恵一)　　　지치대학 명예교수/이시바시 종합병원

오기노 사토시(荻野 敏)　　　오사카 대학 명예교수

무라마츠 신이치(村松慎一)　　　지치의과대학 지역의료학센터 동양의학부문

타시로 신이치(田代眞一)　　　병태과학연구소

야스무라 사츠키(安村佐都紀)　　　이비인후과 야스다의원

이토우 신이치(伊藤真人)　　　자치의과대학 토치기 어린이 의료센터 소아이비인후과

오가와 카오루(小川 郁)　　　케이오기쥬쿠대학 의학부 이비인후과

오오시마 타케시(大島猛史)　　　니혼대학의학부 이비인후 · 두경부외과학 분야

하시모토 마코토(橋本 誠)　　　야마구치대학의학부 이비인후과

야마시타 유우지(山下裕司)　　　야마구치대학의학부 이비인후과

고토우 후미유키(五島史行)　　　독립행정법인 국립병원기구 동경의료센터 이비인후과

이나바 히로시(稲葉博司)　　　키타노 모리 이비인후과 원장

사이토우 아키라(齋藤晶)　　　독립행정 법인지역의료 기능추진기구 사이타마 메디컬센터 이비인후과

미와 타카키(三輪高喜)　　　카나자와 의과대학 의학부 이비인후과학

야마우치 토모히코(山内智彦)　　　후쿠시마현립의과대학 아이즈의료센터 이비인후과

오가와 케이코(小川恵子)　　　카나자와대학 부속병원 이비인후과 · 두경부외과 · 화한진료외래

후루카와 미츠루(古川 仞)　　　카나자와대학 명예교수

우치조노 아키히로(内薗明裕)　　　센다이 이비인후과

나이토우 유키(内藤 雪)　　　유키클리닉 이비인후과

타카기 요시코(高木嘉子)　　　요시코클리닉

야마기와 미키카즈(山際幹和)　　　개호노인보건시설 미즈호노 사토

모치즈키 타카이치(望月隆一)　　　독립행정법인 지역구의료기능추진기구 오오사카병원 이비인후과

나이토우 켄세이(内藤健晴)　　　후지타보건위생대학 이비인후과

와타나베 아키히토(渡遺昭仁)　　　케이유우카이 삿포로병원 이비인후과 · 두경부외과

나미키 타카오(並木隆雄)　　　치바대학대학원 의학연구원 화한진료학

타츠미 코우이치로우(巽 浩一郎)　　　치바대학대학원 의학연구원 호흡기내과학

카네코 타츠(金子 達)　　　카네코 이비인후과 클리닉

호시노 에츠오(星野恵津夫)　　　암연구 아리아케병원 한방지원과

후쿠모토 아키라(福元晃)　　　나카가와 이비인후과

야마시타 타쿠(山下 拓)　　　보우에이의과대학교 이비인후과

시오타니 아키히로(塩谷彰浩)　　　보우에이의과대학교 이비인후과

이마나카 마사시(今中政支)　　　이마나카 이비인후과

진나이 지치(障内自治)　　　JA토쿠시마코우세이렌 아난코우에이병원 이비인후과

소유자쿠 히데오(將積日出夫)　　　토야마대학 이비인후과

목차

부록 : 한약 자료집

역자 약력

고창남

경희대학교 한의과대학을 졸업하고, 경희대학교에서 한의학석사, 박사학위를 받았으며, 경희대학교 부속 한방병원 한방내과 수련의 과정을 수료하였다. 현재, 대한한방내과학회 회원, 대한중풍순환신경학회 회원, 미국 AAMA학회 회원, 중국화하의약학회 이사, 강동경희대학교한방병원장, 대한중풍순환신경내과학회 이사장, 경희대학교 한의과대학 순환신경내과학교실 주임교수, 보건복지부 한의학기반산업 평가위원, 한국한의학연구원 평가위원을 역임하고 있다.
저서로 '심계내과학', '양한방병용처방매뉴얼', '건강보감', '약손', '몸의 혁명' 등이 있다.

홍승욱

경희대학교 한의과대학을 졸업하고, 경희대학교에서 한의학석사, 박사학위를 받았으며, 경희대학교 부속 한방병원에서 안이비인후피부과 수련의 과정을 수료하였다. 현재 대한한방안이비인후피부과학회장, 동국대학교 한의과대학 안이비인후피부과 주임교수, 동국대학교의료원 일산한방병원 진료부장, 건강보험 전문평가위원회 위원을 역임하고 있다.
저서로 '한의안과학', '한의이비인후과학', '한의피부과학' 등이 있다.

윤영희

경희대학교 한의과대학을 졸업하고, 경희대학교에서 한의학석사, 박사학위를 받았으며, 강동경희대학교 한방병원에서 안이비인후피부과 수련의 과정을 수료하였다. 현재 경희대학교 한의과대학 안이비인후피부과 겸임교수, 강동경희대학교한방병원 안이비인후피부과 임상조교수로 근무하고 있다. 저서로 '알면 쉬워지는 의학논문작성법', '미용침과 매선침'이 있다.

이비인후과에서 한약을
사용함에 있어서

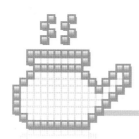

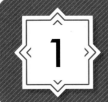

1 이비인후과에 있어서 한약이란?

의학교육에 있어서 한의학교육의 도입과 한약을 사용하는 의사의 증가

생명과학과 의학이나 과학기술의 진보에 따라 의학의 정보량이 현저하게 증가하고 있어, 한정된 대학교육 과정 속에서 방대한 지식과 기술 모두를 완전하게 습득하는 것은 불가능에 가깝다. 이에 2001년도에 의학교육 준비과정이 제정되고 이를 통해 교육내용을 정선하여 학생들이 졸업할 때까지 몸에 익혀두어야 할 필수적인 능력(지식, 기술, 태도)과 도달 목표를 알기 쉽게 제시하고 있다. 그 당시 "화한약和漢藥 수업을 개설할 수 있다."는 항목이 추가되었고, 그 이후 졸업 전 의학교육에서 한의학교육을 도입하는 대학이 증가하여 2004년에는 의학과가 있는 전국 80개의 모든 대학에 있어서 한의학교육이 이루어지게 되었다. 또한, 실제 임상에서 83~89%의 의사가 한약을 처방한다는 통계가 있으며[1,2] 그 숫자는 해마다 증가하고 있다. 이러한 추세와 함께 이비인후과 의사의 일상진료에서 한약의 역할 역시 확대되고 있으며 개별 약물 중에서도 빈도 높은 약물로서의 역할을 하게 되었다.

한약을 이용하는 장점

한약을 사용하기 시작하면 서양 약물로 처방할 때와 비교하여 생각하는 범위가 넓어지게 되고 여러 가지 장점이 있다는 것을 알게 되는데, 크게는 세 가지 장점을 들 수 있다.
① 환자와 의사소통이 잘 된다.
② (특히, 고령 환자의 경우는) 다량의 약제복용에서 해방시켜 줄 수 있다.
③ 원래 호소한 증상의 개선 뿐만 아니라 몸 상태가 좋아지므로 만족하게 된다.

●●● 환자와의 의사소통이 잘 된다.

일반적으로 환자가 의사에 대해 갖는 불만 가운데 가장 많은 것은 "의사가 환자와 말하지 않는다.", "환자의 말을 들어주지 않는다." 또는 "설명을 해주지 않는다." 라고 하는 의사소통에 있다. 그 다음으로는 치료효과가 적다는 불만이 있으며, 의료기술에 대한 불만이나 의료시설이 불충분하다는 불만의 비중은 비교적 적은 편이므로 의사-환자간의 의사소통이 양호하다면 치료효과와 함께 환자의 만족도도 올라갈 것이다[3].

약을 처방받고 다음 재진 때까지 효과가 좋지 않으면 당연히 환자는 불만을 가지게 된다. 서양 약 처방 이후에 효과가 없으면 의사도 부담되고 환자도 의사가 무능하다고 생각하기 쉽다. 그러나 한약의 경우는 천천히 듣는다는 통념이 있어서인지 효과가 바로 나타나지 않더라도 환자가 스스로 이해를 하는 편이다. 물론 조금이라도 효과가 있는 경우는 "조금 더 치료해 보면서 효과를 지켜봅시다"라고 할 수 있으며, 이후 수주 간 해당 증상에 변화가 없더라도 몸의 다른 부분에서 상태가 좋아지면, 그로 인해 치료가 지속된다. 혹 전혀 효과를 볼 수 없었다 하더라도 "체질에 맞지 않는 것 같으니 조금 다른 약으로 바꿔 봅시다"라고 제안하면 환자는 나름대로 납득하여 처방 변경에도 별 다른 저항이 없다. 물론, 효과가 있었다면 "잘 되었다"라고 하여 계속 할 수 있다.

이와 같이 진찰때마다 한약의 효과를 단서로 하여 커뮤니케이션이 성립되고 또 여러 각도에서 환자와 같이 약의 효과를 검토하는 과정을 통해 양호한 의사-환자간의 관계가 구축된다. 의사-환자간의 관계에 따른 진료 모델은 크게 능동적-수동적 관계 모델Paternal, 지도-협력 관계 모델informed, 상호 협력 관계 모델shared의 세 가지 형태가 있으나[4], 한약치료를 시행하게 되면 필연적으로 이 가운데서 상호 협력 관계 모델을 사용하게 된다. 또한 복약준수의 측면에서는 환자 순응도compliance, 약물 순응도adherence, 일치도concordance라고 하는 개념이 있으며, 각각 능동적-수동적 관계 모델, 지도-협력 관계 모델, 상호 협력 관계 모델에서 발생한다[5]. 진료에서 한약을 처방하게 되면 일치도가 높아질 수 있을 것으로 기대된다.

● ● ● 다양한 종류의 약제복용에서 해방이 가능하다.

고령화 사회와 의료의 전문화로 인하여 고령자 역시 증상에 따라 전문의를 찾아가 처방을 받는 경향이 많아지고 있다. 고령자는 비교적 많은 질환을 앓게 되고, 복용하는 약제 수도 많아서 10종 이상의 약물을 복용하는 경우도 적지 않다. 그러나 복용하는 약물 수가 많을수록 부작용 발현율이 증가하는 것으로 알려져 있다[6]. 이비인후과 영역에서는 특히 약인성 미각장애나 구강인두건조증이 발생하기 쉽다. 자신의 전문 분야 외에 처방된 약제를 마음대로 중지시킬 수는 없지만, 환자를 위해 복용 약물의 수를 줄이고 싶은 것은 당연하다. 이 점에서 한약처방은 여러가지 한약을 복합한 것으로 약제 수를 줄이는데 도움이 될 수 있다. 한약처방을 적절히 활용할 수 있다면, 복용하는 약물의 수를 감소시킬 수 있을 것이다.

●●● 환자의 몸 상태가 좋아지므로 만족하게 된다.

한의학에는 미병未病이라는 개념이 있다. 일본 미병연구학회의 보고에 의하면 미병이란 '건강상태의 범위에는 있지만 질병에 현저하게 근접한 신체 또는 마음의 상태'를 말한다[7]. 예를 들면, 수족냉증, 피로, 소화불량과 같이 증상은 있으나 검사에서는 이상이 보이지 않는 상태를 상상해 보자. 이 경우에 서양의학으로는 대처를 하고자 해도 적절한 생각이 떠오르지 않지만, 한의학에서는 보제補劑라고 하는 기운 즉, 면역력을 높여주는 다양한 약제가 후보로 떠오른다. 한약학이나 한의학에서의 기氣는 생명의 활력을 말하며 호흡기계, 소화기계, 신경계가 관여한다. 보제 또는 보익제補益劑는 기허氣虛를 보충하는 보기제補氣劑, 혈血이라고 부르는 순환계나 내분비계가 관여하는 체액이 부족한 상태인 혈허血虛를 보충하는 보혈제補血劑, 장부기능이 전반적으로 떨어져 기혈양허氣血兩虛가 된 경우에 양자를 보충하는 기혈쌍보제氣血雙補劑 등으로 나뉜다(❶). 호기 중에 발생하는 비鼻 점막의 수분으로 인한 호흡장애가 주 병태인 노인성비루의 경우, 몸을 따뜻하게 하여 개선할 수도 있지만 물리적 가온 이외에 냉증에 사용하는 한약인 계지복령환이나 당귀작약산, 팔미지황환 등을 사용하여도 효과가 있다. 미병 상태에서도 한약은 효과를 보이기 때문에, 환자가 자신도 모르게 몸 상태가 좋아졌다고 느끼게 되는 것이 한약의 장점이다.

한약은 증상과 일대일로 대응되지는 않는다. 예를 들면 갈근탕은 감기의 제1선택제이기도 하지만 뒷목이 뻣뻣함과 어깨 결림 등의 다양한 증상에 유효하다. 따라서 투약 목표가 아닌 다른 증상에서 생각지도 않은 개선이 있어 환자에게 감사하다는 말을 듣는 일이 많다. 이명에 처방한 우차신기환으로 발기부전이 개선되어 계속 처방 의뢰를 받는 일도 있다.

❶ 보제(보익제)의 종류

보기제	사군자탕, 육군자탕, 보중익기탕, 계비탕啓脾湯	항염증 작용
보혈제	사물탕, 궁귀교애탕, 당귀음자, 칠물강하탕	전신 또는 국소의 순환 개선
기혈쌍보제	십전대보탕, 인삼양영탕	위장의 움직임을 좋게 하고, 자양 강장하여 자연 치료력 증가
보신제	팔미지황환, 우차신기환, 육미환	하반신의 생명력을 높임
보음제	육미지황환, 자음강화탕, 자음지보탕, 맥문동탕	건조를 개선함

❷ 보제(보익제)의 종류

① 서양 약물로 대처하기 까다로운 질환이나 병태 : 이명, 만성 현기증, 설통, 인후두 이물감, 재발성 외이도습진, 재발성 감염증, 노인성 사시
② 서양 약물과 거의 동등한 효과가 있는 경우 : 감기, 인플루엔자, 급성 저음장애형 감음난청, 메니에르병, 급성 현기증
③ 서양 약물로 부작용이 발생하였을 때 대체제로 쓰는 경우
④ 서양 약물이 효과는 있어도 보험적용이 안 되는 경우 : 구강건조증
⑤ 서양 약물의 보조제로 사용하는 경우 : 알레르기 비염, 스테로이드 의존성 난청

주의해야 할 점에는 무엇이 있나?

별도의 장에서 취급하겠지만, 한약에도 부작용은 있다. 그 중 빈도가 높은 것은 감초에 의한 가성 알도스테론증[1]과 마황에 의한 교감신경계 자극증상이다. 또한, 드물지만 간질성 폐렴도 염두에 두지 않으면 안 된다. 한 가지 약을 단일 투여할 때는 이런 부작용이 잘 나타나지 않지만, 구성성분이 중복 되는 다른 약물을 병행할 시에는 문제가 된다. 부자에 의한 혀의 마비감이나 손발 저림, 동계, 오심구 토, 발한 등은 엑기스제제를 사용하는 경우에는 문제가 없다고 알려져 있다.

한약은 일반적으로 작용이 부드럽고 효과가 있기까지는 장시간이 필요하다고 여겨지나 속효하는 약도 적지 않다. 대표적인 약으로 작약감초탕이 있다. 쥐가 난 경우에 이 약을 복용하면 5분 이내에 효과가 나타난다. 지속되는 딸꾹질의 경우에도 효과가 있다. 또한, 마황이 들어간 약들도 단시간에 작용한다. 한편 단시간에 작용하는 약을 장기 사용하고 있는 경우도 있지만, 바람직하다고 볼 수는 없다.

구체적으로 어떻게 사용할 것인가?

한의학에는 일본 한방도 있지만 중의학도 있으며 또한 한의학도 있다. 처방은 경험이 뒷받침되어 이루어지므로 한의학에 조예가 깊은 스승으로부터 가르침을 받으며 기초부터 제대로 진료체계를 전 수받는 것이 바람직하나 모든 사람이 그러한 기회를 가질 수는 없다. 현재 일본동양의학회가 한방전 문의 제도를 만들어 문호를 개방하고 있지만 일반의로서 처음 한약처방에 입문할 경우는 먼저 대표적 인 약부터 처방해보면서 한약의 효과를 경험해 보는 것이 좋다. 하나하나 손으로 더듬어가며 익히고 점차 입을 열어 가면 좋겠다. 가끔씩 극적인 효과를 직접 볼 수도 있을 것이므로 이를 기반으로 하여 다음 단계로 나아가도록 하자.

이비인후과 영역에서는 어떠한 경우에 한약이 사용될 수 있을까? 서양 약물로 대처하기에 까다로 운 질환과 병태인 경우, 서양 약물과 거의 동등한 효과가 있는 경우, 서양 약물로 부작용이 발생하였 을 때 대체제로 쓰는 경우, 서양 약물이 효과는 있어도 보험적용이 안 되는 경우, 서양 약물의 보조제 로 사용하는 경우 등이 있으며 이를 ❷에 요약하였다. 각 병태에 대한 처방은 이 책 전반을 통해 학습 할 수 있다.

---

1. 가성 알도스테론증이란 '알도스테론이 높아져 있는 듯한 증상을 보이는 병태'를 의미한다. 예를 들어 한약으로 인해 고혈압이 되는 경우가 있 는데, 그것은 감초 등에 포함된 글리시리진glycyrrhizin 때문이다. 이 글리시리진을 복용하면 혈중 알도스테론의 수치가 높아졌을 때와 거의 같은 증 상이 나타난다. 즉, 고혈압, 고나트륨혈증, 저칼륨혈증, 근무력감 등이 나타난다.

●●● **참고문헌**

1) 日本漢方生薬製剤協会. 漢方薬処方実態調査 2011. http://www.nikkankyo.org/topix/news/091209_ad/enquete.pdf

2) 日経メデイカル開発. 漢方薬使用実態及び漢方医学教育に関する意識調査 2012. http://nmp.nikkeibp.co.jp/kampo/pdf/kampo_result2012.pdf

3) 市村恵一. 高木安雄. 患者視点. 患者満足度の観点から考える花粉症治療. 診療と新薬 2009;46:127-32.

4) 市村恵一. アレルギー性鼻炎治療における患者とのコミュニケーションの重要性. ProgMed 2009;29:291-5.

5) 山本美智子. シェアード・ディシジョン・メイキングとコンコーダンス・都薬雑誌 2012;34:28-31.

6) 鳥羽研二ほか. 老年者の薬物療法 薬剤起因性疾患. 日本老年医学雑誌 1999;36:181-5.

7) 日本未病研究学会のウエブサイト. http://www.mibyou.or.jp/about/index.html

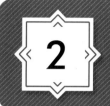

한의학의 기본에서 임상까지

서론[1,2]

한의학은 아유르베다, 우나니[2] 등과 어깨를 나란히 하는 전통의학의 하나이며, 뒤에서 설명하겠지만 2,000년 이상의 깊은 역사를 가지고 있다.

한의학은 많은 점에서 우리가 배우고 활용하는 서양의학과는 다른 점이 있다. ❶은 그 비교의 일부이다. 먼저, 한의학은 자연의학이며 전통의학이다. 그에 비해 서양의학은 실증적, 과학적이라고 할 수 있다. 또한, 한의학은 개체의학이라고 불리는 것처럼 개인의 체질과 특징을 중시하여 마음과 신체가 하나라고 하는 심신일여心身一如를 전제로 항상 전체적인 조화를 이루는 것을 목표로 한다. 따라서 한의학은 증상이 있는 경우를 모두 병적 상태로 해석하고 증證이나 주요 증상을 참고하여 한약을 투여한다. 그렇기 때문에 같은 병이라도 다른 한약이 처방되는 일도 있고同病異治, 반대로 다른 질환이 있어도 같은 한약이 투여되는 경우異病同治도 적지 않다. 즉, 한의학에서는 항상 전신을 진료하여 치료에 임하는 것이 기본이라고 할 수 있다.

한의학의 역사[1-3]

한의학 또는 중의학은 한대漢代(기원전 202년~기원후 220년)에 기반이 확립되었다. 그 당시 쓰인 3대 의서는 현재까지도 한의학의 가장 중요한 책자로서 지위를 유지하고 있다.

● ● ● 황제내경

생리 · 병리 · 위생 등 기초의학을 다룬 소문素問과 진단 · 치료 · 침구 등의 임상의학을 다룬 영추英枢로 구성된 한의학의 종합이론서이다. 이론의 기반을 음양오행설(❷)에 두고 있다.

---

2. 그리스 전통의학

●●● 신농본초경

한약의 약효에 대해 기록한 책이다. 365종의 동물, 식물, 광물약이 약효별로 상약上藥, 중약中藥, 하약下藥으로 분류되어 수록되어 있다.

상약은 120종류이고 생명을 보하는 약이며, 독성이 없으므로 장기간 복용해도 좋다. 중약은 120종류이고 체력을 보하는 약이며, 사용방법에 따라 독성이 없는 경우와 독성이 있는 경우로 구분한다. 이 중약은 병을 예방하여 허약한 신체를 튼튼하게 한다. 하약은 125종류이며 병의 치료약으로 독성이 있으므로 장기복용해서는 안 된다.

❶ 서양의학과 한의학의 비교

서양의학	한의학
과학적(근대이론)	철학적(한방이론)
이론적	경험적
분석적(전문분야)	종합적(전인적)
기계적(국소적)	인간적(전신적)
대증적對症的	대증적對證的
보편적	개인적
객관적	주관적
합성물	천연물
복합성분	단일제품

❷ 서양의학과 한의학의 비교

오행五行		목木	화火	토土	금金	수水
자연계	오계五季	춘春	하夏	장하長夏	추秋	동冬
	오능五能	생生	장長	화化	수收	장藏
	오기五氣	풍風	서暑	습濕	건乾/조燥	한寒
	오색五色	청靑	적赤	황黃	백白	흑黑
	오미五味	산酸	고苦	감甘	신辛	함鹹
	오방五方	동東	남南	중앙中央	서西	북北
	시간時間	평단平旦	일중日中	일서日西	일입日入	야반夜半
	오음五音	각角	치徵	궁宮	상商	우羽
인체	오장五臟	간肝	심心	비脾	폐肺	신腎
	오부五腑	담膽	소장小腸	위胃	대장大腸	방광膀胱
	오궁五宮	목目	설舌	구口	비鼻	이耳
	오주五主	근筋	혈액血液/맥脉	기육肌肉	피모皮毛	골수骨髓
	오지五志	노怒	희喜	사思	우憂	공恐
	오성五聲	호呼	소笑	가歌	곡哭	신呻
	오변五變	악握	우憂	얼噦	해欬	율慄

(日本東洋医学会学術教育委員会編, 入門漢方医学, 南江堂;2002[1]) (安井広迪, 医学生のための漢方医学 入門の手引き, 日本 TCM 研究所;1995[2])

●●● 상한잡병론

장중경이 쓴 책으로 상한론과 금궤요략으로 구성되어 있다. 상한론은 급성열성질환의 치료를 육경병기六經病機로 나누어 각각의 병기에 따른 병태와 처방을 설명한다. 금궤요략은 다양한 만성병의 치료법을 설명한다.

한의학의 기본구조[1]

한의학의 기본개념에는 기氣사상과 음양론陰陽論이 있다. 기란 지구환경에 보편적으로 존재하는 에너지로 생명활동을 영위하는 모든 생물은 기를 받고 있다. 기는 눈으로 볼 수는 없으나 천기天氣, 공기空氣, 전기電氣, 생기生氣, 병기病氣 등과 같이 우리들의 일상생활에 깊이 뿌리 박혀 있다.

한의학에서는 인체의 변화를 기의 양量과 흐름의 장애로 파악한다. 인체에서 기의 일부는 액화하여 구조를 형성하고 지속한다. 그 중 적색의 액체를 혈血, 무색의 액체를 수水라고 하며, 인체는 이 기혈수氣血水의 세 요소로 구성되어 있다.

음양론은 자연계의 다양한 현상에 음과 양이 있듯이 인체와 의학에서도 음과 양의 두 형태가 있다는 개념이다. 예를 들어, 인체에 외적인 또는 내적인 침습이 가해진 뒤 나타나는 반응이 대체로 열성熱性으로 발양성이면 양증陽證, 한성寒性으로 침강성이면 음증陰證이라 한다. 이 음양이원론이 발전하여 허실虛實, 표리表裏, 한열寒熱 등의 이원적 병태로 발전하였다.

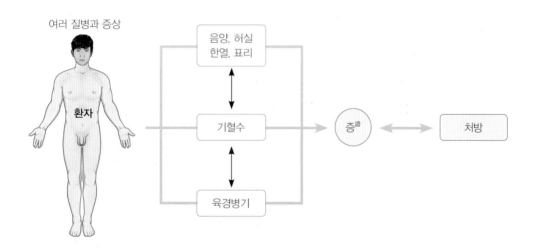

❸ **한의학에서의 진단방법**

(日本東洋医学会学術教育委員会編. 入門漢方医学. 南江堂;2002[1])

❹ **의학적 개념**

	병태	기혈	투병반응	안색顔色	체온	타각적 냉증	온열기구	요색尿色
음증	한성	부족	정체	불량	저하	강	선호	투명
양증	열성	충분	활발	양호	상승	무~약	비선호	진함

(日本東洋医学会学術教育委員会編. 入門漢方医学. 南江堂;2002[1])

병태와 치료

● ● ● 증證

증이란 환자가 현시점에서 나타내고 있는 증상을 음양陰陽, 허실虛實, 한열寒熱, 표리表裏, 육경병기六經病機, 기혈수氣血水의 기본개념을 통해 인식하고, 나아가 병태의 특이성을 나타내는 증후를 파악한 결과를 종합하여 얻은 진단이자 치료의 지시이다. 즉, ❸과 같이 여러 가지 증상을 파악하여 한의학적인 진단으로써 증을 결정하고 이에 따라 치료로써 한약을 사용한다.

● ● ● 음양

앞에서 서술한 바와 같이 고대 중국의 자연철학이다. 이 이원론은 인체, 질병과 같은 의학적 개념과도 ❹와 같이 관련되어 있다. 예를 들면 양증은 기혈이 충분하여 감기에 대한 투병반응이 적극적인 상태이며, 반대로 음증은 기혈이 부족하여 감기에 대한 투병반응이 정체되어 있는 상태이다. 따라서 양의 환자에게는 차갑게 하는 작용의 약을 사용하고, 음의 환자에게는 따뜻하게 하는 작용의 약을 사용하는 것이 한약 투여의 기본이다.

● ● ● 허실

개체의 기력 즉 면역력에 따라 같은 질병이 발병했을지라도 개인의 투병 반응은 다르다. 허실이란 이 면역력의 강도를 나타내는 것이다. 즉, 질병에 걸렸을 때 투병반응이 약한 것을 허虛, 강한 것을 실實로 판단하여 처방할 한약을 결정한다.

● ● ● 한열

한열은 병태를 표현하는 개념으로 열熱은 차갑게 함으로 개선되고, 한寒은 따뜻하게 함으로 개선되는 병태이다. 처음에는 주로 급성열성질환에 대해서 사용되었던 말이었으나 최근에는 만성질환에도 사용되어 아래의 표리의 개념과 융합하여 표열表熱, 표한表寒, 이열裏熱, 이한裏寒으로 사용된다. 또한 한열의 개념은 전신과 국소 모두에서 사용된다.

●●● 표리

신체의 부분을 크게 나누는 개념이다. 피부·근육·관절 등 신체적 표층부를 표表, 신체 심부나 내장을 리裏, 그 중간의 폐·간장 등 횡격막 주위의 장기를 반표반리半表半裏로 정의한다. 감염은 표증과 함께 표에서부터 발생하여 점차 심부로 진입하여 반표반리증, 리증의 병태가 된다.

●●● 육경병증

시간의 경과와 같이 변하는 병태를 말한다. 크게 음과 양의 병태로 나뉘고, 각각 세 가지로 분류된다. 양병은 태양병太陽病·소양병少陽病·양명병陽明病으로 음병은 태음병太陰病·소음병少陰病·궐음병厥陰病으로 나뉜다. 그리고 각각의 병위病位마다 정사항쟁正邪抗爭이 발생되는 부위가 규정되어 있어, 태양병은 표에서, 소양병은 반표반리의 부위에서, 양명병과 음병은 리에서 발생하는 것으로 알려져 있다.

●●● 기혈수

기혈수는 생체를 조절하는 생리적 인자이다. 질병을 생리적 인자의 이상현상으로 인식하는 한의학에서 가장 중요한 개념 중 하나이다.

기의 개념에 대해서는 이미 서술하였으나, 기의 이상 현상은 마음과 몸을 연결하는 기능계의 이상을 말하고, 현상적으로는 신경계 이상이나 공기 순환의 정체에 의해 생긴다.

혈은 혈액과 그 대사산물을 말하며, 자율적으로 전신의 세부조직까지 영양을 하며, 기에 의해 차원 높은 제어를 받고 있다.

수는 혈에서 나누어진 것이며 넓은 의미에서 혈액 이외의 체내 성분을 말한다. 이러한 수의 정체가 문제가 되는 경우가 많다.

이 책에서는 기혈수의 이상에 의해 생기는 질병의 증상·병태·한약치료에 대해서 서술할 것이다. 기의 변조變調에는 기역氣逆·기울氣鬱·기허氣虛 등이, 혈의 변조變調에는 어혈瘀血·혈허血虛 등이, 수水의 이상에는 수독水毒 등이 있으며, 이들은 매우 중요하다.

진단법[1,3,4]

한의학에는 망望·문聞·문問·절切의 진단법이 있으며, 이를 사진四診이라 한다. 이를 통해 소위 증證을 진단하여 그에 맞는 한약을 처방한다.

11

●●● 망진望診

서양의학에서 말하는 시진視診이다. 체격·안색·피부의 윤기·동작을 통해 허실, 기혈수의 상태를 관찰한다. 혀의 관찰인 설진은 장부의 변화를 확인할 수 있다는 점에서 중요하다.

●●● 문진聞診

시각, 청각, 후각을 통해 정보를 수집한다. 목소리의 강약, 호흡소리, 소변 냄새, 대변 냄새, 입 냄새, 몸 냄새 등의 상태를 관찰한다.

●●● 문진問診

일반적인 문진과 같으며 주소, 병력, 과거력, 가족력 등을 묻는다.

●●● 절진切診

환자를 접촉하면서 행하는 진찰이다. 한의학에서는 특히 맥진과 복진이 중요하다.

한방 치료의 기본[3,4]

한의학의 기본적인 특징은 ① 심신일원론 ② 자각증상의 존중 ③ 심신 전체 조화의 도모 ④ 개체차이의 중시 ⑤ 같은 병명이라도 증상에 따라 다른 처방을 행한다는 점 등이다. 치료를 위해 한약을 조합한 처방(또는 방제)을 사용하고, 그 조합은 주로 경험에 근거한다. 즉, 한의학은 증證을 시작으로 하는 경험에 의한 법칙에 근거한 증후론이다.

한방 치료의 특징은 이미 서술한 바와 같이 환자의 체질과 병태에 의해 음양, 허실, 한열을 검토하고, 병의 반응부위와 경과에 따라 표, 리, 반표반리의 부위와 삼음삼양의 육경병기를 파악한다. 또한 병인으로써 기혈수의 이상을 함께 파악한다.

이러한 증의 진단에 의해 한약 치료를 하는데 서양 약물 치료와는 달리 신체소견, 체질 등의 차이에 따라 같은 증상, 질환이라도 다른 한약처방이 투여되거나 반대로 전혀 다른 질환에 같은 한약이 투여되는 일도 적지 않다.

❺를 보면 한약처방을 할 때에는 음양과 허실에 따른 이차원을 고려하여 전신이나 국소에서 원점

즉, 중간 증證이 되도록 하는 처방을 선택하는 것이 기본이다. 그리고 ❻은 이 같은 원리에 따라 음양과 허실 축에서 각종 한약처방의 위치를 표현하고 있다.

한약을 사용하여 치료를 할 때는 이 점들을 고려하여야 보다 높은 치료율을 기대할 수 있을 것이다.

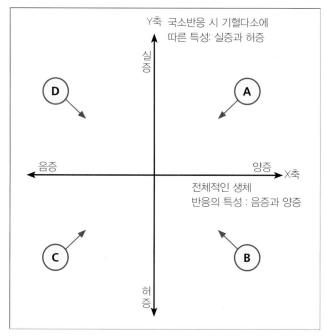

❺ 음양과 허실의 관계

개체반응의 출현빈도는 Ⓐ 〉Ⓑ ≒ ⓒ 〉Ⓓ의 순이다. 또한 각 처방은 각각 작용방향을 가지고 있어서 원점을 향하여 개체의 편위를 수정하는 방향으로 작용한다.
(寺澤捷年. 症例から学ぶ和漢診療学. 医学書院;1990[4])

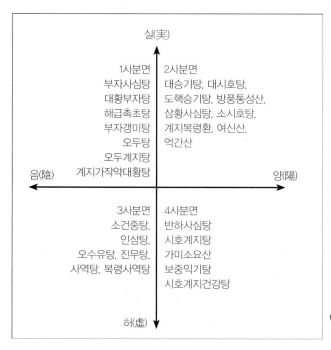

❻ 음양과 허실의 축과 각종 처방의 위치

(寺澤捷年. 症例から学ぶ和漢診療学. 医学書院;1990[4])

●●● 참고문헌

1) 日本東洋医学会学術教育委員会編. 入門漢方医学. 南江堂;2002.

2) 安井広迪. 医学生のための漢方医学 入門の手引き. 日本 TCM 研究所;1995.

3) 財団法人日本漢方医学研究所編. 新版漢方医学. 自然と科学社;1990.

4) 寺澤捷年. 症例から学ぶ和漢診療学. 医学書院;1990.

3 처방선택과 사용법
(부작용, 약물상호작용)

서론[1,2]

한약처방은 식물을 위주로 하는 한약이라는 천연물을 조합하여 구성된다. 근경(뿌리줄기), 과실, 종자 등을 그대로, 또는 간단히 가공한 뒤에 한약으로 사용한다. 전통적으로 대부분의 한약처방은 한약을 달여서 탕약으로 복용해 왔으나 현재는 한약에서 열수추출熱水抽出 한 엑기스제제가 시판되고 있어 일정품질의 한약을 간편하게 사용할 수 있다(❶). 일반적인 진료에서는 의료보험이 가능한 엑기스제제가 대부분 처방 가능하므로 한방전문클리닉 이외에서는 달인 약을 사용할 기회가 적은 편이다. 그러나 엑기스제제로 충분한 효과를 얻을 수 없는 경우나 복수의 처방을 합방하는 경우는 구성한약을 개별로 처방하여 탕약으로 복용하도록 하면 좋다(❷). 탕제의 경우 식물 한약의 기원, 재배지, 수확시기, 수치修治(염수에 담그고, 굽고, 껍질을 벗기는 등의 가공)가 다르게 되면 기대하는 약효를 얻을 수 없으므로 주의가 필요하다.

한약의 유효성분에는 공업적으로 합성될 수 없는 복잡한 유기화합물이 다수 포함된다. 이러한 성분들 사이의 상호작용의 복잡성과 장내세균총이나 대사효소활성의 개인차이로 인하여 한약의 동태를 예측하는 것은 그리 간단한 일이 아니다. 자세한 약물작용 기전이 밝혀지지 않은 한약은 현대에서도 고전의 기록이나 임상의의 경험에 근거하여 처방을 선택하는 경우가 많다. 고대의 기록이나 관념에 집착할 필요는 없지만 음양, 허실, 한열, 표리의 병태나 기혈수, 오장육부, 육경병기 등의 기본적인 개념을 이해함으로써 선인의 경험을 되살릴 수 있다[1].

❶ 엑기스제제의 복용법

- 산제(가루약)는 1컵 정도의 따뜻한 물에 녹여서 복용하면 좋다 (인스턴트 커피의 요령). 단, 오심, 구토, 토혈, 객혈 등이 있는 경우는 식힌 후에 복용한다.
- 공복 시 복용을 원칙으로 하나 부자나 마황이 포함된 처방은 식후에 복용하는 것이 주성분인 알칼로이드의 흡수를 줄일 수 있다.
- 만성질환은 2주 정도 지속 복약한다. 장내세균총의 변화에 의해 더욱 더 효과를 볼 수 있는 경우가 있다.

❷ 탕약의 탕전법

일반적으로는 한약 양의 20배 물에 30분 정도 약재를 담근 뒤에 끓인다. 물이 끓기 직전에 불을 약하게 하여 물이 끓지 않게 하여 40분간 탕전하고, 뜨거운 동안에 찌꺼기를 제거한다. 하루에 2-3회로 나누어서 식전 1시간 전에 복용한다.

* 처방에 따라서는 약제의 일부를 도중에 첨가한다.

한의학의 병태와 치료

한의학은 정상상태에서의 편위偏位를 교정하여 신체의 컨디션을 조절함으로써 치료효과를 높인다. 비유를 들자면 서양의학은 병원균을 항생물질로 소멸시키고 종양을 외과수술로 절제하는 공격적인 전투부대이고, 한의학은 강력한 무기를 사용하지 않는 교섭에 뛰어난 숙련된 외교관이다[2]. 이비인후과에 있어서도 국소적인 증상 뿐만 아니라 전신상태를 감안하여 처방을 선택한다. 대증치료는 표치, 근본적인 치료는 본치라고 한다. 예를 들면, 알레르기 비염의 콧물은 표치로서 소청룡탕을 처방하고, 근본적으로는 몸이 차고 허약체질의 개선을 목표로 본치로서 보중익기탕을 처방한다.

한의학에는 음양, 허실, 한열, 표리나 기혈수의 병태의 진단과 동시에 치료 지시를 나타내는 증證이라는 용어가 사용된다. 이 증證은 최종적으로는 처방명으로 나타난다. 예를 들면, 갈근탕증은 갈근탕이 유효한 병태로 상한론에 "太陽病 項背强几几 無汗惡風 葛根湯主之."에서 말한 "비교적 체력이 좋은 두통환자에서 후두부인 뒷목이 뻣뻣하고, 땀은 없고, 오풍(오한보다 가벼운 한기)이 있는 경우"를 말한다.

허실은 일본과 중국에서 그 뜻이 다르다. 일본 한방에서의 허실은 대개 체력 또는 저항력을 말한다. **허증** 환자에게 효과가 강한 완하약인 대황, 망초, 도인이나 발한약인 마황을 사용하면 위장장애가 생기거나 증상이 더 악화되는 경우가 있으므로 허실이 망설여질 때에는 허증 처방부터 먼저 한다. 허약하고 냉증이 있는 **음증, 허증, 한증**의 환자에게는 부자, 건강, 인삼, 황기 등이 배합된 온보약을 사용하고 그 후에는 선보후사先補後瀉의 이론에 따라 발한약이나 완하약을 사용한다. 체력이 있고 발열 등의 투병반응이 강한 **양증, 실증, 열증** 환자에게는 마황, 대황, 석고와 같은 청열약을 사용한다.

급성감염증에서 오한을 동반한 발열, 두통, 관절통, 인두통은 **표증**의 증후이며 복부팽만, 복통, 설사는 **이증**이므로 선표후리先表後裏의 이론에 따라 원칙적으로 표증부터 치료한다. 반대로 만성질환에서 급성증상이 발병한 때에는 선급후완先急後緩의 이론에 따라 먼저 급성증상을 치료한다.

기력이 없고 쉽게 피곤해짐, 식욕부진, 감기에 쉽게 걸림, 저혈압, 낮에 졸림 등의 증상을 보이는 **기허**에는 인삼, 황기, 백출, 복령, 감초, 대조를 배합한 사군자탕, 인삼탕, 보중익기탕, 육군자탕 등의 보기약이 사용된다. 억울抑鬱, 두중감, 목이나 가슴(흉부)의 결림, 잔뇨감을 호소하는 **기울**에는 반하, 후박, 목향, 소엽, 향부자를 배합한 반하후박탕, 향소산 등의 이기약을 사용한다. 일과성 열감hot flash, 현기증, 동계動悸, 딸꾹질, 안면홍조 등이 보이는 **기역**에는 계지, 소엽, 반하를 포함한 영계출감탕, 여신산 등의 강기약이 사용된다.

안색불량, 피부 건조와 거친 피부, 불면, 탈모, 불안, 피로 등을 보이는 혈허에는 숙지황, 당귀, 작약, 아교, 산조인을 포함한 사물탕과 궁귀교애탕, 당귀음자, 온청음 등이 사용되고, 정맥류 등을 보이는 어혈에는 당귀, 작약, 도인, 목단피, 우슬, 대황이 포함된 계지복령환, 도핵승기탕, 당귀작약산 등의 거어혈약이 자주 사용된다.

부종, 맑은 콧물, 설사, 박동성 두통, 위부진수음, 요량감소, 다뇨, 구갈 등을 보이는 **수독**^{水毒}, **수체** ^{水滯}에는 복령, 백출, 택사, 저령, 반하, 방기가 배합된 오령산, 복령음, 방기황기탕, 소청룡탕 등의 이 수약을 사용한다.

❸ 한방문진표

기력	□ 피곤하기 쉽다 □ 잘 잊는다	□ 동작이 느리다 □ 초조해지기 쉽다	□ 아침에 일어나기 어렵다 □ 집중력이 없다	
식욕	□ 저하 □ 가슴이 쓰리다 □ 입이 마르다	□ 보통 □ 구역질 □ 물을 자주 마신다	□ 왕성 □ 속이 더부룩하다	□ 배가 더부룩하다
수면	□ 불면(□ 입면이 힘들다 □ 중도각성 □ 꿈을 많이 꾼다)			□ 낮의 졸음
소변	□ 빈뇨(□ 야간 □ 일중)		□ 잔뇨	□ 실금
대변	□ 변비(일에 한 번) □ 보통		□ 연변 또는 설사	
발한	□ 저하	□ 보통	□ 많다	□ 식은 땀
냉증	□ 손	□ 발	□ 배	□ 동상이 걸리기 쉽다
상역감^{上逆}	□ 안면	□ 손발이 달아오름		
피부	□ 건조(거칠다) □ 손톱이 깨지기 쉽다	□ 기미가 많다 □ 손톱의 세로주름이 많다	□ 부종 □ 머리카락이 많이 빠진다	
월경	□ 월경통이 심하다 □ 불규칙			
기타	□ 어깨 뭉침	□ 두통	□ 이명	□ 현기증 □ 시력저하

❹ 주요 설진소견과 대응 한약

소견	병태	주요 한약
홍설^{紅舌}, 강설^{絳舌}	열증 또는 어혈	황련해독탕
치흔^{齒痕}	수독^{水毒}, 비허^{脾虛}	오령산, 영계출감탕
백태	엷은 백태는 정상인에서도 볼 수 있는 소양병기^{少陽病期}로 하제^{下劑}를 사용하지 않는 지표	소시호탕, 맥문동탕, 치자시탕^{梔子鼓湯}
황태	이열증^{裏熱證}	삼황사심탕, 대시호탕, 대승기탕
경면설^{鏡面舌}	혈허, 담백색일 때에는 기혈양허	인삼양영탕, 십전대보탕

(村松慎一. 漢方薬. 梶井英治監修. 小谷和彦, 朝井靖彦編. 治療薬レジデントマニュアル. 羊土社;2014. p845-8³⁾)

한의학에서 신장^{腎臟}은 내분비나 비뇨생식계의 기능을 포함하여 난청, 시력장애, 백발, 배뇨장애, 성기능저하, 하지의 운동기능 저하 등의 노화현상과 관련되어 있다. 이 증후는 신허^{腎虛}로 판단할 수 있고, 팔미지황환, 우차신기환 등을 사용한다.

한방의 진찰법

사진四診은 냉증, 화끈거림, 도한, 구갈 등도 중요히 관찰한다(❸). 설진, 맥진, 복진을 통해 얻은 진료 소견을 종합하여 처방을 결정한다. 주된 설증舌證이나 맥증脈證에 따른 한약을 ❹와 ❺에 정리하였다[3]. 복진상 흉협고만胸脇苦滿이 있으면 시호제, 심하비경心下痞硬에는 반하사심탕, 위내정수胃內停水에는 육군자탕이나 인삼탕, 소복불인小腹不仁에는 팔미지황환, 제상계臍上悸에는 시호가용골모려탕, 영계출감탕, 복직근연급腹直筋攣急에는 소건중탕, 어혈의 압통점이 있는 경우는 사물탕이나 계지복령환을 사용한다. 주된 복진 소견은 ❻에 정리하였다[3].

❺ 주된 맥진소견과 대응하는 한약

소견	병태	대응하는 한약
부삭약浮數弱 부삭긴浮數緊	표열증 삭數은 빈맥, 부浮는 가볍게 대기만 해도 박동이 촉지되는 맥	약弱 : 계지탕 긴緊 : 마황탕, 갈근탕
부지약浮遲弱	이한증裏寒證	인삼탕, 사역탕, 부자이중탕
침지실沈遲實 침지약沈遲弱	이증裏證 침沈은 강하게 압박해야 짚히는 맥. 실實은 맥이 강한 것(약弱에 대응됨)	실實 : 대시호탕, 조위승기탕 약弱 : 인삼탕, 진무탕, 사역탕
현세弦細	현弦은 활처럼 긴장한 맥	소시호탕

(村松慎一. 漢方薬. 梶井英治監修. 小谷和彦, 朝井靖彦編. 治療薬レジデントマニュアル. 羊土社;2014. p845-8[3])

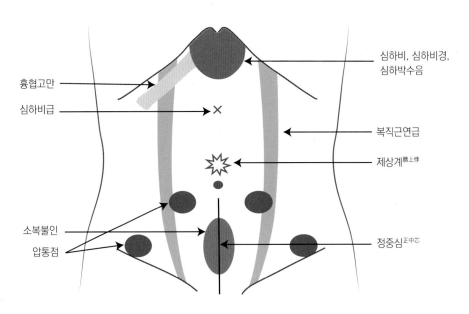

❻ 주된 진료소견

(村松慎一. 漢方薬. 梶井英治監修. 小谷和彦, 朝井靖彦編. 治療薬レジデントマニュアル. 羊土社;2014. p845-83))

부작용·상호작용

한약을 복용한 후 증상이 개선되기 전에 생기는 일과성의 예견치 못한 반응을 명현瞑眩이라고 한다. 예를 들어, 월경곤란증에 계지복령환을 투여한 후에 비출혈鼻出血이 나타나는 경우가 있는데, 이는 부작용과 감별이 곤란한 경우가 많아 경과를 신중히 살필 필요가 있다.

❼ 감초를 2.5g/일 이상 포함한 처방

● 황금탕	● 황련탕	● 궁귀교애탕	● 작약감초부자탕
● 감맥대조탕	● 길경탕	● 작약감초탕	● 반하사심탕
● 오림산	● 자감초탕	● 배농산급탕	
● 소청룡탕	● 인삼탕	● 감초탕	
● 부자인삼탕	● 을자탕	● 계지인삼탕	

가성 알도스테론증(고혈압, 부종, 탈력, 저칼륨혈증)에 주의한다. 밑줄 친 것은 이비인후과 영역에서의 빈용 처방

한약과 관련된 심각한 부작용으로는 가성 알도스테론증, 간질성 폐렴, 간기능 장애, 울혈성심부전 등이 알려져 있다. 감초의 대사산물에 의해 신뇨세관에서 11β−수산화스테로이드 탈수소효소hydroxysteroid dehydrogenase의 저해작용에 의해 부종, 고혈압, 저칼륨혈증과 근력저하가 나타나는 가성 알도스테론증이 발생할 수 있다.

감초를 1일 2.5g 이상을 넣은 처방(❼)은 알도스테론증, 근질환, 저칼륨혈증 환자에게는 금기이다. 간질성 폐렴은 황금을 포함한 시호제에서 보고가 많으나 다른 한약에 의해서도 생길 수 있다. 소시호탕은 인터페론과의 병용, 간경변, 혈소판수 10만/mm^3 이하의 만성간염 환자에서 간질성 폐렴을 유발할 가능성이 있으므로 금기이다. 산치자의 장기 복약으로 장간막 정맥경화증이 유발되는 경우도 있다. 대황, 망초, 홍화, 도인, 목단피 등이 포함된 처방은 유산, 조산의 위험이 있으므로 임산부에게 투여하는 것을 피해야 한다.

약물상호작용으로는 이비인후과에서 빈용되는 소청룡탕과 갈근탕에 포함된 마황을 크산틴계[3] 약제나 항우울제(MAO저해제) 등과 병용하면 주성분인 에페드린의 작용이 증가되어 동계, 두통을 발생시킬 수 있다. 진피나 지실에 포함된 플라보노이드 배당체에 의한 소장상피 수송체의 저해작용과 강활, 백지에 포함된 푸라노코우마린furanocoumarin 이합체에 의한 사이토크롬P450 3A4 저해작용도 있으나 이 경우는 임상에서 문제가 될 확률이 낮다.

무라마츠 신이치(村松慎一)

---

3. 크산틴xanthine계 약물은 대부분 중추신경계 흥분제로 대표적 약물로는 caffeine, theophylline, theobromine이 있다.

●●● 참고문헌

1) 村松慎一. 漢方薬の基礎知識. 臨床神経 2013;53:934-7.

2) 村松 睦. 対比で学ぶ漢方入門. たにぐち書店;1998. p15.

3) 村松慎一. 漢方薬. 梶井英治監修. 小谷和彦, 朝井靖彦編. 治療薬レジデントマニュアル. 羊土社; 2014. p845-8.

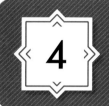

한약의 효과가 보이지 않을 때 무엇을 생각할 것인가

서론

효과가 좋을 것으로 생각하고 처방한 한약이 생각처럼 듣지 않는 경우에는 다시 환자의 증상이나 호소에 따른 진단이 적절했는지, 다른 처방이 잘 듣지 않을지 생각해 보아야 한다. 의사는 자신이 내린 진단의 적합성 여부를 지속적으로 검토하는 겸허한 태도를 필요로 한다. 그럼 자신 있게 투여한 한약이 생각대로 듣지 않았을 때 우리는 무엇을 생각해야 할까?

약효를 담당하는 성분을 생각한다.

먼저 생각해 볼 것은 '이 처방이 목표하는 약효를 어떤 주성분이 담당하고 있는가?'이다. 우리는 흔히 각 처방에서 구성 한약이 어떤 역할을 하는지 생각하는데, 마황이라든지 감초라든지 하는 것이다. 약재의 채취 장소나 시기에 따라 약효가 다른 점과, 약효성분을 분리하여 신약으로 만든 경우에도 효과가 나타나는 점을 보면 마황이 지닌 주 효과는 에페드린이, 감초의 효과는 글리시리진이, 다시 말해서 성분이 효과를 나타내는 것이다.

물론 그것이 단일성분의 작용인지, 상호작용에 의한 것은 아닌지, 아니면 미지의 성분에 의한 작용은 아닌지에 대한 판단은 항상 주의를 기울일 필요가 있다. 예를 들면 작약감초탕이 쥐가 나는 증상에 효과가 좋다고 했을 때, 임상적으로는 작약감초탕의 효과 발현에 필요한 시간은 6분이라고 보고되어 있다. 그러나 6분 만에 글리시리진이 혈중에 발현되지는 않으므로 작약감초탕의 효과는 글리시리진이 이외의 다른 성분의 효과라고 밖에는 생각할 수 없다.

또한 처방에서 약효를 담당하는 유효성분을 분리하고자 효과를 상대적으로 강하게 나타내는 분획을 분리해 보니 평범한 구연산회로의 성분이거나 흔한 아미노산이었던 경우가 많았기 때문에 결국 상호작용을 생각해야하는 경우가 적지 않다. 어떤 성분이 유효성분인가에 대해서는 여러 경우의 수가 있을 수 있지만 일단은 약효를 담당하는 성분을 생각하고, 그의 물리적인 특성을 생각하는 것이 중요하다.

예를 들면, 보통 감초의 항염증성분은 기본적으로는 글리시리진이라고 생각한다. 글리시리진은 글리시르레틴산glycyrrhetinic acid과 2개의 글루쿠론산glucuronic acid으로 구성된 배당체이다. 감초와 같이 배당체를 주요성분으로 하는 한약은 ❶에 정리한 바와 같이 많다. 배당체는 포도당이나 글루쿠론산 등의 당이 유기활성화합물에 결합된 형태로 당이 붙어 있는 관계로 수용성이 높아져 있다. 동물에서 담즙색소가 당과 화합되어 수용성 포합형담즙색소가 되거나, 또는 벤조피렌과 같은 탄화수소류에 먼저 산소첨가반응을 하여 수산기를 만들고, 이후 당과 결합하는 것과 마찬가지로 식물에서도 다 쓰고 난 생리활성성분에 당을 결합함으로써 물에 녹기 쉽도록 하여 생리활성성분의 처리 및 배출을 촉진하는 것으로 생각된다. 이를 보면 식물 가운데 유효성분이 있고 선조 때부터 지금까지 그 유효성분들을 한약으로 이용하고 있음에 틀림없다.

❶ 배당체를 주요성분으로 하는 한약의 예

배당체	활성성분	약리작용	한약
센노사이드sennoside	Rheinanthrone	사하瀉下	대황, 석결명石決明
바발로인barbaloin	Aloe emodin anthrone	사하	알로에
글리시리진glycyrrhizin	Glycyrrhetinic acid	항염증	감초
피오니플로린paeoniflorin	Paeonimetabolin	진경鎭痙	작약
알비플로린albiflorin	Paeonilactone	진경	작약
게니포사이드geniposide	Genipin	이담利膽	산치자
시호 사포닌saiko sapogenin	Saiko sapogenin	항염증	시호
진세노사이드ginsenoside	Protopanaxadiol	대사활성	인삼
바이칼린baicalin	Baicalein	항알레르기	황금

중요한 한약에 다당체가 많다.

(田代眞一. 則清藥理学と血清藥化学. 天然藥物研究方法論アカデミー編第1回白樺湖シンポジウム:Methods in Kampo Pharmacology Vol.1. ライフサイエンス・メディカ;1997. p39-58[1])

흡수과정, 장내환경을 생각한다.

그런데 당이 붙어서 수용성이 높아졌기 때문에 인지질로 이루어져 있는 세포막의 통과가 불가능하다. 때로는 보기 드물게 트랜스포터를 개입시켜 흡수되는 경우도 있지만 보통은 흡수가 안 되고 화장실 행이 되어버린다.

그렇다면 이러한 성분의 한약은 소화관에서는 작용하지만 전신에는 작용하지는 못하는 걸까? 그렇지 않다. 한약의 맛과 향기는 입에서부터 소화관을 거친 뒤 신경계를 통해 전신 작용을 보인다. 한약에 자몽 향이나 맛을 더하여 지질의 이화를 촉진시키거나 소화관의 움직임이나 분비를 높인 결과가 보고된 바 있다. 과거에는 한약이 플라시보로 의심을 받기도 했으나 현재는 훌륭한 일본의 전통약물, 화학적인 유효성분이 함유된 과학적인 약품으로 인정받고 있다. 한약의 맛이나 향도 해당 화합물이 밝혀져 있어 향기요법으로 질환 치료에 사용되고 있다. 또한, 소장에 존재하는 림프소절이 전신의 면역계에 큰 영향을 지닌다는 사실은 이미 증명되어 있고 면역성 다당류는 소장에서 흡수되지 않지만, 대장에서 장내세균을 만나 흡수되어 전신적으로 작용한다.

혹시 글리시리진이 미노화겐씨®와 같은 감초성분 주사제로는 잘 들지만, 같은 성분의 글리티론®배합정과 같은 경구약으로는 생각보다 효과가 신통치 않았던 경험은 없는가? 이는 앞서 말한 바와 같이 수용성의 차이에 의한 흡수율의 차이 때문일 것으로 생각된다.

약물의 효과는 맛이나 향 혹은 면역체계를 통해 나타나기도 하지만, 이를 통해 모든 약물의 효과를 설명할 수는 없으며, 일반적으로는 약물이나 대사산물이 체내에 직접적인 효과를 미치고 있다고 본다.

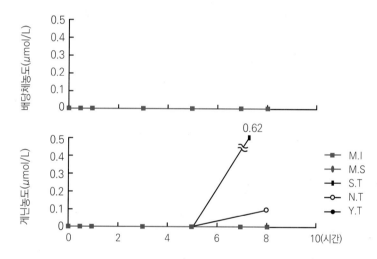

❷ 하루 밤 절식 후 글리시리진을 오블라토[4]에 싸서 내복한 후의 혈중농도 변화

글리시리진은 경구 투여 후 글리시리진에서 당이 떨어져서 흡수된다.

(板谷光希子ほか. グリチルリチン及びグリチルレチン酸の投与経路の違いにおける血中濃度の比較. 第120回 日本薬学会年会要旨集. 2000[2])

그렇다면 왜 글리시리진을 글리티론®배합정과 같은 경구약으로도 활용할까? 과거 연구에서, 액체 크로마토그래피를 통해 사람 혈청 중의 글리시리진을 측정할 때 글리시리진의 피크 바로 옆에 커다란 방해피크가 있어 잘못 해석했던 것일까? 글리시리진이 그대로 흡수된다고 하는 보고도 있지만, 앞서 설명하였듯이 글리시리진은 흡수되지 않는다. 본인의 연구실에서 하루 밤 절식 후에 글리시리진

---

4. 전분으로 만든 얇은 박편

을 오블라토에 싸서 내복한 후에 혈중농도 변화를 관찰한 적이 있다(❷). 글리시리진을 복약하였지만 글리시리진 자체는 그 어느 누구에게도 검출되지 않았다. 한편 글리시레틴산은 복약 5시간 이전에는 검출되지 않다가 8시간 후에 5명 중 2명에게서 검출되었다. 글리시리진에서 당이 떨어져서 아글리콘 aglycone이 되어 수용성이 저하되고, 이로 인해 인지질로 구성된 장관 막을 통과하게 된 것이다. 글리시리진이 장내세균인 유우박테리움 중에서 글리시리진-베타-글루쿠로니다제를 지닌 특정한 균의 작용으로 글리시레틴산으로 분해되는 것은 이미 오하시아, 아카오 연구팀에 의해 규명된 바 있다.

그렇다면 왜 많은 약들과는 달리 활성성분이 혈중에 나타나기까지 8시간이나 걸리는 것일까? 균은 대체 어디에 생존하고 있는 것일까? 그 해답은 동경대학교 농학부의 미츠오카 토모타리光岡知足의 연구(❸)에 있다. 미츠오카 연구팀은 사람의 소화관 각 부위에 어떠한 균이 어느 정도 살고 있는지를 확인하였다. 연구 결과를 살펴보면, 소화관 내용물 1g 당의 균수 중에 입 안에는 잡균이 많고, 위에서는 위산에 의해 균이 죽어서 감소하고, 십이지장에서는 거의 무균상태가 된다. 이후 췌장액에 의해 중화되어 균수는 증가하여 맹장에서 최고에 도달한다. 맹장에서 직장에 걸치면서 균수가 약간 증가하지만 균들이 수분을 빼앗겨 농축되어버리므로 실제로는 균이 많이 있어도 가장 활발하게 활동하고 있는 것은 맹장이라고 생각된다. ❸을 자세히 살펴보면 가장 많은 균은 박테로이데스속 균이다. 이 균은 소화관 내용물 1g 당 맹장에서 10^{11}마리나 있지만, 그 직전의 회장에서는 10^3도 안 된다. 자그마치 1억 배 이상 증가되었다는 계산이 된다.

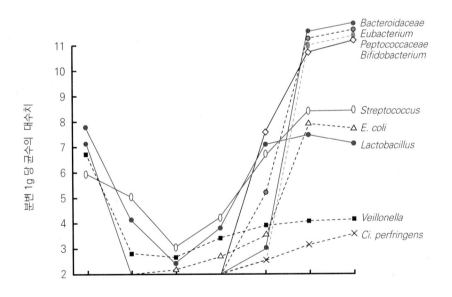

❸ **소화관의 각 부위에 생식하는 균의 종류와 양**

균은 맹장 이후에서 급증한다. 배당체는 맹장까지 와서 활성화되는 일이 많다
(미츠오카 토모타리(光岡知足) 외).

장관의 두께와 균의 절대 수치를 생각하면 그 차이는 더욱 더 커진다. 사람의 전신 세포 수는 60조 정도라고 한다. 한편, 소화관 내에 살고 있는 균의 수는 셀 수 있는 것만 해도 100조가 넘는데, 그 다수가 맹장에서 활성화되므로 아무리 사람의 뇌나 간장이 크다고 해도 인체에서 가장 큰 장기는 맹장이라고 생각하는 것도 가능할 것이다. 그러나 소장 상부에서 사람이 좋은 것을 취하고 남은 나머지를 균이 먹으며 압도적인 혐기성 환경이므로, 당 1분자 당 균이 득하는 아데노신삼인산^{ATP5}은 2분자 가량에 불가하다. 구연산회로까지 이용하는 우리와 비교한다면 에너지 효율은 18~19분의 1이다. 게다가 균은 매일 변으로 배출되어 많은 수가 버려지고 있지만 결코 줄어들고 있지 않다. 균은 맹장에서 아주 대단한 대사를 하고 있음에 틀림이 없다. 지금까지의 영양학이나 생리학에서는 소장 상부에서 소화 흡수가 끝날 것이라고 주장되어 왔지만, 실은 맹장이 제일 활발한 대사를 하고 있는 장소임에 틀림이 없다. 지금이야말로 분자유전학과의 관계에서 바이러스학, 유전자공학에 치우친 미생물학의 왜곡을 바로잡고, 장내세균총학을 확립할 필요가 있다. 한의학으로부터 서양의학으로의 제언이다.

입으로 들어간 것이 맹장까지 도달하기에는 보통은 적어도 6시간 정도 걸린다고 한다. 따라서 입으로 들어간 글리시리진은 그대로 대사를 하지 않고, 흡수도 안 되고, 맹장까지 가서 장내세균을 만나 당과 결합하여 흡수되는 형태로 변하고 체내에 들어오게 된다. 이를 생각한다면, 복약 이후 8시간 후에 5명 중 2명에서 글리시레틴산이 혈중에 관찰된 결과는 지극히 이해하기 쉬워진다. 또한 배당체를 주성분으로 하는 한약의 효과가 장내세균의 유무나 다소에 따라 좌우되는 것도 쉽게 이해 가능하다. 사람의 유전체 분석만으로 한약의 약리가 이해되는 것이 아니고 장내세균에 대한 검토까지도 함께 이루어져야 할 것이다.

경우에 따라서는 소화관 작용의 차이도 한약 효과의 발현시간에 영향을 미친다. 소화관 운동을 높여주면 빨리 효과가 나타날 가능성이 있다. 많은 한약이 소화관 운동을 높여줄 수 있다. 특히 고미^{苦味}, 방향^{芳香}, 신미^{辛味}가 있는 건위제나 향이 좋은 기제^{氣劑}가 소화관 운동을 촉진시켜주므로, 경우에 따라서는 효과를 높이기 위하여 이러한 한약을 병용하거나 조금 가미해보면 좋지 않을까 생각한다. 현재까지 알려진 소화관 운동을 억제하는 처방에는 근 긴장을 억제하는 작약감초탕과 단기간 사용 시 근 수축을 오히려 강화시키는 보중익기탕이 있다. 보중익기탕의 장기복용은 소화관 운동을 높여줄 것으로 생각되나 현재까지 근거자료는 없다.

이상에서 장내세균이 적은 경우는 한약이 먹이가 되어 장내세균의 수가 증가되고 나아가서는 아글리콘[6]의 혈중농도가 높아져 그 한약이 유효농도에 도달하기까지 시간이 걸리게 된다. 따라서 치료자에게는 약효가 작용할 때까지 인내를 가지고 기다리는 자세가 필요하다.

---

5. 생명체의 주된 에너지원
6. 글리코시드를 가수분해할 때 얻어지는 당질 이외의 알코올류나 아민류

병용併用에 대해 생각한다.

장내세균에는 비정상적으로 약한 균이 많아서 분리分離할 수 있는 것이 많지 않다. 더욱이 외부에서 주입한다고 해도 순조롭게 증식하는 균도 적기 때문에 소화관 내의 장내세균이 적다고 외부로부터 보충하는 일도 쉽지 않다. 대황제를 투여하여 효과가 좋지 않은 경우는 건강식품으로 사용되고 있는 비피더스균 제제를 투여하여 장내 환경을 개선하고 활성시키는 것이 가능하다. 우리는 모리시타 진탄 주식회사의 비피나®라는 제품에 장내 환경 개선과 활성효과가 있다는 것을 확인하였고, 이를 대황과 병용하여 대황의 효과를 높이도록 하였다. 일반적으로 건강식품으로서 비피더스균 제제의 목적은 대황제나 센노사이드sennosicle의 효과를 높이는 것이 아니라 건강에 좋은 비피더스균을 장내에 정착시키는 것이다. 그렇기 때문에 비피더스균의 생육을 위하여 탄소원으로써 올리고당이 포함되어 있는 경우가 많다. 이 경우, 대황과 비피나 레귤러를 병용하면 비피더스균은 증가하지만, 균이 증식의 에너지원으로 대황의 센노사이드를 이용하지 않고 올리고당을 사용하기 때문에 사하작용을 나타내는 레인안스론rhein-9-anthrone을 만들지 못하여 사하작용이 발휘되지 않는다. 이 내용을 제약사에 전달하여 올리고당을 포함시키지 않고 균과 센노사이드를 캡슐에 담은 비피나®변비약을 개발하여 현재는 일반의약품으로 판매되고 있다. 대황제의 효능이 잘 관찰되지 않을 때 이를 3~7일 정도 병용하면 대황제의 효능이 잘 작용하게 된다.

완고한 변비에 대황제의 효과가 좋지 않은 경우, 종종 대황제와 함께 다른 종류의 하제를 병용하는 경우를 볼 수 있다. 작용기전이 다른 한약을 병용하여 효과를 높이려는 것 같다. 그러나 최근 스기야마 키요시(杉山清)와 이가라시 노부토모(五十嵐信智)의 보고[3]에 의하면, 대황과 같은 자극성 사하제는 센노사이드가 비피더스균에 의해 레인안스론으로 변환되어 흡수된 뒤, 대식세포에 작용하여 염증성 사이토카인을 방출시킨다. 이것이 장관의 연동운동을 촉진함과 동시에 아쿠아포린aquaporin[7] 억제를 통해 변으로부터 수분흡수를 억제하여 대변을 부드럽게 유지한다. 한편 침투성 사하제는 장벽의 아쿠아포린을 유도하여 체내에서 변으로 수분을 방출함으로써 배변을 촉진한다. 작용기전이 서로 다른 사하제를 병용하면 효과가 상승된다고 생각하기 쉽지만, 실제로는 아쿠아포린을 통한 두 약의 작용이 상쇄된다. 이 같이 약물을 함부로 병용하면 효과가 없게 되는 경우들이 있다. 향후 대황과 항염증작용을 하는 감초 등의 병용, 대황과 망초를 병행한 처방의 효과에 관한 연구들이 필요하다고 생각된다.

장내에서 장내세균이 한약의 효과에 관여한다는 견해에서 보면, 항생제는 한약의 작용에 영향을 미칠 가능성이 있다. 배당체의 종류에 따라서 관련된 장내세균이 다르기 때문에 어떠한 한약처방을

---

7. 세포 내에 물의 출입을 조절하는 막 단백질

4. 한약의 효과가 보이지 않을 때 무엇을 생각할 것인가

투여했을 때에, 어떠한 장내세균이 영향을 미치는 지에 대해서 단정하기는 어렵지만 임상 경험을 쌓는 것이 필요하다. 항생제는 필요한 경우 사용해야 하지만 항상 정말로 필요한 지에 대해서 잘 생각해 가면서 단기간에 대량 사용해야 한다. 경험을 쌓아가면서 적절한 항생제를 처방하거나 배당체 별로 항생제를 선별하는 노력이 향후 필요할 것으로 생각된다.

그렇다면 항생제를 사용할 때 한약을 복약하면 소용이 없을까? 우선 한약에 포함된 많은 성분들이 모두 항생제와 연관되어 있지는 않다. 그러나 만일 항생제 때문에 한약의 효과가 저해되는 상황이라면, 한약에 들어있는 배당체가 항생제에 의해 공격받고 있는 장내세균의 양분이 되어주고 있기 때문에, 항생제 투약이 끝난 뒤에 빨리 장내세균이 회복되고 한약의 효과가 다시 있도록 하기 위해서도 한약 투여를 지속해야 한다.

한편, 약을 투여할 때나 약을 변경할 때는 설사의 유무를 주의하여 관찰하여야 한다. 왜냐하면 한약이 바뀐 것은 투여되는 배당체가 바뀌는 것이기 때문에 이를 활용할 수 있는 균만 생존할 수 있게 되어 기존에는 약소했던 균이 상대적으로 증식하게 되고, 이에 기존 장내세균 균형이 급속히 변한다. 따라서 약효의 발현이 약간 늦어질 수 있지만 감량하면서 경과를 보다가 서서히 투여량을 늘리면 잘 대응할 수 있다.

투여경로를 생각한다.

효과가 나타날 때까지 시간이 필요한 한약의 결점을 극복하기 위하여 생각해 낸 투여경로 중 하나가 직장투여이다. 소아과에서 구토나 설사를 반복하고 있는 아이의 수분밸런스를 교정할 목적으로 오령산을 투여할 수 있지만, 유감스럽게도 한약 복용을 어려워하는 유아가 구토까지 동반하고 있으면 투여가 생각보다 어렵다. 이러한 아이에게 한약을 투여하는 방법 중 하나가 직장투여. 또한 산부인과에서도 입덧을 하는 임산부에게 직장 투여가 활용되기도 한다.

한 한약연구모임에서 소아과 의사 히로세 시게유키(広瀬滋之)와 산부인과 의사 카나쿠라 요우이치(金倉洋一)는 약물동태에 대해 상담이 들어온 데다 특히 입덧을 하는 시기는 기형의 가능성이 매우 높은 시기인 점도 있어서, 직장투여의 약물동태를 검토하기 위하여 글리시리진 좌약을 만들어서 연구실의 지원자와 함께 하룻밤 절식한 후에 사용해 보았다. 그 결과는 놀랍게도 직장투여 후에는 한약의 배당체가 그대로 혈중에 나타났으며, 이 경우 균의 관여가 없었기 때문에 분 단위로 발현된다는 것을 알게 되었다(❹).

게다가 문맥혈 중에 들어 온 배당체는 간을 통과할 때 포함된 화합물의 형태를 하고 있기 때문에 간에서 담즙으로 바로 배출된다. 십이지장으로 배출된 배당체는 곧 경구 투여된 것과 같이, 맹장에 도달하여 장내세균에 의해 당이 없어지고 아가리콘으로써 체내에 흡수된다.

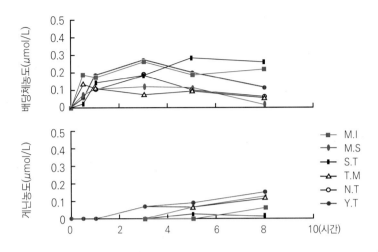

❹ 글리시리진 좌약을 하룻밤 절식 후 사용한 결과

좌약은 그대로 흡수되어 장간순환을 함

(板谷光希子ほか, 第120回 日本薬学会年会要旨集. 2000[2]より)

직장투여는 위에 머물지 않고 장으로 투여되기 때문에, 맹장에 도달하는 시간이 경구에 비해서 훨씬 더 짧아진다. 또한 경구투여와 달리 문맥이나 간을 거치면서 고농도에 도달하지 않고 효능은 일정하게 유지된다.

직장에서는 보통 대변의 수분이 이미 대부분 흡수되어 있어 변 중의 성분이 체내의 세포막을 통해 흡수되기 어려운 상황이기 때문에 오히려 흡수 과정이 허술해서 그런 것일까? 분자량이 큰 것도, 물에 용해되기 쉬운 것도 흡수되는 것을 보면 그 과정이 허술하다는 느낌이 든다. 이 점에 대해서 해부학 전문가에게 한 번 지도를 받아야겠다고 생각하고 있다. 어쨌든, 이 사실을 발견한 이후 필자는 설사는 절대적으로 참지 말아야겠다고 생각하고 있다.

대황이나 센나[旃那]에 포함되는 센노사이드처럼 당이 제거되지 않으면 활성이 전무한 경우라면 몰라도 글리시리진과 같이 주사로 효과가 있는 것은 직장투여로는 즉효를 보인다. 필자 본인이 담석으로 발작이 발생했을 때에 작약감초탕 엑기스제제 1포를 30mL 정도의 물에 현탁하여 직장 투여하였더니 산통이 3분 정도에 가라앉았던 경험을 한 적이 있다. 작약감초탕으로 결석이 용해되지는 않았겠지만 우선 근육의 수축으로 인한 통증을 억제하는 목적으로는 직장투여가 유용하다.

효과가 있을 만한데도 듣지 않을 때에는 장내세균이 제 역할을 하지 못하고 있다고 판단되며, 빨리 듣도록 하고 싶을 때에는 투여경로에 대한 공부도 해야 할 것이다. 지금 필자는 연구소를 만들어 한약의 투여경로나 제형의 개발을 위해 노력하고 있다.

복용법을 생각한다.

배당체와는 다른 알칼로이드라고 불리는 화합물이 있다. 알칼로이드는 염기성을 나타내는 유기화합물로 소량으로도 과격한 작용을 보이는 것이 많다. 이것은 아미노산의 탈탄산에 의해 생기는 생리활성 아민amine의 동료일 것으로 생각되는데, 흡수와 작용이 빠르다. 오히려 너무 잘 들어 중독에 주의해야 한다. 특히 임상에서 문제가 될 수 있는 한약에는 마황과 부자가 있다.

마황의 주 성분인 에페드린은 아드레날린과 매우 비슷한 구조와 활성을 지니고 있다. 따라서 아드레날린 작동성 약물과는 같은 작용을, 콜린작동성 약물과는 길항작용을 나타낸다. 이들 약물들과 병용되는 경우가 의외로 많으므로 약효가 예상과 다를 때에는 병용약을 잘 살펴봐야 한다.

투여 방법으로 감기 초기에 마황제를 한 번에 마셔 혈중농도를 높이는 경우도 있지만, 구전되는 비법으로 다량의 뜨거울 물이나 우동 국물과 같이 복용하면 좋다는 말이 있다. 이는 따뜻한 수분을 대량으로 복용해서 보온, 발한, 해열 효과를 노린 것으로 생각할 수 있지만, 사실은 알칼로이드인 에페드린의 혈중농도를 높이는 방법이다. 알칼리성 성분은 물에 녹은 뒤 산성의 위액에서 녹을 때는 H+ (프로톤)으로 이온화한다. 이온화된 물질은 물에는 녹기 쉽지만 기름에는 녹기 어려워 인지질로 구성된 세포막을 통과하기 어렵다. 즉, 흡수되기 어렵다. 따라서 위산이 많으면 알칼로이드는 흡수되기 어려우므로 제대로 우린 국물을 함께 마셔 위산을 엷게 하여 중성화하는 것이다. 이 방법으로 초기 감기에 에페드린 흡수를 높여 확실히 작용하게 할 수 있다.

탕약의 경우는 pH에 영향을 받는 경우가 많지 않지만, 과립이나 분말의 경우는 약을 입에 넣은 뒤 그대로 물로 넘겨 삼키는 일이 많다. 이 경우 한약은 위에서 물에 녹고 이온화되기 때문에, 지용성인 세포막을 투과하기 어렵게 된다. 과립이나 분말을 복용할 경우에 물을 같이 마시지 않으면 효과가 나타나지 않으므로 일반적으로는 환자가 물을 마시고 싶어 하면 복용해도 괜찮다고 한다. 환자에게서 효능이 잘 나타나지 않거나 반대로 중독 증상이 생기는 경우는 어떤 식으로 복용하고 있는지를 잘 물어봐서 적절하게 지도해야 한다. 특히 문제가 되는 것은 위산분비가 저하된 고령자가 위가 더부룩한 증상으로 시판되는 위장약과 병용하는 경우에 위의 산도가 알칼리화되어 알칼로이드의 혈중농도가 과도하게 상승할 수 있다.

맛이나 향이 중요한 처방의 효능이 불충분하다고 느껴질 경우는 엑기스제제나 탕제로 제작되는 과정에서 향기성분이 대폭 소실된 경우가 많다. 다만 효과가 전혀 없다는 말은 아니다. 이 경우에 신선한 식물을 첨가하면 유용할 수 있다. 예를 들면, 반하사심탕에 생강을 갈아 섞으면 구토 억제 작용이 증가되는 경우가 많으며, 향소산에는 매실 발효에 사용되는 자소엽을 가미하는 것이 유용할 수 있다. 식용 자소엽에는 페릴알데히드가 포함되어 있지 않다고 알려져 있어 이로 인한 불면이나 항우울작용이 강해지지는 않을 것이다. 최근 판매되는 시바즈케모도키[8]에는 식용색소만 사용한 것과 우메보시용 자소엽을 사용한 것이 대부분으로 페릴알데히드가 검출될 가능성은 거의 없다. 한편 페릴알데히드나 계지 중의 신나믹알데히드 등 알데히드를 고농도로 포함하는 한약재는 단백질 중의 아미노기와 알데히드기가 시프 염기Schiff base를 형성하여 결합하기 때문에, 복용 후에 이 결합단백질을 비정상 단백으로 인식하고 알레르기가 발생할 수 있으므로 특별히 주의할 필요가 있다. 이 작용은 케톤을 고농도로 포함한 한약에서도 나타날 수 있다.

복약규정을 확인한다.

효능이 좋지 못한 경우 중 확인할 사항으로 제 때 복약하고 있는지가 있다. 복약 규정을 확인하는 일은 언제나 중요한 일이라는 것을 마지막으로 한 번 언급하고 싶다. 물과 함께 마시지 않으면 효과를 볼 수도 없으므로 물을 마시기 쉬운 방법을 제공할 필요도 있다.

결론

한약의 효능이 별로 좋지 않을 때에 생각할 수 있는 점은 많다. 약물의 작용은 그 성분에 따르는 것이며 이 처방에는 어떠한 성분이 들어 있는지, 왜 작용할 것인지에 대해 생각하고, 그 화합물의 물리적인 특성은 어떠한 지 등에 대해서 생각해 보는 것이 중요하다.

타시로 신이치(田代眞一)

●●● 참고문헌

1) 田代眞一. 則清薬理学と血清薬化学. 天然薬物研究方法論アカデミー編第1回白樺湖シンポジウム:Methods in Kampo Pharmacology Vol.1. ライフサイエンス・メデイカ;1997. p39-58.

2) 板谷光希子ほか. グリチルリチン及びグリチルレチン酸の投与経路の違いにおける血中濃度の比較. 第120回 日本薬学会年会要旨集. 2000.

3) 五十嵐信智ほか. 大黄およびその主成分センノシドAは大腸アクアポリン3の発現低下を介して瀉下作用を発揮する. Journal of Traditional Medicines 2013;30(Suppl):60.

---

8. 채소절임 紫漬

2

한약처방의 실제

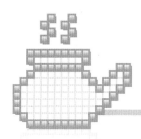

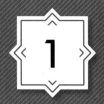

외이도염 · 외이습진

>> **이번 장에서 소개되는 한약**

- 온청음(溫淸飮)
- 월비가출탕(越婢加朮湯)
- 황련해독탕(黃連解毒湯)
- 갈근탕(葛根湯)
- 형개연교탕(荊芥蓮翹湯)
- 계지복령환(桂枝茯苓丸)

- 십전대보탕(十全大補湯)
- 십미패독탕(十味敗毒湯)
- 소풍산(消風散)
- 당귀음자(當歸飮子)
- 배농산급탕(排膿散及湯)
- 보중익기탕(補中益氣湯)

서론

피부염과 습진은 거의 같은 용어로, 이들은 피부과의 일반 진료에서 가장 많이 보게 되는 질환이다. 외이도염과 외이습진은 해부학적인 요인에 따라 다양한 병태를 보인다. 연골부외이도는 피하조직이 두껍고, 모낭과 분비선이 존재한다. 한편, 골부외이도는 피하조직이 없고, 연골부와 비교해서 피부가 얇으며 골막에 유착해 있어 외적 자극에 약하다. 외이도는 약산성 상태를 유지하고 있고, 상피의 자율작용에 의해 세균감염이 발생하기 어려운 편이다. 그러나 어떤 요인에 의해 상피의 박리나 미란이 초래되면 염증이나 세균감염이 발생한다. 또한 만성으로 진행되었을 경우에는 이진균증을 병발하는 경우가 많다. 더욱이 원통형 구조이기 때문에 퇴적물이 저류되거나 외이도의 협착이 초래되기 쉬운 특징을 가지고 있다.

외이도염과 외이습진이 난치화되는 요인 중에 가려움–소파 악순환itch scratch cycle이 있다. 가려워서 긁고, 긁힌 상처에 의한 가려움 역치의 저하가 악순환을 일으킨다. 또한 귀이개를 사용하는 습관도 문제되는 일이 많다.

이번 장에서는 외이도염과 외이습진의 치료에서 한약의 사용에 대해 대략적으로 설명하고자 한다.

외이도염·외이습진의 치료현황

●●● 급성 외이도염(이절^{耳癤})

연골부외이도에 증상이 나타나는 것은 국소성 염증이다. 대부분 적절하지 못한 상태에서 세균감염이 발생하며 원인균으로는 황색포도구균이 많다. 일반적으로는 외이도를 깨끗하게 하거나 항생제 연고를 사용하면서 자연 치유되도록 한다. 항생제 연고를 묻힌 탐폰으로 압박하는 경우도 있다. 농양이 형성된 경우는 절개 배농을 고려한다. 통증, 발적, 종창이 심한 경우는 항생제나 소염진통제의 내복을 병용한다.

●●● 급성 미만성 외이도염

초기나 회복기에는 소양감이 심하고 악화되면 이통과 이폐감이 주요 증상이 된다. 이러한 경우에는 외부자극을 줄이는 것이 중요하다. 귀이개를 사용하는 습관을 제한하고, 원인물질(이루, 귀지, 약물 등)의 제거에 노력한다. 귀의 청결과 보습이 중요하다. 약제의 국소투여(스테로이드제 연고나 항생제 함유 스테로이드 연고나 점이^{点耳}제)를 통해 소양감을 줄이고 감염을 없애도록 한다. 소양감이 심할 때에는 항히스타민제, 세균감염이 의심되는 경우는 항생제, 통증, 종창이 심할 때에는 소염진통제 내복을 병용한다. 최종적으로 외이도의 자정작용과 피부의 방어기능 회복을 도모한다. 반복하거나 만성화된 경우는 한약의 병용도 고려할 수 있다.

●●● 만성 미만성 외이도염 · 외이습진

외이도염과 외이습진이 만성화, 난치화된 상태, 반복된 국소 자극에 의해 외이도의 방어능력이 저하된 경우가 많다. 장기화되면 상피 비후로 인한 외이도 협착과 같은 증상이 나타난다.

치료는 급성 미만성 외이도염, 외이습진에 준하여 한다. 만성화된 경우는 방어능력 저하 뿐만 아니라 치료의 장기화로 인해 진균증이 생기기 쉽다. 피지와 노폐물은 감염을 더욱 악화시키므로 자주 귀 처치를 시행하고 적절한 보습을 유지하는 것이 중요하다. 반복하거나 난치화되는 요인에는 알레르기 등의 기저질환, 귀이개를 사용하는 습관과 가려움-소파 악순환이 있다. 또한 정신적인 불안감이 귀를 후비는 습관과 관련된 경우도 있다. 요인을 제거하기 위한 생활지도가 중요하며, 만성화된 경우는 난치성으로 변하는 일이 많다. 한방치료의 역할이 중요하다.

약물요법 흐름도(❶)

　외이도염과 외이습진의 대부분은 표준 치료로 개선된다. 하지만 표준 치료에 저항하고 난치화된 경우나 재발하는 경우는 치료가 어렵고 까다롭다. 철저한 생활지도가 중요하지만 치료가 어려운 증례에서 한방치료가 주효한 경우가 있다.

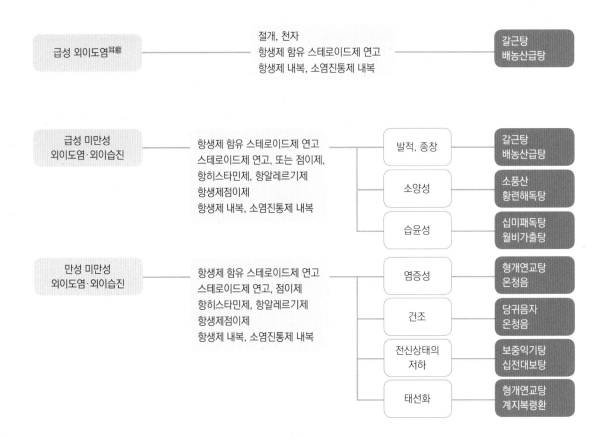

❶ 약물요법 흐름도

●●● 급성 외이도염(이절^{耳癤})

- 항생제 함유 스테로이드 연고를 도포한다. 염증이 심한 경우는 항생제나 소염진통제 내복을 병용한다.
- 이절에 적극적으로 한약을 병용하는 경우가 흔하지는 않지만, 항생제나 소염진통제의 내복이 불가능한 경우에 항염증작용을 기대하여 갈근탕과 배농산급탕 등을 고려한다.

●●● 급성 미만성 외이도염 · 외이습진

- 가려움 또는 알레르기 반응에는 항히스타민제 연고, 스테로이드제 연고의 도포, 스테로이드제의 점이, 항히스타민제나 항알레르기제의 내복을 고려한다.
- 세균감염에는 항생제 연고나 점이제를 사용하고 항생제 함유 스테로이드 연고도 빈용한다. 중증의 경우는 항생제를 내복하고, 통증과 종창이 심한 경우는 소염진통제를 병용한다.
- 진균증이 생긴 경우는 항진균제 연고를 사용한다.
- 재발과 난치화를 피하기 위한 한약의 병용은 효과가 있다. 발적, 통증, 종창이 심할 때에는 갈근탕 또는 배농산급탕을 사용한다. 소풍산은 한방의 항히스타민제라고 여겨지며 염증을 동반한 가려움이 있는 경우에 좋다. 상열감, 초조함이 있으면서 전신적인 가려움이 심한 홍반이 있을 때에는 황련해독탕을 사용한다. 십미패독탕은 여드름의 제1선택제이며 화농성 병변을 동반한 경우에 좋다. 수포형성이나 미란이 심할 때에는 월비가출탕을 사용한다.

●●● 만성(난치성) 미만성 외이도염 · 외이습진

- 원인제거 즉, 난치화 요인의 배제가 가장 중요하다. 급성 미만성 외이도염, 외이습진의 표준 치료법에 준하여 치료하며 방어능력의 회복을 꾀한다.
- 만성(난치성)으로 경과하는 경우는 체질개선(본치)도 고려해 가며 한약을 사용한다.
- 피부의 비후를 동반한 깊은 염증의 경우는 형개연교탕을, 태선화된 경우는 계지복령환을 사용한다. 피부건조를 동반한 소양감의 경우는 당귀음자를, 건조증과 함께 소파에 의한 염증반응이 있을 때는 온청음을 사용한다. 전신의 상태불량(체력저하, 식욕부진, 권태감, 손발 냉증 등)을 호소하는 경우는 보중익기탕이나 십전대보탕으로 몸 상태를 끌어 올린다.

처방 실제

한약은 단독처방보다 외용약이나 서양 약물과의 병용 또는 두 종의 한약 병용이 효과적이다.

●●● 이절^{耳癤}

항생제 함유 스테로이드제 연고
항생제나 소염진통제의 내복
갈근탕, 배농산급탕: 발적, 통증이 심한 경우

●●● 급성 미만성 외이도염 · 외이습진

항생제 함유 스테로이드제 연고나 스테로이드제 연고
항생제 점이제나 스테로이드 점이제
항알레르기제 또는 항히스타민제 내복
항생제나 소염진통제의 내복
갈근탕, 배농산급탕 : 발적, 통증이 심한 경우
소풍산, 황련해독탕 : 가려움이 심할 때, 열감이 있는 발적이 있을 때
월비가출탕, 십미패독탕, 황련해독탕 : 습윤(삼출액이나 고름)한 상태

증례 63세 여성

수 년 전부터 매년 수 차례에 걸쳐서 귀 가려움과 귀가 막히는 느낌이 있었다. 과거력에는 두드러기, 알레르기 비염(RAST: 삼나무 2+)이 있다. 6개월 만에 내원하였다. 한동안 컨디션이 좋았다고 한다. 우측 외이도의 발적, 미란, 종창은 편안하게 개선이 되었으나 가려움이 심하다. 항생제 함유 스테로이드 점이제에 소풍산을 병용하였다. 2주 후에 증상이 개선되었다.

●●● 만성 미만성 외이도염 · 외이습진

항생제 함유 스테로이드제 연고나 스테로이드제 연고
항생제 점이제나 스테로이드 점이제
항알레르기제 또는 항히스타민제 내복
항생제나 소염진통제의 내복
형개연교탕 : 염증이 만성화되어 지저분한 삼출액이 충만한 경우
계지복령환 : 태선화를 동반한 경우
당귀음자, 온청음 : 건조한 소양감을 동반한 경우
보중익기탕, 십전대보탕 : 체력 저하를 동반한 경우

증례 31세 여성

1년 전부터 이루와 귀 소양감이 발생하여 통원치료를 받았다. 항생제 함유 스테로이드제 연고, 항생제 점이제를 사용하면서 호전과 악화를 반복하고 있다. 이개에까지 발생한 발적과 미란이 관찰되며 외이도에 이루가 충만하다. 항생제 함유 스테로이드제 점이제로 항염증을, 바셀린과 스테로이드가 합제된 연고로 보습을 도모하였다. 동시에 항알레르기제와 형개연교탕을 병용하여 서서히 개선되었다.

부작용, 주의사항

● 한약의 부작용에는 약물의 잘못된 선택(다시 말해서 증에 맞지 않는 처방)에 의한 것, 한약의 약리학적인 것, 한약의 알레르기 반응에 의한 것이 있다.

● 감초가 들어가는 처방(배농산급탕–감초가 3g으로 많다. 갈근탕, 십미패독탕, 월비가출탕, 형개연교탕, 당귀음자, 보중익기탕, 십전대보탕, 소풍산)은 글리시리진에 의한 가성 알도스테론증(저칼륨혈증, 혈압상승, 부종, 근육병 등)의 발생에 주의한다.

● 감초는 7% 정도의 한약처방에 들어가므로 중복해서 사용하는 경우는 1일 복용량을 2.5g 이하로 한다. 또한 이뇨제와의 병용하는 경우 부작용이 발생하기 쉬우니 주의한다.

● 마황이 들어가는 처방(갈근탕, 월비가출탕)은 에페드린 작용(혈압상승, 동계, 불면, 요폐尿閉)에 주의한다. 교감신경 항진작용이 있는 약제와의 병용에도 주의한다.

● 소화기 증상(식욕부진, 위부불쾌감, 오심, 구토, 설사)이 나타난 경우는 투여를 중지한다. 주의할 한약으로 지황(십전대보탕, 소풍산, 형개연교탕, 온청음, 당귀음자), 석고(소풍산, 월비가출탕), 천궁(십전대보탕, 형개연교탕, 온청음, 당귀음자), 당귀(보중익기탕, 소풍산, 십전대보탕, 형개연교탕, 온청음, 당귀음자) 등이 있다.

● 간질성 폐렴, 간 손상에 주의한다. 간질성 폐렴은 심한 부작용이지만 상세한 내용은 밝혀지지 않고 있다. 발열, 기침, 호흡곤란, 황달 증상이 나타난 경우는 적절한 처치가 필요하다. 또한 한약을 장기 투여하는 경우는 혈액검사, 흉부 X-ray 촬영 등을 적절하게 실시해야 한다.

사전 설명과 동의

① 본래 외이도에는 자정작용이 있으므로 이를 훼손하지 않는 것이 중요하다. 외이도의 피부는 매우 얇아서 상처 입기 쉬운 점을 설명한다.

② 건드리면 가려움–소파 악순환을 초래할 수 있다는 점, 외이의 노폐물 배출 작용을 해칠 우려가 있다는 점, 귀 청소는 빈번하게 할 필요가 없다는 점을 설명한다. 귀를 만지는 습관이 있다는 것을 인식시켜 생활습관의 교정이 중요하다는 것을 설명한다.

③ 소양을 초래하는 원인질환(알레르기, 간기능과 신기능 장애 등)이 있는 경우는 원인질환의 치료가 필요하다. 또한 소양증을 유발하는 원인을 피하는 것이 중요하다. 주요 원인에는 귀마개, 꽃가루, 머리염색약, 세정제, 이루 등이 있다.

④ 노폐물이 있는 경우는 귀 청소와 보습이 중요하고 당분간 외래 내원이 필요하다는 것을 설명한다.

야스무라 사츠키(安村佐都紀)

●●● 참고문헌

1) 高橋邦明. 皮膚科の漢方治療総論ー中医学的理論を基礎として. 皮膚 1997;39:1-23.

2) 中島庸也. 外耳道炎. 森山 寬編. 新図説耳鼻咽喉科・頭頸部外科講座. 第2巻. 中耳・外耳. メジカルビュー社;2000. p82-5.

3) 市村恵一ほか. 消風散を用いた外耳道湿疹の治療. Progres in Medicine 1996;16:2227-9.

4) 海江田 哲, 高橋晴雄. 外耳道真菌症と耳痛・耳瘙痒感. その處置. JOHNS 2004;20:807-10.

5) 石井正光ほか. 皮膚科領域で漢方薬を活用するために. 伝統医学 2009;12:59-71.

2 중이염

> **▶▶ 이번 장에서 소개되는 한약**

- 월비가출탕(越婢加朮湯)
- 갈근탕(葛根湯)
- 갈근탕가천궁신이(葛根湯加川芎辛夷)
- 형개연교탕(荊芥蓮翹湯)
- 오령산(五苓散)
- 시호청간탕(柴胡淸肝湯)
- 배농산급탕(排膿散及湯)

- 시령탕(柴苓湯)
- 십전대보탕(十全大補湯)
- 십미패독탕(十味敗毒湯)
- 소시호탕(小柴胡湯)
- 소청룡탕(小靑龍湯)
- 신이청폐탕(辛夷淸肺湯)

서론

중이염은 크게 급성중이염, 삼출성중이염, 만성중이염(화농성 중이염, 진주종성 중이염, 유착성 중이염 등)으로 나뉘고, 각각의 병태는 다르지만 서로 밀접한 관계를 가진다. 3대 중이염 외에도 난치성 경과를 보이는 호산구성 중이염, ANCA[9]와 관련된 혈관염성 중이염, 결핵성 또는 비결핵성 항산균 중이염, 콜레스테린 육아종성 중이염 등이 있다. 이번 장에서는 3대 중이염에 대해서 서양학적 치료 중에 한약을 활용하는 방법을 설명하고자 한다.

중이염의 치료현황

●●● 급성중이염

급성중이염은 '급성으로 발병한 중이의 감염증으로 이통, 발열, 이루를 동반한 증상'으로 정의된다.

---

9. 항호중구 세포질 항체(Antineutrophilic cytoplasmic antibodies)

많은 급성중이염이 급성상기도염을 계기로 발병한다. 급성중이염 중에 '치료를 하여도 고막소견이 개선되지 않고, 초진 시의 임상증상이나 고막의 이상소견이 지속되고 있거나 악화되고 있는 상태'인 지연성遷延性 중이염[10]과 반복적으로 급성중이염이 나타나는 재발성중이염이 있다.

뿐만 아니라 재발성중이염 중에도 급성중이염의 관해기에 정상의 고막소견을 나타내는 경우, 중이저류액이 관찰되어 삼출성중이염이 보이는 경우, 관해기에 이통, 발열 등의 급성 증상은 없이 급성중이염과 비슷한 고막소견을 3주 이상 지속적으로 보이는 경우semi-hot ear 등이 있어 병태가 복잡하다.

급성중이염의 치료는 소아 급성중이염 진료의 한약처방 가이드라인[1])에 따른 항생제와 외과치료가 우선시된다.

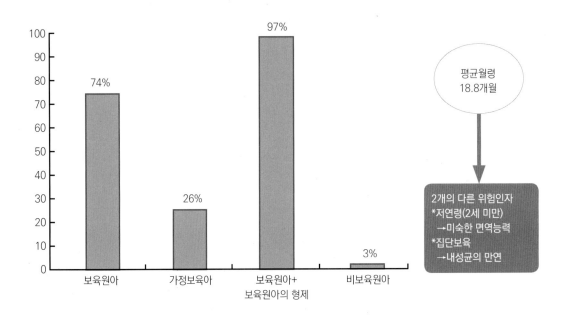

❶ 재발성중이염과 집단보육과의 관련성

재발성중이염 환아의 74%가 보육시설에 다니며, 형제가 보육원에 다니는 경우까지 포함하면 97%에 이름

지연성 중이염은 강한 항생제로 치료될 수 있는데 비해 재발성중이염은 항생제로는 한계가 있다. 재발성중이염은 급성중이염의 관해 뒤에 다시 반복해서 발병하는 것으로, 항생제는 매회 급성 감염과 염증의 에피소드에는 효과가 있어도 재발 자체를 예방할 수는 없다.

재발성중이염에 감염된 소아 환자의 대부분이 집단보육과 관련이 있는 3세 미만이며, 특히 중이염

---

10. 지연성 중이염은 급성중이염이 치료에 반응하지 않고 경과가 지속되는 양상을 이른다. 원문은 천연성으로 표기하고 있으나, 번역하면서 지연성으로 변경하였다.

이 자주 재발하는 난치 환자 중에는 집단보육을 받는 2세 미만의 어린이가 많다(❶). 따라서 치료의 최후 수단으로써 집단보육에 상응하는 기간(2세가 될 때까지) 동안 휴원하거나, 중이환기관 삽입이 필요한 경우도 있다.

●●● 삼출성중이염

삼출성중이염은 '고막에 천공이 없이 중이강에 액체의 저류가 있고, 이로 인한 난청이 발생하지만, 급성 염증 증상인 이통이나 발열이 동반하지 않는 중이염'으로 정의된다. 젖을 먹는 유아는 고막소견 만으로 급성중이염과 감별하기가 어려운 경우가 있어 발열, 밤 울음^{夜啼}, 칭얼거림 등의 급성 염증을 암시하는 증상의 유무가 감별점이다.

특히 소아에서는 급성중이염 이환을 계기로 삼출성중이염이 발병하는 경우도 많다. 유아 삼출성중이염의 약 50%는 급성중이염에서 속발하는 것으로 알려져 있다[2]. 소아 삼출성중이염의 병기는 (1) 급성기: 발병 후 3주 이내 (2) 아급성기: 4주~3개월 (3) 만성기: 발병 3개월 이후로 분류한다[3]. 이 중 급성기에는 급성중이염 이환 후의 무증상 중이저류액이 있는 경우도 포함된다. 소아 삼출성중이염에 는 종종 경과 중에 급성 감염이나 염증 증상이 생겨 자주 급성중이염이 발생하기도 한다.

소아 삼출성중이염의 병태는 복잡하여 증상, 지연화, 재발의 개인차가 크기 때문에 각 환자에서 주 변기관의 상태가 삼출성중이염에 어느 정도 영향을 미치고 있는지를 판단할 수 있는 명확한 근거는 없다. 그렇지만 합병하거나 병존하는 주변기관의 감염이나 염증에 대해 확인하여 해당 질환이 있으 면 적절한 치료를 실시해야 한다.

●●● 만성중이염

만성중이염은 급성중이염과 삼출성중이염이 반복되거나 만성화되어 발병하는 경우가 많다. 만성기 에는 이통이나 이루의 소견을 보이는 경우가 적지만 종종 급성으로 악화되면 급성 감염과 염증 증상 을 나타내기도 한다. 만성중이염에는 고막천공과 중이감염을 주증상으로 하는 만성 화농성 중이염, 골 파괴성으로 합병증을 가져오기 쉬운 진주종성 중이염, 진주종성 중이염으로 이행이 가능한 유착 성 중이염 등이 있다.

약물요법 흐름도(❷)

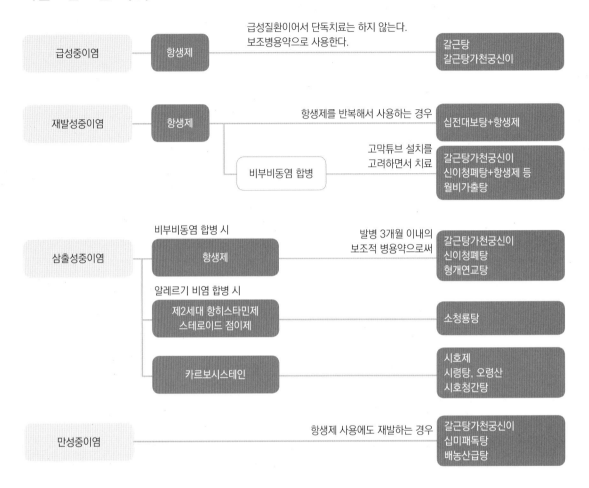

❷ 약물요법 흐름도

처방 실제

●●● 급성중이염

'소아 급성중이염 진료의 한약처방 가이드라인[1]',에 준하여 치료한다. 임상증상, 고막소견에 따라 경증, 중등증, 중증으로 분류하고, 경증 환자는 항생제 투여 없이 3일간 경과 관찰한다. 중등증 환자에서는 AMPC 고용량 투여, 중증 환자에서는 AMPC 고용량, CVA/AMPC, CDTR/PI 고용량 가운데 선택하여 시작한다[11].

경증례

　최초의 3일간은 항생제 투여 없이 경과 관찰하고, 개선이 없으면 다음과 같이 처방한다. ①에서 개선이 없으면, ②, ③, ④에서 선택하여 3일간 사용한다.

　① AMPC 상용량 3일간

　② AMPC 고용량

　③ CVA/AMPC

　④ CDTR-PI 상용량

중등증례

　고도의 고막소견이 있는 경우는 고막절개를 병행한다. ①에서 개선이 없으면, ②, ③, ④에서 선택하여 3일간 사용한다.

　① AMPC 고용량 3일간

　② CVA/AMPC

　③ CDTR-PI 고용량

　④ 고막절개 + AMPC 고용량

　이상에서 개선이 없으면 아래를 5일간 사용한다.

　⑤ 고막절개 + CVA/AMPC

　⑥ 고막절개 + CDTR-PI 고용량

　⑦ TBPM-PI 상용량

　⑧ TFLX 상용량

---

11. ABPC : Ampicillin, AMPC : Amoxicillin, CDTR-PI : Cefditoren pivoxil , CTRX : Ceftriaxone, CVA/AMPC : Clavulanic acid/ Amoxicillin TBPM-PI : Tebipenem pivoxil, TFLX : Tosufloxacin

중증례

고막절개를 한 뒤 아래에서 선택하여 3일간 사용한다.

　① AMPC 고용량

　② CVA/AMPC

　③ CDTR-PI 고용량

이상으로 개선이 없으면 아래를 3일간.

　④ 고막절개 + CVA/AMPC

　⑤ 고막절개 + CDTR-PI 고용량

　⑥ TBPM-PI 상용량

　⑦ TFLX 상용량

이상에서 개선이 없으면

　⑧ 고막절개를 한 상태에서 TBPM-PI 상용량 또는 TFLX 상용량

또는

　⑨ AMPC 또는 CTRX를 3일간 점적點滴 주사

기존에 항생제를 내복했어도 고막소견이 개선되지 않는 지연성 중이염에 항균력이 강한 TBPM-PI나 TFLX의 내복이나 ABPC나 CTRX의 점적 주사를 실시하면 많은 증례에서 유효하다.

급성중이염에 있어 한약 치료

급성중이염에 한약 치료는 병용약으로 활용한다. 급성중이염의 대부분은 급성상기도염을 계기로 발병하기 때문에 중이염에 대한 효과 이외에 바이러스성이거나 세균성이든지에 관계없이 상기도염을 목표로 초기에는 갈근탕 또는 갈근탕가천궁신이를 처방한다.

갈근탕가천궁신이는 비부비동염에 의한 비폐색과 후비루에도 사용되는 한약제제이지만 코가 시원하게 뚫리도록 해서 비호흡을 개선시키기도 한다. 특히 학동기 어린이들이 코와 부비동에 농이 쌓이고, 머리가 멍해져서 학업에 집중하지 못하는 경우에 유효하다.

● ● ● 재발성중이염

재발성중이염에 있어 한약 치료

　우리는 재발성중이염의 보완치료로써 보제補劑 병용의 가능성을 탐색하기 위하여 재발성중이염이 발병한 아이에게 항생제나 고막절개 등의 서양 의학적 치료에 병행하여 십전대보탕을 사용하여 급성중이염이나 코감기의 이환빈도를 감소시킴과 동시에 항생제 사용량이 감소하는 것을 확인하였다(❸)[4]. 현재까지 십전대보탕이 재발성중이염에 유효한 기전은 불분명하지만 세균감염 자체에 대한 효과와 중이염의 원인인 급성상기도염(바이러스성 감기)을 완화시켰기 때문일 가능성이 있다. 이는 급성 세균감염과 염증에 대한 항생제를 중심으로 한 서양 의학적 치료에서 병을 예방하는 동양의학적 접근으로의 전환, 즉 '치료에서 예방으로의 패러다임 전환'으로 설명할 수 있다.

　재발성중이염에 걸린 유소아는 비부비동염이 합병된 경우도 많아서, 콧물, 비폐색을 개선시키지 못하면 중이염도 개선되지 않으므로 서양 의학적 관점과 같이 한약을 활용한다. 갈근탕가천궁신이는 비폐색, 후비루 등의 증상에 우선적으로 사용하는 한약이다.

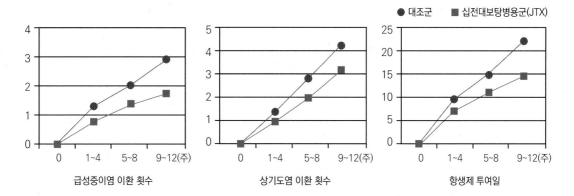

급성중이염 이환 횟수　　　　상기도염 이환 횟수　　　　항생제 투여일

❸ 재발성중이염 – 치료에서 예방에 이르기까지의 패러다임 전환

재발성중이염 이환아에게 통상적인 항생제나 고막절개 등의 서양 의학적 치료에 십전대보탕을 병행한 결과 급성중이염이나 코 감기의 이환 빈도를 감소시킴과 동시에 항생제 사용량 감소로 연결되었다.

JTX: 십전대보탕(Maruyama Y, et al, Acta Otolaryngol 2009: 129: 14-18[4])

● ● ● **삼출성중이염**

소아 삼출성중이염의 경우에 서양 약 치료가 유효한 경우가 많지 않은 것이 현실이다. 소아 삼출성중이염의 저류액에서 높은 비율로 세균이 검출되기에[5] 항생제 사용은 단기적으로는 효과가 있을 수 있지만, 항생제로 삼출성중이염을 치료하는 것은 불가능하다. 뿐만 아니라 항생제로 인한 부작용과 내성균 만연을 조장하는 측면에서도 삼출성중이염 전반에 걸쳐 항생제를 사용하는 것은 피하는 것이 좋다.

그러나 항생제는 소아 삼출성중이염의 악화인자인 비부비동염에는 유효하기 때문에 이로 인해 소아 삼출성중이염의 치료에 접목될 수는 있다. 소아 삼출성중이염에 비부비동염이 합병된 증례에서는 마크로라이드 계열의 항생제 사용은 유효하다는 근거가 있으므로, 치료로 선택할 수 있다. 소아환자에서 상기도염이나 비부비동염이 발생한 경우에 삼출성중이염이 병발하거나 증상이 악화되고 치료가 지연되는 것은 잘 알려져 있다. 따라서 합병된 비부비동염의 치료를 위한 항생제 투여는 검토되어야 하지만 만연한 사용은 피해야 한다. 비부비동염 치료시 항생제의 선택은 '급성 비부비동염 진료의 한약처방 가이드라인'에 준하여 AMPC[12]부터 순차적으로 유효성을 확인해가면서 단계를 높여가도록 한다.

비부비동염이 소아 삼출성중이염의 병태에 관여하는 것도 맞지만, 비부비동염에 사용되는 약물(항생제, 항알레르기제, 경구혈관수축제, 비강스테로이드제)의 소아 삼출성중이염에 대한 체계적인 고찰에 따르면 이들 약물은 만성 소아 삼출성중이염에서 단기적인 치료효과는 있을 수 있지만 장기적인 유효성은 인정되지 않는다.

● 소아 삼출성중이염에 대한 중이환기관 삽입술의 유용성 ●

소아 삼출성중이염 치료에서 중요한 점은 중이환기관 삽입술이라는 극히 유용한 치료법이 있으므로 발병 3개월 이후에도 지속되는 양측의 소아 삼출성중이염으로 분명한 난청이 있는 경우는 중이환기관 삽입술을 고려해야 한다는 점이다. 뿐만 아니라 고막의 확장부전이나 유착 등의 병적 변화가 있을 때에도 의미 없는 보존적 치료로 치료를 지연하지 말고 중이환기관 삽입술을 권해야 한다. 장기적으로는 자연치유가 될 가능성이 있어도 난청을 상당기간 방치하는 것은 환자의 학습, 정서, 소통 능력 등의 발달에 있어 무시할 수 없는 악영향을 미치므로 난청 증세가 보일 때에는 그 정도를 막론하고 중이환기관 삽입술을 권유해야 한다. 특히 중등도 난청(40㏈)은 중이환기관 삽입술의 적극적인 적응증이어서 강력히 권해야 하며, 그 이하의 경도 난청일지라도 중이환기관 삽입술를 제안하여 보호자와 함께 검토하는 것이 좋다.

---

12. Amoxicillin

현재 일본에서 소아 삼출성중이염에서 항생제 이외에 승인되어 있는 유일한 내복약은 카르보시스테인Carbocystein이다. 이는 체계적 문헌고찰에서 유효성이 확인되었고 부작용도 매우 적기 때문에, 소아 삼출성중이염 치료제의 하나로서 추천하고 권장할만한 약제이다. 그러나 그 외의 약제는 소아 삼출성중이염의 치료목적으로 사용을 피하는 것이 좋다. 1세대 항히스타민제의 소아 삼출성중이염에 대한 유효성은 증명되지 않았고, 장점보다는 단점이 크므로 사용하지 않는 것이 좋다. 또한 경구 스테로이드제는 만성 삼출성중이염에서 단기적인 유효성은 인정되지만 장기간의 유효성은 입증된 바 없으며, 장점보다는 단점이 크므로 사용하지 않는 것이 좋다. 1세대 항히스타민제 이외의 알레르기 비염 내복약이나 비강 스테로이드제는 소아 삼출성중이염 증상의 악화 인자가 되는 경우가 있으므로 선택 시에는 검토가 필요하다.

삼출성중이염의 한약 치료

삼출성중이염의 한의학적인 병태는 수독水毒이므로, 한약처방은 이수작용이 있는 시호를 중심으로 한 처방들이 기본이 된다. 앞서 설명했듯이 소아 삼출성중이염은 재발하는 감염이나 알레르기 질환과 관련이 있으므로 만성 염증을 치료할 목적으로 시호를 사용하는 경우가 많다. 뿐만 아니라 비부비동염이나 알레르기 비염과 관련이 있는 경우는 서양 약물을 처방하듯이 관련 증상의 개선을 목적으로 한약을 사용해도 좋다. 구체적으로는 비부비동염에는 갈근탕가천궁신이나 신이청폐탕, 형개연교탕이 사용되고, 알레르기 비염에는 소청룡탕이 사용된다.

시호제 중 시령탕(소시호탕 합 오령산)은 이뇨작용을 통해 부종을 치료하고 동시에 항염증, 항알레르기 작용이 있어 삼출성중이염에도 유효한 것으로 보고된 바 있어 제1선택제가 된다. 입마름, 식욕부진, 요량감소가 처방 선택의 기준이 된다. 시호청간탕 역시 선병체질腺病体質(임파절이 붓기 쉬운 체질)을 개선하는 처방으로 삼출성중이염에 사용되는 경우가 많다. 시령탕을 마시지 못하는 어린이는 시령탕에서 소시호탕을 제외한 오령산을 투여한다.

소아 삼출성중이염 치료에서 한약의 적응증은 발병 3개월 이내의 난청이 현저하지는 않은 경우로 경과 관찰 또는 보존적 치료의 하나로서 활용할 수 있다. 과도한 기대 때문에 중이환기관 삽입술이 필요한 시기를 놓치는 일이 없도록 주의해야 한다.

● 만성중이염의 수술 적응증 ●

만성중이염 대부분은 수술적 치료로 이루의 소실이나 청력 개선을 기대할 수 있기 때문에 의미 없이 보존적 치료를 장기화하여 악화시키는 일이 없이 적절한 시기에 수술을 시행해야 한다. 특히 진주종성 중이염이나 진행성의 유착성 중이염에서는 골 파괴가 진행되는 것 뿐만 아니라 회복 불능의 감음난청 등의 내이장애, 안면신경마비 등의 합병증이 생길 위험이 있다. 진주종성 중이염을 비롯한 만성중이염의 보존적 치료의 원칙은 서양의학 치료와 한방치료의 구별 없이 어디까지나 수술치료를 전제로 한 소염치료이다. 일단 염증이 소실되어 중이와 고막이 건조화되면 지체 없이 근치(근본적인 치료)를 목표로 수술치료를 시행하도록 한다.

●●● 만성중이염

만성중이염의 한약 치료

서양의학 치료에도 자주 재발하는 경우나 항생제로도 진전이 없는 경우가 한약 치료의 좋은 적응증이다. 이 경우 갈근탕가천궁신이, 십미패독탕, 배농산급탕이 사용된다. 비부비동염이 합병된 경우가 많으므로 만성부비동염의 처방도 검토한다. 갈근탕가천궁신이는 콧물이 투명하고 묽을 때에 사용하고, 십미패독탕은 만성비루나 피부에 화농성 구진을 동반한 경우에 사용한다. 이루가 흐르는 경우는 농이 완전히 배출되지 않은 상태로 생각하여 배농산급탕을 사용한다.

이토우 마코토(伊藤真人)

●●● 참고문헌

1) 日本耳科学会ほか編. 小兒急性中耳炎診療ガイドライン 2013 年版. 金原出版;2013. p15.

2) Rosenfeld RM, Kay D. Natural history of untreated otitis media. Laryngoscope 2003;113:1645-57.

3) Senturia BH, et al. Panel I-A definition and classification. Ann Otol Rhinol Laryngol 1980;89(Suppl 68):4-8.

4) Maruyama Y, et al. Effects of Japanese herval medicine. Juzen-taiho-to, in otitis prone children - a preliminary study. Acta Otolaryngol 2009;129:14-8.

5) Ford-Jones EL, et al. Members of the Toronto Antibiotic Resistance at Myringotomy Study Group. Microbiologic findings and risk factors for antimicrobial resistance at myringotomy for tympanostomy tube placement - a prospective study of 601 children in Toronto. Int J Pediatr Otorhinolaryngol 2002;66:227-42

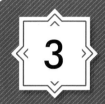 **난청 · 이명 · 이폐색감**

> **>>> 이번 장에서 소개되는 한약**
>
> - 가미귀비탕(加味歸脾湯)
> - 가미소요탕(加味逍遙散)
> - 우차신기환(牛車腎氣丸)
> - 오령산(五苓散)
> - 시호가용골모려탕(柴胡加龍骨牡蠣湯)
> - 억간산(抑肝散)
> - 영계출감탕(苓桂朮甘湯)
> - 대시호탕(大柴胡湯)
> - 조등산(釣藤散)
> - 당귀작약산(當歸芍藥散)
> - 팔미지황환(八味地黃丸)
> - 반하후박탕(半夏厚朴湯)
> - 시령탕(柴苓湯)

서론

난청·이명·이폐색감은 임상에서 흔히 접하는 귀 질환이며 다양한 원인과 부위 즉 외이, 중이, 내이, 청신경 및 청각중추로에서 발생한 장애로 인해 나타날 수 있다. 난청의 진단은 각종 청각검사를 통해 장애 부위를 확인하는 것이 기본이지만, 이명과 이폐색감은 타각적 검사법이 확립되어 있지 않아서 검사를 통해 장애부위를 확인하기가 어렵다. 따라서 현시점에서는 합병된 난청의 진단을 근거로 이명, 이폐색감의 원인을 추측할 수밖에 없다.

난청, 이명, 이폐색감은 원인이나 진단법도 다양하여 적은 지면에 모두 설명하기 어렵기에 이번 장에서는 난청, 이명, 이폐색감의 치료에 있어서 한약의 활용에 대하여 대략적으로 설명하고자 한다.

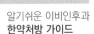

난청·이명·이폐색감의 치료현황

●●● 난청

전음성 난청은 진단이 비교적 간단하여 고막소견과 난청검사, 영상검사를 통해 원인을 파악할 수 있다. 한편 감음성 난청은 진단이 어렵고, 임상에서 가장 많은 내이장애에 의한 감음성 난청도 원인과 원인에 따른 특정 치료법이 거의 확립되어 있지 않다.

발병초기의 돌발성 난청이나 급성감각신경성 난청은 치료가 가능한 몇 안 되는 감음성 난청이다. 이 경우, 초기치료를 게을리하면 예후가 좋지 못하므로 결코 가볍게 넘겨서는 안 된다. 메니에르병이나 급성 저음장애형 감음성 난청과 같이 내림프수종을 병태로 하는 감음성 난청이나 스테로이드 의존성 난청은 자주 변동성 난청이나 재발성 난청의 양상을 보이므로 예방이 중요하다. 한편 소음성 난청이나 노화로 인한 난청 등의 만성 감음성 난청은 근본적인 치료가 없으며 보청기나 인공내이를 통한 청각 재활이 치료의 중심이 된다.

●●● 이명

이명이란 '분명한 체외 음원이 없는 상태에서의 자각적인 소리의 감각'으로 정의된다. 일상적인 임상에서 경험하는 이명에는 자각적 이명과 타각적 이명이 있으며, 자각적 이명은 제3자가 청취할 수 없는 이명으로 신체 내에서도 분명한 음원을 찾아 낼 수 없다. 임상적으로 문제가 되는 이명의 대부분은 자각적 이명이다. 자각적 이명(이하 이명)의 발생 기전은 아직도 불분명하며 검사법이나 치료법도 확립되어 있지 않다. 이는 이명이 통증과 같이 타각적으로 측정하기 곤란한 자각적 증상이기 때문이다. 이명의 상당수는 난청에 동반하여 발생한다. 따라서 난청의 진단 결과를 참고로 이명의 병태를 추측하여 진료방침을 결정하도록 한다.

●●● 이폐색감

높은 산에 올라갔을 때나 비행기의 이착륙 시와 같이 외부 기압의 급격한 변화에 의해 일과성으로 '귀가 찬 것 같은 느낌', '귀가 막힌 것 같은 느낌'이 생기는데 이러한 감각을 이폐색감이라 한다. 외부 기압의 변화와 관계없이 이폐색감이 지속되는 경우는 임상적인 문제가 된다. 이폐색감도 이명처럼 발생기전이 분명하지 않아서 합병하는 난청의 진단을 참고하여 진료한다.

약물요법 흐름도(❶)

●●● 급성 감음성 난청(급성기)

- 급성 감음성 난청의 급성기 약물치료는 부신피질호르몬제가 중심이 되며, 그 외 내이순환장애의 개선을 목적으로 하는 프로스타글란딘 E_1이나 ATP 제제와 같은 혈관확장제, 비타민 B_{12}와 같이 신경기능을 유지하는데 도움이 되는 비타민제를 병용한다.

- 급성 감음성 난청 급성기에 적극적으로 한약을 투여하는 경우는 흔치 않으나, 부신피질호르몬제의 투여량을 감량하거나 투여기간을 단축할 필요가 있는 경우는 시령탕을 투여한다. 시령탕의 주성분인 싸이코사포닌과 글리시리진은 구조적으로 부신피질호르몬과 비슷하므로 부신피질호르몬제와 유사한 약리작용을 기대할 수 있다.

- 한편 메니에르병이나 급성 저음장애형 감음성 난청, 스테로이드 의존성 난청 등의 변동성 난청이나 재발성 난청은 예방이 중요하다. 부신피질호르몬제가 필요한 경우는 급성 감음성 난청의 급성기와 같이 시령탕을 병용한다.

●●● 내림프수종

- 메니에르병이나 급성 저음장애형 감음성 난청과 마찬가지로 이폐색감도 내림프수종으로 생기는 증상이며, 내림프수종의 경감을 위해 한약을 사용할 수 있다.

- 감초는 코르티솔을 코르티손으로 변환하는 11베타-하이드록시스테로이드 탈수효소[11-beta-Hydroxysteroid Dehydrogenase Type2]를 강하게 저해하기 때문에 나트륨의 재흡수와 칼륨의 배설을 촉진한다.

- 영계출감탕, 가미소요탕, 조등산은 감초를 포함하고 있어서 내림프수종의 경감에 효과를 가진다.

●●● 이명

- 급성 감음성 난청에 수반되는 이명은 난청이 호전되면 함께 경감 또는 소실되지만, 만성화된 난청에 수반된 이명에는 효과적인 치료가 없다. 따라서 한약의 역할이 기대되는 분야이다.

- 대증요법으로는 이명으로 인한 고통을 악화하는 요인을 제거하고, 악순환을 끊기 위한 치료를 하지만 치료의 최종 목표가 이명의 소실이 아닌 고통의 정도를 개선하는 것임을 사전에 이해시키는 것이 중요하다.

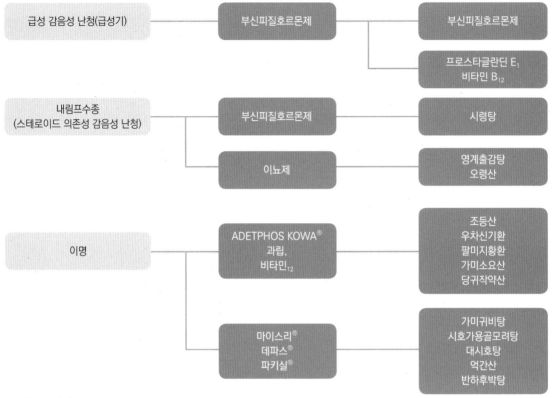

❶ 약물요법 흐름도

마이스리®: 수면제, 데파스®: 항우울제, 파키실®: 항우울제

처방 실제

● ● ● **내림프수종**

내림프수종에 의한 변동성 난청이나 스테로이드 의존성 난청의 경우

부신피질호르몬제 유지량
이소바이드®(이소솔비드) 30mL, 1일 3회
시령탕 2.5g, 1일 3회 : 부신피질호르몬제와 같은 작용
영계출감탕 2.5g, 1일 3회 : 이뇨작용에 의한 내림프수종 경감
오령산 2.0g, 1일 3회 : 이뇨작용에 의한 내림프수종 경감

처음에는 부신피질호르몬제 유지량 또는 이소바이드®을 투여하여 청력개선 여부를 관찰한다. 개선이 충분하지 못하여 치료가 장기화되는 경우에는 부신피질호르몬제 대신에 시령탕을, 이소바이드® 대신에 영계출감탕 또는 오령산을 투여해서 효과를 보는 경우가 있다.

증례 34세 여성

2년 전부터 우측 귀에 난청, 이명, 이폐색감이 있어 돌발성 난청으로 진단받고 부신피질호르몬제 요법으로 한 때 증상이 소실되었으나, 2개월 후에 같은 증상이 재발하였다. MRI 검사를 받아도 원인이 불명확하였고, 재차 부신피질호르몬제 요법을 받았으나 감량과 함께 난청이 재발되었다. 이후 스테로이드 의존성 난청이라고 진단받았다. 프레도닌®(프레드니솔론)을 1일 10mg 이하로 투여하였더니 난청이 재발되어 하루에 10mg을 투여를 지속해야 했으나, 시령탕을 병용함으로 인해 프레도닌®의 하루 투여량을 3mg까지 감량할 수 있게 되었다.

● ● ● **이명**

진단을 진행하면서 2개월 정도의 단위로 투여하며 유효성을 확인한다.

아데포스 코아®과립(아데노신 삼인산 나트륨) 1.0g, 1일 3회
메치코발®(메코발라민) 1정 500μg, 1일 3회
조등산 2.5g, 1일 3회 : 이명, 위장이 약한 사람은 주의
우차신기환, 팔미지황환 2.5g, 1일 3회 : 이명
가미소요산, 당귀작약산 : 갱년기장애에 동반된 이명

이명의 원인, 이환기간, 고통의 정도, 생활지장도에 따라 달라지지만 약물요법이 필요한 경우는 아데포스 코아® 과립과 메치발® 병용요법을 실시한다. 개선이 보이지 않는 경우는 조등산이나 우차신기환, 팔미지황환을 투여한다. 갱년기장애를 앓고 있는 경우는 가미소요산이나 당귀작약산의 효과를 기대할 수 있다.

수면장애, 우울 경향이 있는 경우

이스리®(주석산 졸피뎀) 1정(10mg), 취침 전
데바스®(에티졸람) 1정(0.5mg), 취침 전
파키실®(파록세틴 염산염수화물) 1정(20mg), 취침 전
가미귀비탕 2.5g, 1일 3회 : 허약체질, 정신적 불안이나 불면증의 이명
시호가용골모려탕 2.5g, 1일 3회 : 신경증, 불면증의 이명
대시호탕 2.5g, 1일 3회 : 신경증, 불면증의 이명
억간산 2.5g, 1일 3회 : 신경증, 불면증의 이명
반하후박탕 2.5g, 1일 3회 : 현기증이 있는 이명

완고한 이명 환자의 대부분은 수면장애나 우울경향, 불안경향이 있다. 수면장애가 있는 경우 마이스리®나 데파스®를 취침 전에 투여하여 수면장애를 해소한다. 또한 우울경향이 있는 경우는 파키실®을 시도해 본다. 이들은 병용도 가능하다. 수면제나 항우울제의 사용이 어려운 경우나 효과가 충분하지 않은 경우는 한약의 단독투여 또는 병용을 시도해 본다. 가미 귀비탕이나 시호가용골모려탕이 제1선택제이지만 대시호탕이나 억간산, 반하후박탕도 유효할 수 있다.

증례 65세 남성

1년 전부터 우측 귀의 이명이 서서히 심해지고 밤에 잠을 잘 수 없었다. 근처 병원의 의사에게 진찰을 받고 노인 성 난청에 의한 이명이라고 진단받았다. 아데포스 코어®과립과 메티코팔®, 마이스리®를 처방 받아 약 2개월간 내 복하여 수면장애는 개선되고 이명도 약간 경감되었으나 일에는 집중할 수 없는 상황이 계속되고 있었다. 우차신기환을 병용하고 마이스리®를 가미귀비탕으로 변경하였더니 이명의 고통도가 분명하게 개선되었고 약 2 개월 후에 투여를 중지할 수 있었다.

부작용, 주의사항

● 일반적으로 한약은 부작용이 적다고 하지만 주의해야 할 일도 적지 않다. 특히, 위장이 약하고 오 심이 있고 구토하기 쉬운 경우는 주의가 필요하다. 식간, 식전 내복이 원칙이지만 위장이 약한 경 우는 식후 내복이 좋다.

● 두 종 이상의 한약처방을 병용하는 경우는 배합되는 약재에 주의가 필요하다. 예를 들면, 감초를 포함하는 처방(영계출감탕, 조등산, 가미소요탕, 가미귀비탕, 억간산)이나 글리시리진이나 글리티 론을 포함한 약제를 병용할 경우 가성알도스테론증이 발생할 가능성이 있다.

● 우차신기환, 팔미지황환과 같이 부자가 함유된 처방은 효능이 좋지만 독성도 강하므로 병용이나 대량투여를 하고자 할 때에는 주의가 필요하다.

사전 설명과 동의

① 급성 감음성 난청은 초기 치료가 중요하며, 이 시기에 회복되지 못하면 상태가 지속되는 것이 일 반적이므로 가능한 치료를 빨리 시작할 필요가 있다. 따라서 치료를 하면서 감별진단을 하도록 한다.

② 급성 감음성 난청 치료에서 가장 중요한 것은 안정이므로 외래 통원치료 중에도 가능한 안정을 유 지하도록 지도한다. 일 등으로 안정이 유지되지 못하는 경우는 입원치료가 바람직하다. 명확한 근 거가 있는 치료법은 없으며 특히 발병 후 2개월이 경과한 증례는 어떠한 치료법으로도 개선을 기

대하기가 어렵다.

③ 내림프수종에 의한 변동성 난청이나 스테로이드 의존성 난청의 경우 발병 초기에 급성 감음성 난청과 감별이 곤란한 경우가 있다. 이러한 질환의 가능성이 있는 경우는 변동과 재발의 예방을 위해 내복 치료, 생활습관의 개선이 필요하다는 것을 설명한다.

④ 이명의 치료에 있어서 "이명은 고칠 수 없다.", "평생 달고 사는 수밖에 없다." 등의 설명은 환자의 불안이나 초조함을 더욱 악화시켜 이명의 고통을 증가시킬 가능성이 있으므로 이를 감안하여 설명한다.

⑤ 만성 이명의 치료는 이명의 소실이 아니라 이명에 의한 고통도의 경감을 목표로 한다.

오가와 카오루(小川 郁)

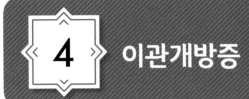

4 이관개방증

>>> 이번 장에서 소개되는 한약

• 가미귀비탕(加味歸脾湯)
• 보중익기탕(補中益氣湯)

서론

이관은 보통 폐쇄되어 있다가 음식이나 침을 삼킬 때와 같은 경우에 개방된다. 개방 기능이 저하되면 이관협착증이 되어 환기부전으로 인해 중이강에 음압이 형성되거나 삼출액이 저류하는 삼출성중이염을 초래한다. 한편, 이관이 지속적으로 개방되면 공기와 음성이 인두와 중이강을 자유롭게 교통하기 때문에 자성강청^{自声強聴}, 자기호흡음 청취, 귀막힘^{耳閉} 등의 증상이 생기는데 이러한 상태를 이관개방증이라고 한다. 진단은 개방증을 의심할 수 있다면 그다지 어렵지 않으나 치료가 어렵고 까다로워서 임상에서 신경이 상당히 많이 쓰인다.

이번 장에서는 이관개방증에 대해 개략적으로 설명하고 치료로서 한약의 활용에 대해 설명하고자한다.

이관개방증의 진단·치료현황[1]

••• 진단

전형적인 증례는 문진을 통해 이관개방증으로 어렵지 않게 진단할 수 있다. 개방된 이관을 통해 비인강의 압력이 변하고, 음성과 호흡음이 고실에 도달하여 자기 호흡음 청취, 자성강청, 이폐감이 생긴다(❶). 증상은 체위의 변화에 영향을 받는다. 즉, 서있거나 앉은 자세에서 나타났던 증상이 누우면 신속하게 사라진다. 이 점이 진단의 가장 중요한 포인트가 된다. 또한 이관개방증에서는 호흡에 따른 고막의 동요^{動搖}가 관찰된다. 아무것도 하지 않아도 관찰할 수 있는데, 환자가 반대 측의 비공^{鼻孔}을 막은 상태에서 환측의 코로 심호흡을 하면 호흡성 동요^{動搖}를 관찰할 수 있다. 그러나 이관개방증의 증상은 기본적으로 간헐적으로 발생하기 때문에 틀림없는 이관개방증이어도 초진 시에 확인이 가능한 것은 약 절반 정도이다. 뿐만 아니라 이청진관으로 환자의 발성음을 들으면 환자의 호흡음과 발성음이 크게 울려서 이관의 개방을 확인할 수 있다. 이것도 진료실에서 간단하게 가능한 진단법이다.

이관기능검사기는 조금씩 보급되고 있다. 측정모드에는 이관고실기류동태법^{Tubo-tympanoaerodynamic graphy:TTAG}, 임피던스법^{impedance method}, 음향이관법^{sonotubometry}, 가압-감압법^{inflation-deflation test}이 있으나, 이관개방증의 진단에 사용하는 것은 이관기능검사(TTAG ❷)와 음향이관법(❸)이다. 외이도압 센서가 없는 기종에서는 TTAG 대신에 임피던스법을 활용할 수 있지만 파형의 해석이 어렵기 때문에 가능한 TTAG를 사용하는 것이 바람직하다. 증상이 있을 때는 보온 젤리나 면봉을 이용하여 이관인두구를 폐쇄한 뒤에 증상 변화를 관찰하는 이관폐색시험이 있다. 이관개방증으로 인한 증상이라면 폐색에 의해 증상이 소실되므로 감별진단에 유효하다.

앉은 자세에서 촬영이 가능한 Cone Beam CT는 개방이관의 진단이 가능하므로 화상검사로써 활용할 수 있다.

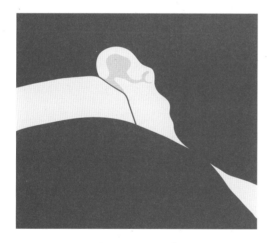 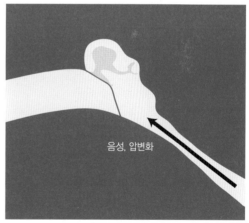

음성, 압변화

❶ 이관개방증의 기전

이관은 보통 닫혀 있다가 연하 등의 순간에 약 1초 정도의 짧은 시간 동안 개방된다. 이관개방증에서는 개방상태가 지속되어 본인의 목소리가 직접 중이에 도달하기 때문에 자성강청이 생긴다. 또한 인두강의 압력 변화로 인한 이폐색감과 호흡음이 중이에 전달되어 자기호흡음 청취가 나타난다.

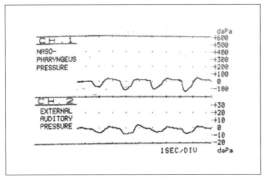

❷ 이관기능검사(TTAG)

TTAG 모드에서 환자에게 호흡을 크게 하도록 하면 이관 개방증 환자에서는 호흡에 수반하는 비인강의 압력 변화와 동일한 외이도 압력의 변화가 관찰된다.

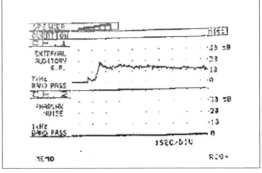

❸ 이관기능검사(음향이관법)

연하 시에 이관은 아주 단시간(1초 이하)만 개방되지만, 이관개방증 환자는 개방되는 시간이 길어진다. 그래프 상에서 지연된 개방 시간을 확인할 수 있다. 또한 본 예에서는 연하 시에 발생하는 인두잡음의 검출이 명료하지 않다.

●●● **치료**

이관개방증은 원인이나 유발요인이 다양하고, 증상의 정도도 거의 무증상에서 일상생활에 현저한 장애가 있는 정도까지 광범위하다. 따라서 치료방법도 외래에서의 생활지도부터 약물요법, 국소처치와 외과적 치료까지 다양하게 존재한다.

치료는 기본적으로 생활지도를 통해 이관개방증의 기전을 설명하고 왜 이러한 불쾌한 증상이 생기는지에 대한 이해를 도와 환자의 불안감을 해소하는 것이 중요하다. 이것만으로도 조절이 가능할 때가 있기도 하다. 또한 일상생활에서 대처법과 코를 훌쩍이지 않도록 지도한다. 이미 습관화된 코 훌쩍임을 그만 두게 하는 것이 쉬운 일은 아니지만 진주종성 중이염이 발생할 수 있으므로 환자에게 꼭 설명해야 한다.

보존치료법으로서 가장 알려진 것은 생리식염수 점비요법이다. 눕거나 앉은 자세에서 머리를 뒤로 젖히고 환부를 아래로 하여 생리식염수를 코에 떨어뜨린다. 1회 당 수 방울에서 수 mL까지 증상이 소실될 때까지 지속한다. 생리식염수 점비요법의 기전은 이관 내의 생리식염수 유입에 따른 습윤 작용과 넓어진 내강을 정상적으로 줄여주는 데 있다.

효과는 단기간이지만 경증의 경우는 이것만으로 충분한 개선이 있을 수 있고, 특히 고령자에서 효과가 있는 경우가 많다. 약물 내복 치료로는 뮤코다인[13], ATP 제제, 한약이 있으며, 불안감이 강한 증례에서 항불안제의 효과에 관한 보고가 있다.

---

13. 아세틸시스테인 200mg, 진해거담제

● 코 훌쩍임에 주의[2] ●

이관개방증 환자 중에 코를 훌쩍이는 버릇이 있는 경우를 흔히 볼 수 있다. 코를 훌쩍이면 이관의 폐쇄 상태가 유지되어 자성강청 등의 불쾌한 증상이 소실된다. 하지만 동시에 코 훌쩍임에 의해 중이강이 음압이 되어 고막이 내함되고 이로 인해 전음성 난청이 생긴다. 연하 시에는 이관이 개방되어 전음성 난청은 해소되지만 주위의 음이 커져서 오히려 불쾌감acquired hyperacusis을 느끼게 되므로 코를 훌쩍여서 이관을 폐쇄한다. 코 훌쩍임이 습관화되면 문제점이 있다. 첫째, 진주종의 원인이 될 수 있다. 양측성 진주종에서 이러한 상태를 많이 볼 수 있다. 코를 훌쩍이지 않도록 지도하는 것이 중요하다. 둘째, 이관개방증을 모르고 지나칠 위험이 있다. 보통은 습관화된 코 훌쩍임 때문에 고막은 함몰되고 팀파노그램[14]에서는 B 또는 C형이 관찰된다. 이관기능검사에서도 개방소견이 관찰될 수 있다. 이 경우는 발사바법으로 중이강에 공기를 넣으면 개방소견이 분명해진다.

외래에서의 치료는 고전적으로 Bezol 분말(살리실산과 붕산의 1:4 혼합물)을 이관인두구에 분무하는 방법을 가장 일반적으로 시행한다. 이는 점막을 종창시켜 이관을 폐색시키는 방법이다. 다른 방법으로 루골액[15]을 사용하거나 젤라틴 스펀지를 삽입하는 경우도 있다. 또한 고막에 테이프를 붙이는 방법도 보고되고 있다.

과거 수술 치료는 구개긴장근을 절단하는 치료법이 보고된 적이 있었으나, 최근에는 볼 수 없다. 고막에 튜브모양의 환기관을 삽입하여 공기통로를 만들어 이폐색감을 완화시킬 수도 있지만, 이 경우 개방된 이관은 교정되지 않으므로 자성강청 등의 증상에는 큰 효과가 없다. 코 훌쩍임에 의한 고막함몰을 방지하기 위해 고막 환기관을 설치하는 경우도 있다. 그 외 이관 핀삽입술, 인공이관, 이관인두구 결찰을 활용한 경우가 보고된 바 있다.

---

14. 고막운동도검사 ; tympanogram
15. lugol solution

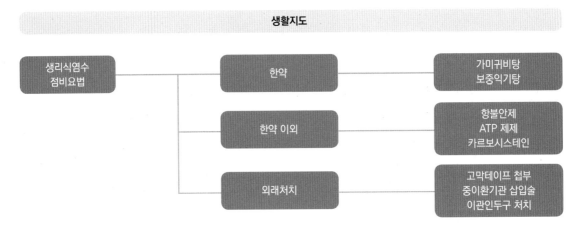

❹ **약물요법 흐름도**

❺ **이관개방증의 생활지도**

1. 불쾌한 증상은 단순하게 이관이 열리기 쉽게(혹은 닫히기 어렵게) 되어서 발생하는 것이므로 귀에 병이 생긴 것은 아니다. 청력이 소실되는 질병이 아니므로 크게 걱정할 필요는 없다.
2. 적절히 휴식을 취하고, 되도록이면 장기간 서서 일하지 않는 것이 좋다.
3. 더위나 운동으로 인한 탈수에 주의하고, 미리 수분공급을 충분히 해 둔다.
4. 갑자기 증상이 발생하는 경우, 특히 대화 중에 증상이 생기면 대화를 지속할 수 없을 수 있다. 이 경우 여성은 스카프로 남성은 넥타이로 목을 압박하면 일시적으로 증상이 경감되어 대화를 지속할 수 있다.
5. 체중감소는 이관개방증의 최대 원인이다. 과도한 다이어트를 피하고 질병으로 인해 체중이 감소한 경우는 전문의와의 상담을 통해 빠른 기간 내에 체중을 회복하도록 노력해야한다.
6. 불쾌한 증상을 없애기 위해 무의식적으로 코를 훌쩍이는 습관이 생길 수 있는데 중이염의 원인이 되므로 하지 말아야 한다.

약물요법 흐름도(❹)

●●● 초진 시

- 대부분 초진 시에 이관개방증을 진단할 수 있다. 중증도는 다양할 수 있으나 일단은 이관개방증의 기전을 포함하여 생활지도를 실시한다(❺).
- 불쾌한 귀 증상이 왜 발생했는지 모르고 불안해진 환자들에게 기전을 설명하는 것만으로도 불안을 해소하고 증상 조절에 도움을 줄 수 있다.
- 점비용 생리식염수를 처방한다. 생리식염수 점비요법은 큰 부작용 없이 안전하고 간편하기 때문에 첫 치료로써 시도해 볼만하다.

●●● **재진 시**

- 생활지도나 생리식염수 점비만으로 조절이 가능한 경우는 이를 지속한다. 환자는 여러 형태의 병증을 호소하므로 세심하게 대응해 나가야 한다.
- 생리식염수 점비요법이 효과가 없는 경우는 이를 지속하면서 다른 치료법도 고려한다.

처방 실제

生리식염수 : 증상이 있을 시에 적당량을 점비
가미귀비탕 1회 1포(2.5g), 1일 3회 매 식전

초진 시에 점비용 생리식염수를 처방한다. 효과가 충분하지 않은 경우에도 생리식염수 점비는 계속하도록 지도하고, 말초의 혈류 증가 작용, 항스트레스 작용이 있는 가미귀비탕[3]을 1주간 병용한다.

증례 44세 여성

2개월 전부터 우측 귀에 이폐색감, 자성강청이 발생하였다. 누운 자세에서는 증상이 소실된다. 가까운 의원에서 이관개방증이라고 진단을 받고 본 과에 소개를 받았다. 초진 시에 고막성 동요는 관찰되지 않았으나, TTAG에서 개방 패턴이 나타나서 이관개방증으로 진단하고 점비용 생리식염수를 처방하였다. 점비의 효과는 단시간 밖에 지속되지 않아 1주 후부터는 가미귀비탕을 병용하였고 증상이 경감되었다.

보중익기탕 1회 1포(2.5g), 1일 3회 매 식전

보중익기탕은 가미귀비탕에 비해 처방하는 경우가 적지만, 기허로 판단되는 기력이 없고 쉽게 피곤해지는 증례에서 처방한 보고가 있다[4].

부작용, 주의사항

- 일반적으로 한약은 부작용이 적다고 하나 장기 투여는 삼가는 것이 좋다. 가미귀비탕은 유효한 증례의 대부분에서 1주안에 효과가 나타난다고 보고되고 있다[3].
- 가미귀비탕이나 보중익기탕은 감초를 포함하므로 장기간 처방하거나 글리시리진 제제와 병용할 때는 가성 알도스테론증에 주의가 필요하다.

사전 설명과 동의

① 이관개방증은 적절하게 진단하면 어렵지 않다. 하지만 상반고리관 결손증후군과 같이 유사한 증상을 보이는 질환이 존재하는 것도 염두에 두어야 한다.

② 급격한 체중감소, 운동에 의한 탈수 등 원인을 분명히 확인하여 대처법을 알려준다.

③ 경증의 경우는 생활지도, 생리식염수 점비만으로 조절이 가능한 경우가 많다.

④ 적절한 설명을 하여 불안과 초조를 감소시키면 치료가 성공할 가능성이 높아진다.

⑤ 내복약과 외래 처치로 조절이 불가능한 난치례는 전문기관으로 의뢰한다.

오오시마 타케시(大島猛史)

●●● 참고문헌

1) 大島猛史. 耳管開放症の診断と治療. MB ENT 2010;1+:43-50.

2) 川瀬哲明, 小林俊光. 滲出性中耳炎と耳管機能障害ー特に"鼻すすり型耳管開放症"の関与について. MB ENT 2006;68:36-41.

3) 石川 滋. 耳管開放症に対する薬物療法の試み 加味帰脾湯の使用経験. 耳鼻臨床+94;87:1337-47.

4) 斉藤 晶, 竹越哲夫. 耳菅開放症が疑われた症例に対する漢方治療. 日東医誌 2012:63:336-9.

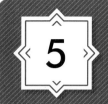

현기증(어지러움)

서론

인체의 평형은 고유 감각기와 전정기가 협동하여 신체의 자세·위치·운동에 대한 정보를 수집한 뒤 반사적으로 안구나 사지, 혹은 몸을 재조정하면서 유지되며, 이 기능은 중추신경계의 통합과 제어를 받는다. 현기증은 이러한 감각들 사이의 부조화나 통합과정의 이상으로 발생하며, 그 원인은 다양하다. 이 외에 혈압저하나 기분의 침체로 인해서도 현기증을 느낄 수 있다.

현기증 환자는 스트레스나 심인성의 문제 등 동반 증상을 보이는 경우가 많고, 서양의학 치료로는 한계를 보이는 경우가 적지 않다. 심신 전체를 조절하는 한약은 진료의 폭을 넓힐 수 있다.

현기증 치료 현황

현기증 치료는 급성기 증상인 현기증이나 오심, 구토에 대한 대증요법, 전정기능의 좌우불균형을 교정하여 전정기능을 회복시키는 치료, 만성기의 보상compensation의 촉진을 유도하는 치료, 양성 발작성두위 현기증에 실시되는 두위치료 등의 이학적 치료법, 그 외 수술이나 심리요법 등이 있다.

●●● 급성기

급성기에는 한약보다 서양 의학적 치료가 중심이 된다. 문진, 신경학적 소견, 안진의 관찰, 영상검사를 통해 중추성과 말초성을 감별진단하면서 대증요법을 실시한다. 환자를 안정시키고, 7% 탄산수소나트륨 용액의 정맥 내 주사, 수액요법, 진토제, 항히스타민제, 항현기증제, 순환개선제, 항불안제 등을 투여한다[1,2]. 난청을 동반한 경우는 급성청각장애 치료제로써 부신피질호르몬제를 추가한다. 진단이 확정되면 각각의 질환에 따라 치료를 실시한다.

●●● 메니에르병

메니에르병의 병태는 서양의학에서는 림프수종으로 생각하고, 한의학에서는 수독水毒이나 수체水滯로 인한 것으로 생각한다. 서양의학과 한의학의 병태인식이 같다는 점이 매우 흥미롭다. 보존적 치료로는 스트레스를 줄이고 과로방지, 유산소운동 등을 포함한 생활지도가 있다.

서양의학에서는 약물치료로 내림프수종의 개선을 위해 삼투성 이뇨제를 투여한다. 그 외 내이순환개선제, 항불안제, 비타민 B_{12} 등을 병용할 수 있다. 또한 충분한 수분의 섭취가 메니에르병에 도움이 된다는 주장도 있다. 난치성의 경우에 내림프낭 개방술이나 겐타마이신의 고실 내 주입술을 시도할 수 있다. 최근에는 중이 미세압력 요법도 주목받고 있다[1].

한약 처방은 수독, 수체를 해소하는 한약을 포함하고 있는 영계출감탕이나 오령산, 시령탕 등을 사용한 보고가 많다[3,4].

●●● 양성 발작성 두위 현기증

반고리관 내의 부유물이 머리 위치의 변화와 반고리관 내의 림프액의 움직임에 따라 이동하면서 현기증이 생기거나, 반고리관의 마루cupula에 부착되어 있는 평형모래에 의하여 현기증이 발생한다고 생각된다. 치료에는 애플리epley 방법과 같은 수기치료나 비특이적인 물리치료가 시행되고 있다[5].

●●● 기타 이성 현기증과 만성 현기증

항현기증제나 순환개선제를 투여한다. 항불안제나 항우울제를 투여하는 경우도 있다.

서양 약물로 효과가 충분하지 못한 경우나 현기증이 재발하는 경우는 한약이 적절한 대안이 될 수 있다.

약물요법 흐름도(❶)

●●● 메니에르병

● 내림프수종의 개선을 위해 삼투성 이뇨제 이소바이드®, 메니렛드®(이소솔비드) 또는 내이순환개선제 아데포스®과립(아데노신 삼인산 나트륨수화물), 메리슬론®(베타히스틴), 메치코발®(비타민 B_{12})을 투여한다.

● 현기증이 재발하거나 서양 의학적 치료가 효과가 없는 경우, 증상이 장기화된 경우는 영계출감탕을 사용하고 효과가 없으면 반하백출천마탕을 사용한다. 반하백출천마탕에는 체력과 기력을 더해주는 인삼, 황기가 포함되어 있다.

●●● 기타 이성 현기증

● 항현훈제로 사용하는 아데포스®과립(아데노신 삼인산나트륨 수화물), 메리슬론®(베타히스틴), 메치코발®(비타민 B_{12})을 투여한다.

● 효과가 없는 경우는 영계출감탕 또는 반하백출천마탕을 투여한다. 고령자의 경우에 따뜻한 성질이 있는 약재인 부자가 들어있는 진무탕이 유효한 경우가 있다.

●●● 중추성 현기증

● 뇌혈관 장애(뇌출혈, 뇌경색), 뇌종양, 퇴행성 질환, 탈수脫髓 질환에 의한 현기증이다. 급성기에는 각 질환의 서양 의학적 치료를 선택한다.

● 이 후 현기증이나 휘청거림이 남아 있는 경우에는 한약이 하나의 선택이 된다. 뇌혈관 질환의 후유증으로 생긴 현기증에서 뇌순환 개선제를 처방하는 경우는 한약 병행이 가능할 때가 있다.

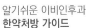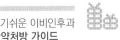

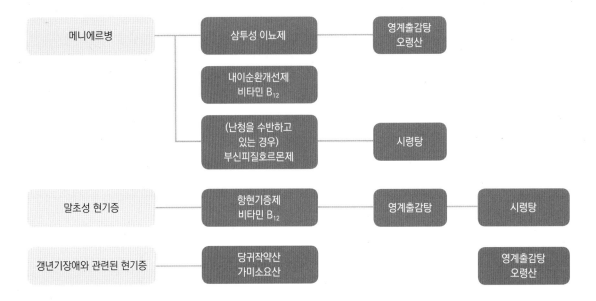

❶ 약물요법 흐름도

●●● **부인과 질환과 관련된 현기증**

- 여성호르몬의 변동에 따라 발생하거나 월경전증후군이나 갱년기장애에 의해 발생한다. 월경 이상, 두통, 어깨 결림, 상역감逆上 등의 증상과 동반된 현기증을 호소한다.
- 갱년기장애의 치료법은 여러 종류가 있으며 호르몬 보충요법 등 서양 의학적인 치료법이 주류를 이루고 있으나 증상의 개선이 신통치 않은 경우에는 한약이 하나의 선택이 된다. 대표적인 처방으로 당귀작약산, 가미소요산이 있다.

●●● **노화에 의한 현기증**

- 고령 환자의 경우에 서양 의학적으로 특정 질환이나 이상이 관찰되지 않아도 노화에 따른 평형기능 저하로 인해 넘어질 것 같은 어지러운 느낌이나 발에 힘이 들어가지 않는 듯한 감각을 호소하는 경우가 적지 않다. 이러한 경우는 서양 약으로 해결이 곤란하며 한약에 기대해야 한다. 기본적으로 냉증이 있는 경우가 많아 몸을 따뜻하게 하는 처방이 사용된다.
- 진무탕은 냉증이 있고 구름 위를 걷고 있는 것 같은 불안정감이 있고, 특히 계단을 오르내릴 때에는 손잡이를 붙잡지 않고는 걸을 수가 없을 정도로 중심을 잡기 어려운 휘청거리는 느낌이 들 때 사용한다[6].

● ● ● 심인성 현기증

- 다른 질환은 확진되지 않으면서 당장 정신과 치료까지는 필요로 하지 않는 심인성 요인이 심한 현기증을 말한다. 항불안제 투여나 한약 투여 또는 이 두 가지를 병용한다.
- 가미소요산에는 심리적인 면에 작용하는 시호나 작약이 포함되어 있다. 우울 등의 심인적인 문제가 있는 경우는 억간산과 가미귀비탕을 사용할 수 있다.

처방 실제

● ● ● 메니에르병

이소바이드®(이소솔비드) 30mL, 1일 3회
영계출감탕 2.5g, 1일 3회 : 이뇨, 이수작용에 의한 내림프수종 경감
오령산 2.5g, 1일 3회 : 이뇨, 이수작용에 의한 내림프수종 경감
시령탕 2.5g, 1일 3회 : 부신피질호르몬제와 비슷한 작용(시령탕은 증證의 관점에서 체력이 중등도 이상에서 처방함).

● ● ● 기타 이성 현기증

메리슬론®(베타히스틴) 1정, 1일 3회
아데포스®과립(아데노신 삼인산 나트륨 수화물) 100mg, 1일 3회
영계출감탕 2.5g, 1일 3회
　　혹은
반하백출천마탕 2.5g, 1일 3회
진무탕 2.5g, 1일 3회

● ● ● 부인과 질환과 관련된 현기증

가미소요산 2.5g, 1일 3회
당귀작약산 2.5g, 1일 3회

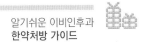

부작용, 주의사항

● 감초를 포함한 한약(영계출감탕, 시령탕, 가미소요산, 억간산)은 가성 알도스테론증을 초래할 가능성이 있다. 복용 후 약 2주 이내에 몸이 부종이 있거나 혈압이 상승된 경우는 일단 중단하고 증상의 소실을 확인한다. 그 외에 혈액검사를 받지 않았다면 2개월에 1회 정도는 간 기능과 혈중 칼륨 농도 등을 포함한 기본적인 혈액검사를 시행한다.

● 영계출감탕과 오령산에는 계피, 즉 시나몬이 포함되어 있어 시나몬 알레르기가 있는 경우 약간의 발적이 나타나는 경우가 있으므로 주의한다.

● 소시호탕, 시령탕은 간질성 폐렴을 초래할 가능성이 있다.

사전 설명과 동의

① 서양의학과의 병용에 대해서

한약은 보완제로 사용하고, 기본적으로 서양 약물을 지속한다. 점차 증상이 호전되면 서양 약물을 감량하거나 중지해도 좋다.

② 한약과의 병용에 대해서

병용하면 효과가 감소하는 경우가 있기 때문에 따로 복용하고 있는 한약이 있는지 확인해야 한다.

③ 한약에 반응하는 개인차에 대하여

한약에 대한 반응은 개인차가 커서 비슷한 증상에서도 효과의 차이가 크다. 먼저 처방한 한약으로 개선이 되지 않더라도 그 외 다른 유효한 한약이 무엇인지 검색하거나 생각해 볼 필요가 있다.

하시모토 마코토, 야마시타 유우지(橋本 誠, 山下裕司)

●●● **참고문헌**

1) 厚生労働省難治性疾患克服研究事業 前庭機能異常に関する調査研究班(2008~2010年度)編. メニエール病 診療ガイドライン 2011 年版. 金原出版;2011.

2) 橋本 誠. 山下裕司. めまいのカクテル療法一使い方のポイント, めまい急性期に対するカクテル療法. MB ENT 2010;120:8-13.

3) 渡辺行雄, 安村佐都紀. 耳鼻咽喉科医が知っておきたい漢方薬のイロハ. めまい. MB ENT 2010;110:1-7.

4) 鈴木康弘, 角田篤信. 最新の漢方診療. めまいに対する漢方治療. 耳喉頭頸 2012;84:273-8.

5) 渡辺行雄ほか. 良性発作性頭位めまい症診療ガイドライン(医師用). Equilibrium Research 2009;68:218-42.

6) 五野由佳理. 日常診療能力を高めための漢方活用術. 各主症状の漢方的診断を併用した分類と治療 めまい.
治療 2013;95:1752-5.

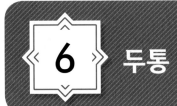

>> 이번 장에서 소개되는 한약

- 황련해독탕(黃連解毒湯)
- 갈근탕(葛根湯)
- 가미소요산(加味逍遙散)
- 계지인삼탕(桂枝人蔘湯)
- 계지복령환(桂枝茯苓丸)
- 오적산(五積散)
- 오수유탕(吳茱萸湯)
- 오령산(五苓散)
- 시호가용골모려탕(柴胡加龍骨牡蠣湯)

- 삼물황금탕(三物黃芩湯)
- 천궁다조산(川芎茶調散)
- 조등산(釣藤散)
- 도핵승기탕(桃核承氣湯)
- 당귀사역가오수유생강탕(當歸四逆加吳茱萸生薑湯)
- 당귀작약산(當歸芍藥散)
- 반하백출천마탕(半夏白朮天麻湯)
- 억간산(抑肝散)
- 영계출감탕(苓桂朮甘湯)

질환의 개념

두통은 진료 중에서 자주 보게 되는 통증 질환이다. 일본에서 15세 이상 환자의 두통 유병율은 39.6%이며, 긴장성 두통의 유병율이 22.4%로 가장 많고 그 다음이 편두통 8.4%이다[1]. 현재 두통 진료는 국제두통분류 제2판[2]에 따른 진료와 치료가 권고된다.

일차성 두통(기능성 두통)은 편두통, 긴장성 두통 등으로 증후에 따라 진단되며 생명에 영향을 주지 않는 두통을 말한다. 편두통은 십대 후반에서부터 사십 대의 여성에서 많고, 빈도는 긴장성 두통의 5분의 1 이다. 발작성으로 나타나며 통증이 심하고, 신체의

❶ 전조가 없는 편두통의 진단기준

- 두통발작 〉5회
- 지속시간 4~72시간
- 이하의 특징 중 두 항목 이상에 해당
  1) 편측성
  2) 박동성
  3) 중등도~중증의 두통
  4) 일상적인 동작으로 증상 악화
- 발작 중에 아래의 한 항목 이상에 해당
  1) 오심 또는 구토(혹은 둘 모두)
  2) 광과민 및 청각과민

움직임이나 힘쓰는 정도에 따라 두통이 악화되기 때문에 삶의 질을 현저히 저하시킨다. 오심, 구토, 광과민, 청각과민, 후각과민 등의 증상을 수반하는 박동성 두통이 4시간에서 72시간까지 지속된다. 전형적인 증례에서는 두통발작의 20~30분 전에 빛이 반짝거리거나 암점이 생기는 등의 전조가 있다 (❶). 긴장성 두통은 가장 유병률이 높다. 통증의 정도는 중등도로 일상생활에 현저한 지장을 초래하지는 않지만 거의 매일 두부의 압박감과 어깨 결림을 느끼는 경우가 많다. 편두통 같이 발작적이거나 전조는 보이지 않지만 같은 환자에게 긴장성 두통과 편두통이 같이 있는 경우를 많이 볼 수 있다.

이차성 두통(증후성 두통)은 기질적 질환을 포함하는 다른 원인에 의한 두통이다. 이차성 두통은 서양 의학적 치료가 우선시된다. 지주막하출혈, 수막염, 뇌종양 등을 감별하는 것이 무엇보다 중요하다. 초발한 두통, 평소와 다른 두통, 최근 악화된 두통, 발열, 근력저하, 의식변화 등을 동반한 두통은 이차성 두통이 의심된다.

두통의 서양 약물 치료

●●● 편두통

편두통 치료는 예방적 치료와 급성기 치료로 나뉜다. 두통의 발작횟수가 월 5회 이상으로 일상생활에 지장이 큰 경우는 먼저 예방적 치료를 고려한다. 빈도가 낮고 생활에 지장이 적은 경우는 급성기 치료를 우선한다.

A) 예방적 치료

편두통 예방약물 중 보험적용이 되는 것은 일본에서 개발한 칼슘길항제인 로메리진과 항세로토닌제인 디메토티아진, 억제계 신경전달물질인 감마아미노낙산^{GABA} 유사작용을 가진 발프로산이 있다. 해외에서는 안면과 경부의 A형 보톡스 주사치료가 편두통 예방에 유용하다고 보고되어 있다[3]. 근육 긴장 완화 작용 뿐만 아니라 말초신경 말단에서 통증신경전달물질을 억제하여 효과를 발휘하지만 일본에서는 보험 적용이 되지 않는다.

B) 급성기 치료

편두통의 급성기 치료는 세로토닌 수용체에 작용하는 트립탄제제의 등장으로 급속히 진보하였다. 트립탄제제는 두개 내 혈관평활근과 혈관주위에 분포하는 세로토닌 수용체에 결합하여 신경펩티드의 방출을 억제하여 혈관을 수축함으로써 두통을 개선시킨다.

일본에는 현재 다섯 종류의 트립탄제제가 경구약, 구강붕해정, 속용정, 점비제, 주사제의 제형으로 보험 적용이 되고 있다. 각종 약물의 특징을 고려하여 사용하되 두통발작의 진행이 빠른 경우에는 최고 혈중농도에 도달하는 시간이 빠른 약물을, 발작지속시간이 긴 경우에는 혈중농도 반감기가 긴 약물을 사용하면 편두통의 급성기 치료에서 개별적 치료선택이 가능하게 된다.

그러나 트립탄제제는 ① 혈관수축 작용이 있어 허혈성 질환의 과거력이 있는 증례에는 금기이며, 새로운 허혈성 질환을 야기할 위험도 있다. ② 발작 시 두통은 경감되지만 예방작용은 없다. ③ 약물남용 두통의 대부분은 시판약에 의해 생기는데 트립탄제제는 다른 두통약에 비해 약물남용 두통이 되기까지의 시간이 짧다. ④ 효과가 없는 증례가 존재한다. ⑤ 고가이며 경제적인 부담이 크다는 등의 문제점이 적지 않다.

●●● 긴장성 두통

긴장성 두통의 치료는 비스테로이드성 소염진통제NSAID로 치료하지만, 이는 위장장애, 조혈계 장애 등의 부작용이 있으며, 장기 사용 시 약물을 사용하지 않을 때, 오히려 두통이 악화되는 반동성 두통이 발생할 수 있다. 또한 치료에 사용될 수 있는 근이완제, 항불안제의 경우는 졸음, 휘청거림 등의 부작용에 의해 삶의 질이 저하된다는 문제점이 있다.

❷ 두통에 사용되는 한약

● 오령산	● 작약산	● 갈근탕	● 오적산
● 오수유탕	● 반하백출천마탕	● 가미소요산	
● 천궁다조산	● 영계출감탕	● 도핵승기탕	
● 계지인삼탕	● 당귀사역가오수유생강탕	● 삼물황금탕	

두통의 한약 치료

●●● 한약의 적응증

한약의 적응증은 ① 서양 약물로 충분한 진통효과를 얻을 수 없는 경우 ② 서양 약물로 부작용이 생긴 경우 ③ 서양 약물의 부작용이 불안하여 서양 약물과는 다른 치료를 원하는 경우 ④ 서양 약물에 의한 약물남용 두통을 예방하거나, 이를 치료할 필요가 있는 경우 ⑤ 두통의 원인에 심리적 요인이 포함된 경우 등이 있다.

한약은 실제 임상에서 편두통, 긴장성 두통 등의 일차성 두통에 빈용되고 있으며, 기질성 질환에 수반하는 두통에도 서양 의학적인 치료와 함께 사용된다. '만성두통 진료의 한약처방 가이드라인'[4]에서는 대표적인 한약처방으로 오수유탕, 계지인삼탕, 조등산, 갈근탕을 제시하고 있다. 두통의 치료에 사용되는 한약을 ❷에 정리하였다.

한약 단독 사용에 대해서는 나중에 설명하고자 한다.

●●● 한약과 서양 약물의 병용

편두통의 예방적 치료에는 한약을 사용하고, 급성기에는 트립탄제제를 사용하면서 한약을 병용 투여한다. 구체적으로는 오수유탕, 오령산, 계지인삼탕 등을 예방약으로 사용한다. 또한 예방적 치료에 서양 약을 사용하고 급성기 치료에 한약을 병용하는 방법도 가능하다. 이 경우는 예방적 치료로 로메리진, 발프로산을 사용하고, 급성기 치료에서는 천궁다조산을 함께 복용하도록 처방한다.

긴장성 두통의 예방적 치료로 천궁다조산, 갈근탕, 조등산이 빈용된다. 여기에 병용하여 NSAID, 벤조디아제핀제를 돈복[16]한다.

약물요법 흐름도

● 한의학에서는 두통의 병태를 아래의 여섯 가지의 이상상태로 평가하며, 이를 기본으로 흐름도(❸, ❹)[5]를 참고로 하여 처방을 결정한다.

　(1) 기氣의 이상 : 기란 서양의학에 없는 개념으로써 눈에 보이지 않는 것이다. 이는 생명활동의 에너지라 하는데 몸속에서 기의 흐름이 나쁘게 되면 증상이 나타난다. 상역감이나 발작적인 두통은 기의 이상에 의한 것이다. 그 밖에도 기분이 우울할 때 발생하는 두통도 포함된다.

　(2) 혈血의 이상 : 혈이란 혈액이라는 뜻으로, 여성의 월경 관련된 편두통이나 갱년기의 두통은 혈의 이상으로 여긴다.

　(3) 수水의 이상 : 수란 혈 이외에 체내의 수분을 말하는데 체액이나 림프액 등이 포함된다. 붓기 쉬운 체질이나 저기압일 때 두통이 일어나는 경우는 수의 이상으로 본다.

　(4) 한증寒證 : 추위에 따라 통증이 더 심해지는 경향이 있다. 편두통이나 신경통에서 일부 볼 수 있다.

　(5) 표증表證 : 피부, 관절, 근육에 증상이 발생한 상태로 피부가 찌릿찌릿하는 신경통이나 한기寒氣, 마디마디의 통증을 동반한 감기에 의한 두통, 근육 뭉침으로 인한 경우는 긴장성 두통에서 볼 수 있다.

---

16. 돈복(頓服)은 필요에 따라 한 번에 먹는 방법을 말함.

(6) 간肝의 이상: 한의학에서 간은 자율신경계나 정신활동에 관련하므로 편두통 중에서도 이질통이 발생한 경우나, 소리나 빛에 과민증상을 동반한 경우, 초조하거나 정신불안에서 생기는 두통이 해당한다.

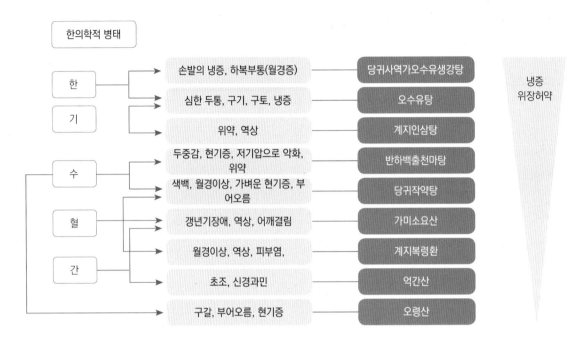

❸ 편두통의 한방약치료 흐름도

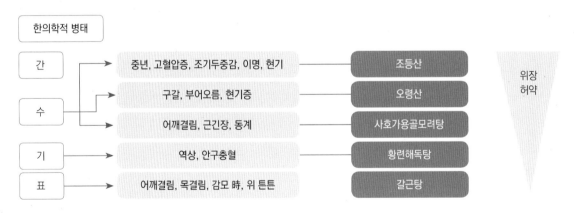

❹ 긴장형두통의 한약치료 흐름도

처방 실제

●●● 편두통

오수유탕은 환자의 증에 상관없이 편두통 전반에서 효과를 보인다[6,7].

증례 49세 여성

주소 : 두통, 현기증, 구역질, 과거력 : 특이사항 없음.

20세 때부터 편두통을 반복하여 소염진통제를 자주 복용하고 있다. 냉증으로 진단하여 당귀작약산과 오령산을 처방하였다. 현기증과 구역질은 개선되었지만 두통이 시작되었다. 더위를 많이 타고 땀을 많이 흘리는 체질로 냉방을 좋아한다. "햇볕을 쬐면 두통이 온다.", "사우나에 가면 두통이 생긴다."고 한다. 편두통에 예방효과가 있는 오수유탕을 처방했더니 2주 만에 두통이 개선되었고 편두통의 횟수가 대폭 감소되었다.

●●● 긴장성 두통

조등산은 긴장성 두통에서 효과를 보인다.

증례 49세 여성

주소 : 두통, 고혈압, 어깨 결림, 과거력 : 고혈압으로 복약 중.

약 1년 전부터 머리가 무거운 느낌이 계속되어 개운치 않았다. 어깨 결림과 가끔 어지럽고 이명도 발생하여 내원했다. 어깨 결림을 동반한 긴장성 두통 진단하고 조등산을 처방했더니 2주 만에 두통이 개선되었다.

부작용, 주의사항

- 감초가 들어있는 한약은 다른 감초 함유 한약이나 글리시리진제제와의 병용으로 저칼륨혈증, 가성 알도스테론증, 근질환 등이 발생할 가능성이 있다.
- 조등산에는 석고가 들어있어서 테트라사이클린계 항생제나 뉴 퀴놀론계 항생제와 병용 시에는 칼슘이온과 킬레이트[17]를 형성하여, 소화관 흡수가 억제될 가능성이 있으므로 병용 시에는 주의가

---

17. 중심의 금속원자 주위에 다른 원자단(배위자)이 주로 배위결합에 의하여 원자집단을 형성하고 있는 것을 말한다.

필요하다.

사전 설명과 동의

한약의 치료효과를 높이기 위해서는 양호한 의사–환자관계의 구축이 필요하다. 이를 위해서는 동의서의 내용과 이에 대한 충분한 설명이 중요하다.

① 먼저 한약의 내복 가능 유무를 확인한다.

② 가능하면 처방할 한약에 대해 자신이 먼저 내복해보고 맛을 알아 두면 좋다. 예를 들어, 오수유탕의 오수유는 독특한 쓴맛이 있다. 처방 시에는 "독특한 쓴맛이 있어 복용이 어려울 수도 있지만, 좋은 약은 입에 씁니다."라고 설명하면 좋다.

③ 필자는 실제로 설진이나 맥진을 하거나 냉증에 대한 문진을 하면서 한의학적인 진료를 실시한 뒤에 냉증이 있는 환자에게는 특히 효과가 나타나기 쉽다는 설명을 하고 있다.

④ 편두통, 긴장성 두통은 생활습관과 밀접한 관련이 있어 한약 치료만으로 완치되는 것이 아니기에, 생활지도를 병행할 필요가 있다. 필자는 ❺와 ❻과 같은 내용을 설명하고 있다. 단순히 한약 처방만으로 만족하지 않고 생활지도를 함께하며 치료해야 좋은 예후를 기대할 수 있다.

---

❺ **편두통의 생활지도**

- 식사지도
  두통은 공복 시에 생기는 경우가 많다. 아침을 거르지 않는다.
  편두통을 유발할 가능성이 있는 식품: 초콜릿, 견과류, 치즈, 레드와인
- 과도한 알코올 섭취는 피한다.
- 마그네슘을 섭취한다.
- 충분한 수면을 취하고, 일찍 잠들고 일찍 기상한다.
- 스트레스의 경감
  스트레스는 호르몬 균형을 깨트린다. 특히 여성은 여성호르몬 변동으로 편두통이 발생한다.
- 입욕
  목욕으로 인해 혈관이 확장되어 편두통이 생기는 경우는 샤워 정도로 가볍게 한다.
- 선글라스, 모자
  일광은 편두통의 원인이 된다. 붉은색 계열의 선글라스를 쓰면 좋다. 푸른색 계열은 오히려 편두통을 유발한다.
- 여행
  여행 중에는 종종 유발인자가 겹쳐져 편두통을 유발한다.
- 약제
  혈관을 확장시키는 약물은 편두통을 유발한다.

---

❻ 긴장성 두통의 생활지도

- 엎드린 자세의 확인
  머리의 무게는 약 4kg으로 커다란 수박과 같다. 엎드린 자세는 무거운 머리를 지지하기 위해 목의 근육이 수축하게 되어 두통이나 어깨 결림을 유발한다. 이를 해결하기 위해 자세를 바르게 한다.
- 체조 방법
  목을 굽힌 상태에서 천천히 뒤로 젖힌다. 뒤로 젖힐 때 숨을 들여 마시고 굽힌 자세를 취할 때는 쉼을 뱉어내는 호흡을 하면 한층 더 효과적이다.
- 베개 체크
  베개는 높으면 높을수록 경추나 후경근에 부담을 유발한다.
- 경혈 자극, 마사지, 지압, 온열 요법
  두부나 어깨 결림의 원인이 되는 근육을 따뜻하게 하거나 마사지를 통해 물리적인 자극을 주면 근육 내 혈류량이 증가하여 통증의 원인이 되는 노폐물을 배출할 수 있다.
- 스트레스 조절
  목 근육은 수축되는 것만으로는 두통의 원인이 되지 않는다. 그러나 이에 스트레스가 더해지면 금세 허혈성 근수축이 생긴다. 두중감이 느껴지면 잠시 하던 일을 쉬고 여유를 가지고 근육을 이완시키도록 한다.
- 빈혈이나 저혈압, 운동부족의 해소
  빈혈이나 저혈압은 근육의 혈류저하를 가져오기 쉽고, 두통, 어깨 결림의 원인이 된다.
  식사는 균형 있게 하고 운동하는 시간을 가지며 올바른 건강관리에 힘쓴다.

고토우 후미유키(五島史行)

●●● 참고문헌

1) Sakai F. Igarashi H. Prevalence of migraine in Japan:a nationwide survey. Cephalalgia +97;17:15-22.

2) 日本頭痛学会, 国際頭痛分類普及委員会訳. 国際頭痛分類 第2版 新訂増補日本語版. 医学書院;2007.

3) Dodick DW, et al. Onabotulinumtoxin A for treatment of chronic migraine:pooled results from the double-blind, randomized, placebo-controlled phases of the PREEMPT clinical program. Headache 2010;50:921-36.

4) 日本頭痛学会編. 慢性頭痛の診療ガイドライン. 医学書院;2006.

5) 五野由佳理. 頭痛最前線―よりよき頭痛診療をめざして. 片頭痛. 頭痛診療における漢方の役割. 医学のあゆみ 2012;243:1140-5.

6) 関 久友ほか. 慢性頭痛に対する呉茱萸湯の効果. 封筒法による桂枝人参湯との比較. Pharma Medica +93;11:288-91.

7) 前田浩治ほか. 慢性頭痛に対する呉茱萸湯の効果. 漢方医学 1998;22:53-7.

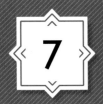

7 알레르기 비염 · 화분증

> **>> 이번 장에서 소개되는 한약**

- 월비가출탕(越婢加朮湯)
- 황기건중탕(黃芪建中湯)
- 황련해독탕(黃連解毒湯)
- 갈근탕(葛根湯)
- 갈근탕가천궁신이(葛根湯加川芎辛夷)
- 형개연교탕(荊芥蓮翹湯)
- 계지가황기탕(桂枝加黃芪湯)
- 오호탕(五虎湯)
- 시호계지건강탕(柴胡桂枝乾薑湯)
- 시호계지탕(柴胡桂枝湯)
- 시박탕(柴朴湯)
- 사역산(四逆散)
- 소청룡탕(小靑龍湯)
- 신이청폐탕(辛夷淸肺湯)

- 신비탕(神秘湯)
- 대청룡탕(大靑龍湯)
- 당귀사역가오수유생강탕(當歸四逆加吳茱萸生薑湯)
- 당귀작약산(當歸芍藥散)
- 맥문동탕(麥門冬湯)
- 반하사심탕(半夏瀉心湯)
- 백호가인삼탕(白虎加人蔘湯)
- 보중익기탕(補中益氣湯)
- 마황탕(麻黃湯)
- 마황부자세신탕(麻黃附子細辛湯)
- 마행감석탕(麻杏甘石湯)
- 육군자탕(六君子湯)
- 영감강미신하인탕(苓甘薑味辛夏仁湯)

서론

'코 알레르기 진료의 한약처방 가이드라인[1]'에서는 알레르기 비염을 '비 점막의 Ⅰ형 알레르기 질환으로, 원칙적으로는 발작적 재발성의 재채기, 수양성 비루, 비폐색의 세 가지 주요 증상을 가진다.'고 설명한다.

Ⅰ형 알레르기 질환이란 IgE 항체에 의한 알레르기 질환을 말하며, 외인성의 알레르기 원인물질(예를 들어, 삼나무, 돼지풀, 실내먼지, 진드기 등)이 있는 것을 전제로 한다. 진드기를 주요 항원으로 하는 통년성 알레르기 비염과 화분을 주요 항원으로 하는 계절성 알레르기 비염(화분증)으로 분류된다.

치료법은 크게 ① 환자와의 소통 ② 항원제거와 회피 ③ 약물요법 ④ 특이적 면역요법(통상적 면역요법, 급속 면역요법) ⑤ 수술요법의 다섯 가지로 나뉜다. 이번 장에서는 약물요법 중에서 서양 약물과 한약제제를 병용하거나 한약제제 단독 치료에 대해 설명하고자 한다. '코 알레르기 진료의 한약처방 가이드라인'에서는 한약으로 갈근탕, 시박탕, 소청룡탕, 영감강미신하인탕의 네 가지 처방을 제시하고 있는데 이번 장에서는 보다 실제에 적합한 한약에 대해 설명하고자 한다.

알레르기 비염·화분증 치료 현황

●●● 알레르기 비염 개론

알레르기 비염은 일반적으로 알레르기 비염과 화분증으로 나뉘는데, '코 알레르기 진료의 한약처방 가이드라인'[1]에 각각의 병태, 증상, 중증도에 따라 적용되는 약제가 분류되어 있으므로 참고가 될 것이다. 알레르기 비염의 약물 치료에는 각기 다른 작용 기전을 가진 다양한 약제가 있다. 차례대로 ① 화학적 매개체 유리 억제제 ② 화학적 매개체 수용체 길항제(히스타민 H_1 수용체 길항제, 류코트리엔 수용체 길항제, 프로스타글란딘 D_2 수용체 길항제, 트롬복산 A_2 수용체 길항제) ③ Th2 세포 사이토카인 저해제 ④ 스테로이드제 ⑤ 기타약물(비특이적 변조요법, 생물제제, 한약) 다섯 가지이다.

재채기와 수양성 비루는 히스타민 H_1 수용체 길항제로 억제가 가능하지만, 비폐색은 주로 류코트리엔 등의 화학전달 물질에 의해 야기된 혈관 확장과 혈장 성분의 누출에 의한 비점막 간질의 부종에 의한 비점막의 용적 확대 때문에 생긴다. 이 기전 때문에 코 증상의 종류에 따라 항히스타민제 뿐만 아니라 류코트리엔 수용체 길항제나 비강 스테로이드제가 필요하게 된다.

●●● 화분증

화분증의 치료는 얼마나 단기간에 재채기, 수양성 비루, 비폐색을 개선하고 보다 높은 환자 만족도를 제공할 수 있는지가 중요하다. 화분증이 악화되는 시기에는 중증, 최중最重증의 환자가 많으므로 단일 약물로는 한계가 있다. 재채기, 수양성 비루 유형에서는 제2세대 항히스타민제, 류코트리엔 수용체 길항제 또는 항프로스타글란딘제 또는 항프로스타글란딘 D_2 · 트롬복산 A_2제, 이에 더하여 비강 스테로이드제 등의 여러 약물을 병용하여 치료를 시작한다. 뿐만 아니라 중증례에서는 비강 혈관수축제를 1~2주에 한해서 사용하거나 경구 스테로이드제인 프

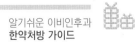

레드니솔론(15~30㎎), 또는 셀레스타민®18을 돈복하거나 4~7일에 한해서 사용할 수도 있다.

●●● 통년성 알레르기 비염

통년성 알레르기 비염은 코 증상이 급성으로 악화되는 경우는 있지만 그 빈도가 낮고, 증상이 지속적으로 안정화되어 지연遷延되지 않는 상태를 유지하여 일상생활에 지장 없이 지낼 수 있도록 하는 것이 치료의 목표가 된다. 통년성 알레르기 비염은 ① 제2세대 항히스타민제 ② 화학적 매개체 유리 억제제 ③ Th2 세포 사이토카인 저해제가 제1선택제이다. 이 약물들은 비폐색에 효과가 뛰어나며, 통년성 알레르기 비염 처방의 중심이 된다.

알레르기 비염의 한의학적인 치료개념

한의학에서 알레르기 비염은 한寒과 수체水滯의 체질을 기본으로 하여, 비점막의 기도로써 유지기능이나 생체방어기능이 실조된 병태이다. 한과 수체의 전형적인 증례에서는 하비갑개 관찰 소견에서 창백한 부종성 비점막이 보인다.

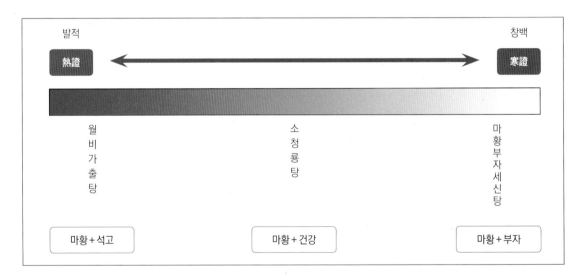

❶ 코 점막 상태에 따른 한약의 사용

한약을 사용하는 목표는 국소 비점막의 혈류개선, 비점막의 가온加溫, 국소 신진대사의 항진, 나아

---

18. 항히스타민제와 스테로이드의 혼합 시럽

가 세포의 수분대사 촉진을 통한 비점막의 방어기능을 회복시키는데 있다.

대표적인 처방인 소청룡탕은 비점막을 따뜻하게 하여 수분대사를 개선시키고 과잉 알레르기 반응을 억제하여 항원제거반응을 높이는 작용을 한다. 또한 가온기능을 강화시킨 처방에는 부자가 포함된 마황부자세신탕이 있다.

그런데 화분증의 증상악화시기에 비점막은 발적, 충혈, 종창되는 급성 염증 반응을 보인다. 심하면 안면피부나 안검점막의 소양감을 수반하기도 한다. 이는 국소적인 염증을 나타내는 열성熱性 변화와 체질적인 특성인 수체水滯가 병합된 것으로 이해할 수 있다.

화분증으로 발생한 염증반응인 열증熱證을 억제시키기 위해서는 마황과 석고가 포함된 처방이 적합하며 그 대표처방이 월비가출탕이다. 소청룡탕도 화분증 치료에 사용가능하지만 중등도 이상의 증례에서는 효과가 부족한 편이다.

화분증 치료는 현재 나타난 증상, 즉 표증을 완화시켜 고비를 넘기는 처방을 중심으로 표치를 한다. 한편, 통년성 알레르기 비염의 치료는 향후 체질이 좋아질 수 있도록 병의 본질인 체질을 치료하는 본치를 할 수 있는 처방을 고려하는 것이 장기적 관점에서 효과가 높다. 만성기 통년성 알레르기 비염의 한방치료 목표는 기능부전에 빠져 있는 비점막의 상태를 조절하는 것이다. 또는 말초모세혈관 환경을 개선하는 약제, 스트레스로부터 자율신경 안정을 목적으로 한 시호제, 점막을 가온하는 약제, 비점막의 기능을 개선시키는 기제氣劑와 이수제가 배합된 처방들이 통년성 알레르기 비염 치료에 적합하다.

비점막으로 본 한약의 사용구분(❶)

알레르기 비염에 사용하는 약물은 비점막의 색이 창백한지 여부에 따라 결정할 수 있다[2]. 창백한 색 소견은 한증寒證으로 진단하고, 마황부자세신탕을 선택한다. 주요 약제는 마황과 부자이다. 충혈이나 염증소견이 있는 경우는 열증熱證으로 진단하고 월비가출탕을 선택한다. 주된 약제는 마황과 석고이다. 그 중간에 위치하는 처방이 소청룡탕이다. 알레르기 비염의 표준적인 점막소견을 보이는 환자들에서는 소청룡탕의 적응 범위가 가장 넓다. 소청룡탕에는 가온작용을 하는 건강이 포함되어 있다. 부자보다는 작용이 약하지만 마황부자세신탕보다는 수체水滯의 개선 효과가 높다.

경증의 화분증이나 통년성 알레르기 비염은 소청룡탕과 마황부자세신탕이 표준 처방이다. 심한 화분증 증상에는 월비가출탕이 기본적인 처방이다. 이 기준에 얽매일 필요는 없으나 참고하길 바란다.

약물요법 흐름도(화분증)

●●● 화분증(한약 병용요법)(❷上)

- 화분증의 주요 치료 약물은 제2세대 항히스타민제 즉, 항알레르기제와 비강 스테로이드제이다. 경증과 중등도의 재채기, 비루형 화분증의 한방치료에는 소청룡탕이 제1선택제이다. 항알레르기제나 비강 스테로이드제를 병행해도 좋다. 한약은 세포막의 안정화 작용이나 화학적 매개체 유리 억제 작용을 하기 때문에 화학적 매개체 수용체 길항제와 병행하여도 작용이 중복되지 않는다. 마황의 함유가 바람직하지 않을 때에는 영감강미신하인탕으로 대체한다.
- 창백한 비점막을 보이는 증례는 마황, 부자, 세신으로 구성된 마황부자세신탕이 효과적인 경우가 있다. 소청룡탕과 같이 알레르기 비염 치료에 매우 많이 활용되는 처방이다. 이 두 가지 경우 모두 서양 약물과 병용이 가능하다.
- 중증례에서는 월비가출탕과 제2세대 항히스타민제의 병용을 가장 먼저 시행해야한 것이다. 비폐색 개선제는 마황탕과 갈근탕가천궁신이가 대표적인 처방이다.
- 눈과 안면 피부의 가려움에는 월비가출탕이 효과가 있지만, 황련해독탕이나 백호가인삼탕의 병용은 효과를 더욱 증가시킬 수 있다.
- 화분증 후기의 점조粘稠한 비루와 비폐색에는 신이청폐탕이나 갈근탕가천궁신이를 병용하면 좋다.
- 화분증의 합병증으로 인한 목의 건조감, 이물감 등의 인후두증상이나 기침이 있을 때는 맥문동탕이나 신비탕의 병용도 증상 개선에 유용하다.

●●● 화분증(한약 단독요법) (❷下)

- 경증례의 경우 소청룡탕만으로 치료가 가능하다. 효과가 있으면 그 날의 증상에 따라 1일 4~5회로 복약 횟수를 늘리는 방법을 사용해도 즉각적인 약효가 있어 5~10분 후에는 효과가 나타난다.
- 소청룡탕과 이기제인 육군자탕과의 병용이 좋은 결과를 가져오는 경우가 있다. 위장기능 개선은 비점막의 기능 개선에 간접적으로 작용한다. 같은 기전으로 반하사심탕도 효과가 있다. 사심탕에 함유되어 있는 황금은 항알레르기 작용이 있다. 위장이 보다 약한 사람에게는 육군자탕을, 위장이 약하지 않는 사람에게는 반하사심탕을 처방한다.
- 소청룡탕 합 육군자탕이나, 마황부자세신탕 합 육군자탕의 조합도 효과를 높일 수 있다.

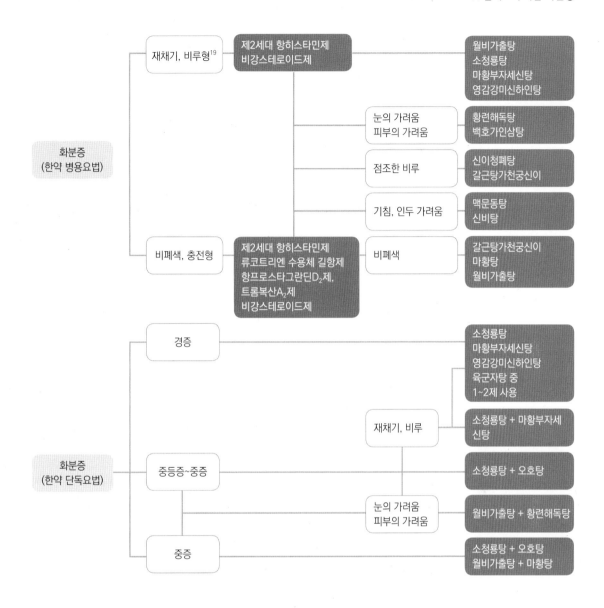

❷ 화분증의 약물요법 흐름도

● 수양성 비루, 재채기가 심한 경우는 소청룡탕 합 마황부자세신탕 조합이 좋다.

● 코 안의 가려움이나, 피부와 눈의 가려움을 호소하는 증례는 월비가출탕 합 황련해독탕이 효과가 있다.

● 중등도~중증형 화분증의 한방치료에는 마황과 석고를 조합한 월비가출탕을 처방한다. 마황의 함유량이 많은 마황탕도 처방 가능하다. 마황의 함유량이 코 증상 개선에 영향을 미친다.

---

19. 화분증은 주요 증상에 따라 크게 비루형, 비폐색형, 충전형으로 구분한다. 충전형은 비루, 비폐색, 재채기 모두가 심한 형태를 이른다.

- 한약 단독치료에는 월비가출탕 합 마황탕, 소청룡탕 합 오호탕의 조합을 추천하고 권장한다.

통년성 알레르기 비염	제2세대 항히스타민제 화학적 매개체 유리 억제제 류코트리엔 수용체 길항제 항프로스타그란딘 D_2·트롬복산 A_2제 비강스테로이드제	사역탕 시호계지탕 시호계지건강탕 보중익기탕 형개연교탕 반하사심탕 육군자탕 당귀작약탕 당귀사역가오수유생강탕 황기건중탕(계지가황기탕)

❸ 통년성 알레르기 비염의 약물요법 흐름도

약물요법 흐름도(통년성 알레르기 비염)

●●● 통년성 알레르기 비염(❸)

- '코 알레르기 진료의 한약처방 가이드라인'[1]에 기재되어 있듯이 병의 형태, 중증도에 따라 치료제를 선택하면 된다.
- 소청룡탕, 월비가출탕, 마황부자세신탕, 갈근탕가천궁신이 등의 한약은 마황제라고 한다. 마황제는 급성기 코 증상 완화에는 유효하지만 만성기 통년성 알레르기 비염에 장기 처방하는 약제는 아니다. 소청룡탕부터 단독으로 처방해 보아도 좋지만, 이후 다른 한약으로 변경하여 서양 약물과 병행하여 치료하는 것이 바람직하다.
- 한의학에서는 알레르기 비염을 즉시형 알레르기 질환만으로 보지 않는다. 원인되는 체질의 개선이 한방치료의 목적이며, 이 때문에 환자마다 개별적인 치료가 필요하다. 사역탕, 시호계지탕, 시호계지건강탕, 보중익기탕, 형개연교탕, 반하사심탕, 육군자탕, 당귀작약탕, 당귀사역가오수유생강탕, 황기건중탕, 계지가황기탕 등이 주요 처방이지만, 각각의 투약목표를 알아야 한다. 한약은 알레르기 비염이라는 병명으로 모든 환자에게 일률적으로 투약하지 않는다.
- 여기서 제시한 알레르기 비염의 처방들은 알레르기 반응에 억제적으로 작용하므로 화분증 치료의 초기에 사용할 수 있다. 화분증의 증상 악화 시에 코 증상이 더 심해지면 마황제와 병용하면 좋다. 본치와 표치를 행하는 것이다.
- 현재로서는 ❸에 제시한 한약이 항알레르기 작용을 한다는 임상적 근거가 있지는 않지만, 증례보

고나 한의학 전문가들 사이에서 효과를 확인한 보고가 있다.

● 약리효과의 증명은 향후 연구가 필요하다. 또 한약 투약의 목적은 비점막 기능의 강화와 개선과 함께 전신의 알레르기 반응에 대한 과민성 억제효과에 있다.

● 코 알레르기에서 보중익기탕의 효과 ●

사람 정자의 편모구조와 비점막과 기관지 다열상피의 선모는 유사한 구조를 가지고 있다. 보중익기탕은 이 편모운동의 부활에 효과가 있다고 알려져 있으며 남성불임의 원인인 정자무력증의 제1선택제이다. 만성 기도감염증에서도 같은 기전으로 기도점막을 개선하는 효과가 보고되어 있다. 또한 통년성 알레르기 비염에서 효과를 보인 증례도 있다.

이와 같이 보중익기탕은 세포 단위에서 원기를 부여하며, 만성피로증후군에도 효과가 인정되고 있다. 미시적인 차원과 거시적인 차원에서 모두 효과가 있는 약이라는 것이다. 비점막의 선모 운동기능이나 비점막 방어기능은 즉시형 알레르기 반응 뿐만 아니라 알레르기 비염에 있어서도 중요한 요소가 아닐까 생각한다. 코 증상 발현에는 비점막의 기능저하 즉 국소 기허氣虛의 영향도 있을 것으로 생각한다.

처방 실제

●●● 화분증

경증~중등증의 화분증의 경우

알레그라®(팩소페나딘) 1정(60mg), 1일 2회
클라리틴®(로라타딘) 1정(10mg), 1일 1회
소청룡탕 2.5~3g, 1일 2~3회 : 화분증 치료의 표준 한약
마황부자세신탕 2.5g, 1일 2~3회 : 창백한 비점막을 보이는 경우
영감강미신하인탕 2.5g, 1일 2~3회 : 마황의 부작용을 피하고 싶은 경우

한약의 가장 큰 장점은 졸음이나 구갈, 나른함을 유발하지 않는다는 점에 있다. 그래서 졸음이 발생되지 않는 비진정성 약물을 주처방으로 사용하면서 한약을 병용하면 상승효과를 기대할 수 있다. 재채기, 수양성 비루, 비폐색의 3대 주요 증상을 보이는 경증~중등증 알레르기 비염 치료에 적합하다. 졸음이 유발되기 쉬운 증례에서는 서양 약물을 단독으로 사용하기보다는 한약과 병용함으로써 삶의 질을 높일 수 있다. 소청룡탕 대신 마황을 함유한 영감강미신하인탕을 처방해도 된다.

증례 23세 여성(한약 병용)

삼나무 화분증으로 진단받았으며, 3~4년 전부터 삼나무 화분증이 있다. 내과에서 화분증 치료제를 처방받았지만, 코 증상이 좋아지기는 해도 몸이 나른해져 불쾌하다고 한다. 이 후에 나른해지지 않는 치료제로 변경했지만 이번에는 코 증상 개선도가 이전 약보다 떨어져서 의뢰되었다.

이러한 증례의 경우에 한약 단독으로 치료가 가능하나 먼저 항히스타민 작용, 항콜린 작용이 약한 형태의 제2세대 항히스타민제와 한약의 병용을 시도해 보는 것도 좋을 것이다. 알레그라®(1정, 1일 2회)와 소청룡탕 엑기스과립(2~3g, 1일 2~3회)을 병용한다. 1일 2회만 복약하는 한약 엑기스제제도 판매되고 있다.

중등증 이상의 재채기, 비루형 화분증의 경우 화분증의 경우

(1) 서양 약물과 한약의 병용
알레락®(올로파타딘) 1정(5mg), 1일 2회
타리온®(베포타스딘) 1정(10mg), 1일 2회
씨잘®(레보세티리진) 1정(5mg), 1일 1회
아라미스트® 점비액(플루티카손 프란카르본산 에스텔)
소청룡탕 2.5~3g, 1일 2~3회
마황부자세신탕 2.5g, 1일 2~3회

(2) 한약 단독사용
소청룡탕 2.5g~3g, 1일 3회 + 마황부자세신탕 2.5g, 1일2~3회 : 중등도 이상의 재채기, 수양성 비루, 비폐색
소청룡탕 2.5~3g, 1일3회 + 육군자탕 2.5g, 1일 3회 : 위장이 약한 경우 소청룡탕의 효과를 증가
소청룡탕 2.5~3g, 1일3회 + 오호탕 2~2.5g, 1일 3회 : 마황 합 석고에 의한 항화분증 작용 강화
마황부자세신탕 2.5g, 1일 3회 + 육군자탕 2.5g, 1일 3회 : 위장이 약한 경우 마황부자세신탕의 효과 증가
마황부자세신탕 2.5g, 1일3회 + 영감강미신하인탕 2.5g, 1일 3회 : 재채기, 비루, 비폐색

재채기, 비루형의 경우는 제2세대 항히스타민제의 선택이 치료 효과에 미치는 영향이 크다. 항히스타민제가 지닌 효과와 부작용, 환자의 사용감을 종합하여 증례에 적합한 약제를 선택한다.

서양약물과 한약의 병용도 가능하다. 이 경우에 선택할 수 있는 한방 처방은 소청룡탕, 마황부자세신탕이다. 앞에서 설명한 바에 따라 한약을 선택하여 병용하면 좋다. 서양 약물 효과의 증가와 졸음 예방의 두 가지 효과를 얻을 수 있다.

한방 단독 치료의 경우는 재채기, 비루형에는 소청룡탕, 마황부자세신탕 단독이 주된 처방약이다.

소청룡탕이나 마황부자세신탕 중 하나를 선택하여 영감강미신하인탕이나 육군자탕과 병용하면 효과를 증가시킬 수 있다. 예를 들면, 소청룡탕 합 육군자탕, 마황부자세신탕 합 영감강미신하인탕이다. 육군자탕과의 병용은 코 증상을 경감시키면서도 위장의 기능을 고려하는 의미를 가지고 있다. 육군자탕 대신에 반하사심탕을 사용해도 좋다.

증례 28세 여성(한약 단독)

삼나무 화분증으로 진단받았으며 6개월째 수유중이다. 환자는 수유 중에 한약을 복약하면 모유 중에 이행하게 되지만, 이행되어도 한약 쪽이 문제가 적을 것이라는 생각에 한약치료를 희망하였다.

소청룡탕의 투약으로 코 증상의 개선은 있었지만 충분하다고는 할 수 없었다. 그래서 소청룡탕과 육군자탕을 병용하였더니 증상이 한층 더 개선되었다.

수유 중인 환자는 영양섭취에 적극적이어서 때로는 위장기능이 약해져 있을 수 있다. 육군자탕은 비점막의 부종성 변화에 효과가 있다. 이는 위장기능의 회복이 코 증상 개선으로 이어진다는 한의학적인 개념과 관련되어 있다. 수유 중에는 같은 한약이라도 부자가 포함된 마황부자세신탕은 피하는 것이 좋다. 이시야마(石山) 선생은 항알레르기제를 사용하기 어려운 임산부에게 소청룡탕은 부작용이 적고, 작용은 완만하여 제일 좋은 약이라고 하였다[3].

가려움증, 비폐색을 수반하는 중증형 화분증인 경우

(1) 서양약물과 한약과의 병용
알레락®(올로파타딘) 1정(5mg), 1일 2회
씨잘®(레보세티리진) 1정(5mg), 1일 1회
나조넥스®점비액(모메타손 프란카르본산 에스텔 수화물)
월비가출탕 2.5g, 1일 3회 : 코 증상 전반의 중증례
마황탕 2.5g, 1일 3회 : 비폐색 증례

(2) 한약 단독사용
월비가출탕 2.5g, 1일 3회 + 마황탕 2.5g, 1일 2~3회 : 대청룡탕에 가까운 처방. 중증례에 사용
월비가출탕 2.5g, 1일 3회 + 오호탕 2~2.5g, 1일 2~3회 : 중증례에 사용
소청룡탕 2~3g, 1일 3회 + 오호탕 2~2.5g, 1일 2~3회 : 중등도~중증례에 사용
월비가출탕 2.5g, 1일 3회 + 황련해독탕 2.5g, 1일 3회 : 가려움이 심한 증례에 사용

중증례에서 한약과 병용하는 경우에 제2세대 항히스타민제는 될 수 있으면 효과가 강한 것을 선택한다. 제2세대 항히스타민제와 한약을 병용할 때는 월비가출탕이나 마황탕을 활용하면 좋다. 피부나 눈의 가려움을 동반한 경우는 월비가출탕, 비폐색형은 마황탕을 선택하는 것이 좋다.

재채기, 비루형이라도 중증례는 월비가출탕이 좋다.

한약 단독치료에서 소청룡탕을 기본으로 처방하는 경우에도 중등도 이상의 증례에서는 마황의 증량과 석고제의 추가가 필요하다. 소청룡탕과 오호탕의 조합이 좋다[4]. 가장 강력한 항염증 작용을 나타내는 조합은 월비가출탕 합 마황탕이며 이는 대청룡탕에 가깝게 된다. 마황의 양이 최대 11g에 달하므로 증상의 최고조기에만 복용하든지 사용 기간을 제한할 필요가 있다. 이 처방을 통해 효과를 본 뒤에는 한약 단독으로도 화분증을 치료할 수 있게 된다. 합방하는 마황탕이나 오호탕(마행감석탕도 가능)은 증상에 맞춰서 2회로 감량해도 좋다. 가려움이 심한 경우는 월비가출탕에 황련해독탕이나 백호가인삼탕과의 병용도 개선효과를 기대할 수 있다.

증례 36세 남성(한약 병용)

매년 삼나무 화분증이 발병한다. 경험으로 상 알레락®이 가장 효과가 있다고 한다. 증상이 심해질 때는 1일 3정을 내복해도 충분한 효과가 없는 경우가 있다. 그래서 삼나무 화분증 증상 최고조 시기에 대처하기 위해 의뢰를 받은 환자이다.

이러한 증례의 경우에 세레스타민®이나 비강 스테로이드제를 추가할 수 있지만 코 증상이 심해질 때에 알레락®과 월비가출탕 병용 치료를 실시하였다. 그 결과 알레락® 단독보다 코 증상이 개선되었다. 스테로이드제 내복을 처방하기 이전에 월비가출탕 등의 마황, 석고제의 병용도 시도해보길 바란다. 아울러 적절한 마스크의 사용법도 실명하면 좋겠나.

증례 52세 남성(한약 단독)

20년 이상 삼나무 화분증의 과거력이 있으며, 벼과 화분증도 함께 있다. 중증. 충전형이다. 직업이 장거리 트럭 운전사로 졸음과 같은 약제의 부작용은 특히 피하고 싶다고 한다. 졸음을 수반하지 않으면서 충분한 효과를 얻을 목적으로 한약을 처방한 증례이다.

이 환자는 위장이 튼튼하고 심질환 등의 과거력이 없어서 월비가출탕 합 마황탕을 투약하였다. 마황 함유량이 가장 많은 처방이다. 이 처방으로 다른 항알레르기제와 비강 분무약물을 병용하지 않고도 매년 삼나무 화분증을 극복하였다. 증상이 심하지 않은 기간에는 필요에 따라 돈복하였다.

이와 같이 경구 스테로이드제를 사용하지 않고 한약 단독요법으로 효과가 있었던 증례나 한약과 항알레르기제를 병용한 증례처럼 한약 단독 사용으로 중증의 화분증도 조절 가능하다.

비폐색이 주 증상인 화분증의 경우

서양약물과 한약의 병용
오논®(프란루카스트) 2캡슐, 1일 2회
키프레스®, 싱귤레어®(몬테루카스트) 1정(10mg), 1일 1회
바이너스®(라마트로반) 1정(75mg), 1일 2회
디레구라®(펙소페나딘 염산염/염산 푸소이드에페드린) 2정, 1일 1회
나조넥스®점비약(모메타손 프란카르본산 에스텔 수화물)
갈근탕가천궁신이 2.5g, 1일 3회 : 표준적인 비폐색 개선제
마황탕 2.5g, 1일 3회 : 비폐색 효과가 가장 높음. 위약자는 불가
소청룡탕 2~3g, 1일 2~4회 : 경증의 비폐색, 수양성 비루 환자
신이청폐탕 2.5g, 1일 3회 : 점조성 비루를 동반한 비폐색 환자

비폐색 정도에 따라 서양약물은 항류코트리엔제, 바이너스, 디레구라®배합정과 비강 스테로이드제가 주로 사용된다.
비폐색 치료에 한약을 병용하는 것도 가능하다. 에페드린을 함유한 마황이나 비폐색에 효과가 있는 신이를 배합한 갈근탕가천궁신이와 에페드린의 함유량이 보다 많은 마황탕이 예로부터 비폐색 치료에 사용되고 있다. 화분증 후기에 비루가 수양성에서 점조성 비루로 변하는 경우는 신이청폐탕이 적합하다.

●●● 통년성 알레르기 비염

통년성 알레르기 비염 환자 한약치료의 실제

알레그라®(펙소페나딘) 1정(60mg), 1일 2회
클라리틴®(로라타딘) 1정(10mg), 1일 1회
사역탕 2.5g, 1일 3회 : 실증이며 긴장을 잘하는 유형
시호계지탕 2.5g, 1일 2∼3회 : 최초 선택약으로 사용하는 경우가 많음
시호계지건강탕 2.5g, 1일 3회 : 냉증, 갱년기장애, 허증, 신경증
보중익기탕 2.5g, 1일 3회 : 쉽게 피로하고 잦은 감기, 위장 허약, 약한 체력, 허증 환자
반하사심탕 2.5g, 1일 3회 : 복부팽만, 가슴앓이, 구내염
육군자탕 2.5g, 1일 3회 : 식욕부진, 위약胃弱, 더부룩함, 권태감
형개연교탕 2.5g, 1일 2∼3회 : 여드름, 만성편도염, 만성비염, 부비동염
당귀작약탕 2.5g, 1일 3회 : 냉증, 부종, 빈혈, 현기증
당귀사역가오수유생강탕 2.5g, 1일 3회 : 냉증, 수족냉증, 동상, 두통
황기건중탕 2∼6g, 1일 3회 : 허약체질, 잦은 감기, 편식경향
계지가황기탕 2g, 1일 2∼3회 : 도한, 체력저하

앞서 서술한 바와 같이 보통 서양약물과 소청룡탕의 병용치료가 첫 한약처방이 되는 경우가 많지만, 한 발 더 한약에 흥미를 가지게 되면 위의 한약을 사용해 볼 것을 권유한다. 항알레르기제나 소청룡탕과는 또 다른 효과를 얻을 수 있다. 한약을 활용하여 체질개선을 하고자 한다면, 각 한약의 적응증이나 목표로 하는 방향에 대하여 공부할 필요가 있다.

증례 55세 여성(한약 병용)

통년성 알레르기 비염과 삼나무 화분증을 함께 가지고 있다. 항히스타민 효과가 강한 알레락®을 타 의원에서 처방받았지만 수양성 비루, 재채기 증상이 개선되지 않아 내원하였다. 여러 항알레르기제나 비강 스테로이드제, 세레스타민®의 사용 경험이 있다.

말투에서 초조해하는 모습이 관찰되었다. 한의학적인 진단에 따라 시호계지건강탕을 선택하여 알레락®과 병용을 시작하였다. 이 처방에서 이전보다도 생활상에서 삶에 대한 질적 개선이 보였으며, 본인도 이해한 뒤에 병용치료를 계속하고 있다. 최근에는 알레락®의 돈복과 한약만으로 치료하고 있다.

시호계지건강탕을 처방한 이유는 갱년기장애로 인한 초조감 때문이다. 정신적인 병태도 알레르기 증상에 작용한다고 생각하기 때문이다. 정신적인 작용이나 자율신경의 변동과 알레르기 질환과의 관계는 서양 의학적 이론에서는 찾아볼 수 없지만 한방치료에서는 늘 언급되고 있다. 전신과 육체를 하나로 보는 전일관 때문이다.

증례 15세 남성(한약 병용)

RAST 검사에서 집 먼지, 진드기에 양성을 보인 통년성 알레르기 비염이 있는 중학교 3학년 학생이다. 알레그라®를 상용하고 있었으나 코 증상 개선도가 저하되어 수험공부에 집중이 안 된다고 호소하며 내원하였다. 알레그라®와 한약의 병용치료를 생각하고 시호계지탕(2.5g, 1일 2회)을 처방하였다. 현재 알레그라®와 한약의 병용으로 코 증상이 안정을 보이고 있다.

통년성 알레르기 비염에 한약 병용 투여 시 시호계지탕은 유력한 선택 처방 중 하나이다.

증례 14세 여성(한약 단독)

RAST 검사에서 집 먼지, 진드기, 삼나무에 양성을 보인다. 4~5년 전부터 알레르기 비염이 지속되고 있다. 계절적인 변화도 있지만 거의 1년 내내 코 증상으로 고민하고 있다. 여러 항알레르기제를 타 의원에서 처방받고 코 증상의 개선은 있으나 콧물과 비폐색이 항상 있어 일상생활에서 만족도는 높지 않은 상태였다. 비점막은 약간 충혈(창백은 아님), 비루는 많지 않고 비점막의 종창은 심하지는 않으나 비폐색이 있었다.

이러한 통년성 알레르기 비염에 형개연교탕(2.5g, 1일 2회)을 항알레르기제와 병용하였더니 코 증상이 지금까지 경험하지 못했던 정도로 개선되었다. 현재 한약 단독과 급성으로 심했을 때 알레그라®를 돈복하고 있으며, 경과가 양호한 상태이다.

H₁ 수용체 길항제나 류코트리엔 수용체 길항제로는 얻을 수 없는 효과가 한약에는 있는 것 같다. 형개연교탕은 여드름, 만성 부비동염, 만성 편도염에 사용하는 처방이지만 때로는 알레르기 비염에 현저한 효과가 있는 묘약이다.

비증상을 재발하는 소아의 통년성 알레르기 비염과 만성 비염

알레지온®드라이 시럽 1%(에피나스틴) 1~2g, 1일 1회
황기건중탕 2~6g, 1일 2~3회 : 체질강화, 쉽게 감염되는 체질개선

소아 알레르기 비염의 경우에 알레르기 비염의 병태에 머물지 않고 감기에 의해 감염성 급성 비염, 만성 비염, 부비동염을 병발하는 경우가 있어, 제 I 형 알레르기 병태의 개선만으로는 코 증상의 조절이 어렵다. 한약의 병용은 취약한 비점막과 쉽게 감염되는 체질을 개선하여 간접적으로 코 증상을 호전시키는 것을 목표로 한다.

황기건중탕은 교이(膠飴)가 포함되어 소아 환자도 복약하기 쉬운 한약 중의 하나이다. 코 증상 이외에 식욕 증가와 감기에 잘 안 걸리도록 하는 효과를 실감할 수 있다. 체질이 강화되면 코 증상도 함께 개선된다. 이처럼 국소 비점막에서 일어나는 알레르기 비염만 보지 말고 전체적인 관점에서 치료하는 것이야 말로 한의학의 장점이라 할 수 있다. 소아가 아닌 학생이나 성인에게는 교이가 포함되지 않은 계지가황기탕도 좋다.

증례 6세 남아(한약 병용)

알레르기 비염, 만성 비염, 삼출성중이염을 가지고 있다. 알레르기 비염의 치료는 알레지온® 드라이 시럽을 내복하고 있었는데, 감기에 걸리면 비염이 악화되고 부비동염이 병발하여 클라리시드®의 내복이 필요하다. 이 경우 삼출성중이염도 동시에 악화된다. 이러한 환자들에게 황기건중탕을 투약하였더니 코 증상과 중이염 모두 개선되었다. 감기에 걸리는 빈도가 감소하고 컨디션도 안정되어 치료 경과에 좋은 결과를 보았다.

이와 같이 장기화된 코 증상, 삼출성중이염, 잦은 감기의 세 증상이 병합된 증례에는 항히스타민제만의 대응만으로는 불충분하며 한약의 병용이 유효한 경우가 많다.

부작용, 약물 상호작용

한약은 오랜 역사를 거쳐 온 처방이므로 기본적으로는 안전성이 높다.

● 소청룡탕, 월비가출탕 등의 마황 함유제로 생기는 부작용 중에서 가장 빈도가 높은 것은 위장장애

이다. 더부룩함, 식욕부진, 위통을 호소하면 복약을 중지하거나 식후 복약으로 변경한다. 육군자탕이나 반하사심탕을 병용하면, 위장장애가 개선될 뿐 아니라 코 증상의 개선효과도 강화될 수 있으므로 소청룡탕 합 육군자탕도 좋은 병용례가 된다.

● 순환기, 신경계의 부작용(동계, 빈맥, 혈압상승, 발한, 탈력, 진전振戰)에도 주의가 필요하다. 고혈압이나 협심증, 갑상선기능항진증의 기왕력이 있는 경우는 주의가 필요하다. 마황제로 불면을 호소하는 경우도 있으므로 염두에 두어야 한다. 또한 고령자의 요량감소나 전립선비대증 환자의 요폐에도 주의를 기울일 필요가 있다. 뿐만 아니라 소청룡탕 등의 마황제와 알레그라®(펙소페나딘)와의 병용은 푸소이드 에페드린 효과가 증가될 수 있으므로 병용을 피한다.

● 가성 알도스테론증에도 주의가 필요하다. 주 증상은 손발의 탈력감, 저림, 고혈압이다. 혈압검사에서 고나트륨혈증, 저칼륨혈증을 보이면 가성 알도스테론증이므로 투약을 중지한다.

● 계지나 마황이 포함된 처방은 습진이나 피부소양이 발생하는 경우가 있으므로 복약 후에 이를 호소하는 경우는 한약을 원인으로 보고 대처한다.

● 한약이라고 하더라도 임신부에 투약은 아직 안전성이 확립되어 있지 않으므로, 임신 4개월 미만에서는 투약을 피하는 것이 좋다.

● 바람이 불면 통桶장수가 이득을 본다 ●

'바람이 불면 통장수가 이득을 본다.'는 속담을 알고 계실 것이다. 최종적으로 통을 갉아 먹는 것은 쥐이다. 이 속담을 알레르기 비염에 비추어 보면, 재채기, 콧물은 쥐가 통을 갉아 먹는 상황에 비유할 수 있다. 현대의 항알레르기제는 모두가 쥐에 대한 대책이라고 할 수 있다. 즉, 항히스타민제가 아니고 항쥐약인 것이다.

그러나 쥐가 늘어나는 이유를 거슬러 올라가 보면 고양이의 다량포획 → 샤미센[20]의 수요증가 → 맹인의 증가 → 모래먼지가 날리는 센 바람까지 모두 다르게 된다. 현대 의학에서는 쥐의 대량발생과 통을 갉아먹는 기전은 밝혀져 있지만 쥐가 대량 발생하는 진짜 원인에 대해서는 아직도 충분히 설명되지 않고 있다.

저자가 제시한 통년성 알레르기 비염에 사용하는 체질 개선 한약은 쥐보다 앞선 고양이나 맹인, 모래먼지에 해당하는 부위에서 효과를 발현한다고 생각된다.

체질 개선제라는 것은 애매한 표현이긴 하지만 현대 의학에서는 설명할 수 없는 영역이라고 생각된다. 채질개선의 작용 기전에 대해서는 한의학적으로 설명하기 어렵지만 한약을 애용하는 임상가는 일반적인 진료에서 그 효과를 실제로 체험하고 있다.

---

20. 일본 전통 악기로 고양이 가죽이 재료가 되며 맹인이 주로 사용한다.

사전 설명과 동의

① 알레르기 비염 한방치료의 장점과 단점을 설명한다. 장점은 한약에는 졸음, 권태감, 구갈 등의 부작용이 거의 없다는 점이고, 단점은 마시기 어려운 것과 한방 단독으로는 충분한 효과를 얻을 수 없다는 점이다. 따라서 서양 약물과 병용치료를 설명하거나 급성 악화 시의 대응에 대해서 제안한다.

② 화분증 치료에서 충분한 효과를 얻지 못 하였을 때, 개선된 증상과 잔존한 증상을 물어보고 이를 기초로 비점막의 색, 종창의 정도, 비루의 종류와 양, 재채기의 빈도, 안검 점막소견, 안면 피부의 상태를 보면서 한약의 병용을 제안한다. 환자가 원하면 2종 한약의 병용 투약으로 화분증을 충분히 조절할 수 있다는 내용을 적시에 설명한다.

③ 통년성 알레르기 비염의 한방치료에서 감기증상, 수면상태, 냉증의 상태, 위장상태, 어깨 결림, 현기증, 갱년기 장애 등과 같이 코 증상과는 관계가 없는 증상까지 고려하여 보다 나은 컨디션 유지를 목표로 처방하는 자세가 바람직하다. 통년성 알레르기 비염의 체질 개선제를 사용하는 목적을 설명할 필요가 있다.

④ 통년성 알레르기 비염은 다양한 원인에 의해 코 증상이 변한다. 화분증 또는 감기가 같이 있을 때 급성으로 더 악화되는 경우가 많으므로 대처 방법을 설명한다. 화분증의 경우는 항알레르기제를 병용하면 좋지만 감기의 경우는 종합감기약보다는 비점막의 건조를 일으키지 않는 한방치료가 좋다. 불필요한 항히스타민제는 점조 또는 농성비루를 병발시키기 쉽다. 일단 부비동염이 발생하면 치료하는 입장에서는 상당히 고심하게 된다. 그까짓 감기, 그래도 감기이다.

이나바 히로시(稻葉博司)

●●● 참고문헌

1) 鼻アレルギー診療ガイドライン作成委員会. 鼻アレルギー診療ガイドライン―通年性鼻炎と花粉症-2013年版(改訂第7版). ライフサイエンス;2013. p2-63.

2) 稻葉博司. 局所・全身的な証を考慮したアレルギ性鼻炎の漢方治療. 耳鼻誌 2008;47:83-5.

3) 石山祐一. 妊婦の感冒及びアレルギー性鼻炎に対する漢方治療による臨床的検討. 漢方と最新治療 2011;14:65-8.

4) 今中政支ほか. スギ花粉症に対する漢方薬併用療法の臨床効果. 日東医誌 2009;60:611-6.

8 부비동염

> **▶▶ 이번 장에서 소개되는 한약**
>
> - 황기건중탕(黃芪建中湯)
> - 갈근탕가천궁신이(葛根湯加川芎辛夷)
> - 신이청폐탕(辛夷淸肺湯)
> - 맥문동탕(麥門冬湯)
> - 반하후박탕(半夏厚朴湯)
>
> - 소건중탕(小建中湯)
> - 소시호탕(小柴胡湯)
> - 형개연교탕(荊芥蓮翹湯)
> - 시호청간탕(柴胡淸肝湯)

서론

부비동염은 1960년대까지만 해도 유병율이 매우 높았던 질환이었으나, 현재는 생활환경, 식생활, 의료 환경 개선 등의 여러 요인에 의해 감소하고 있다. 그러나 중비도 상태의 확인, 부비동 자연개구부 확장술, 그리고 내시경하 비부비동 수술 등 이비인후과 의사의 전문성을 필요로 하는 중요한 질환임에는 틀림이 없다.

호산구성 부비동염은 비점막이나 혈액 중에 증가된 호산구가 확인되고 비용鼻茸에 의한 비폐색, 후각 장애를 특징으로 하여, 기관지 천식을 합병하는 질환이다. 한약으로 치료될 가능성은 있으나 현재로서는 소개할 수 있는 자료가 없으므로 여기서는 생략하고자 한다.

이번 장에서는 축농증이라고 불려온 호중구가 염증의 주체인 급성, 만성 부비동염의 한약 치료에 대해 설명하고자 한다.

부비동염의 치료 현황

급성 부비동염과 만성 부비동염으로 나누어 치료한다. 급성 부비동염은 발병 후 약 1개월 이내에 증상이 소실되는 것, 만성 부비동염은 증상이 3개월 이상 지속되는 것을 말한다. 치료법은 약물요법, 처치 및 국소요법, 수술로 나뉜다.

● ● ● 약물요법

급성 부비동염의 치료는 항생제가 주요 약물이며, 일본비과학회 '급성 부비동염 진료의 한약처방 가이드라인[1]'을 참고로 한다. 만성 부비동염은 마크로라이드계 항생제를 3~6개월간 장기 투여한다.

부비동염에서 비강 스테로이드제의 유용성은 해외에서는 보고되고 있지만[1] 현재 보험적용은 되지 않는다. 기도점액용해제(뮤코다인®; L-카르보시스테인)와 소염효소제(노이침®; 리조침)는 부작용이 적고 항생제와 병용하는 경우가 많다.

한약의 부비동염에 대한 효과는 몇몇 보고가 있지만 명확한 근거는 없다. 한약을 단독으로 사용하는 경우도 많지만 항생제를 포함한 서양 약물과 병용하는 경우가 많다. 소아의 경우에 허약체질과 잦은 감염증을 개선하기 위하여 투여하는 일이 많다.

● ● ● 처치 · 국소요법

이비인후과의 전문성이 발휘되는 중요한 치료법이다.

A) 부비동 자연개구부 처치

급성, 만성 부비동염 모두에서 실시된다. 혈관수축제(보스민®; 아드레날린)를 코 안에 분무하거나 면봉으로 도포하여 중비도와 상악동 통로인 자연개구부의 환기를 개선시킨다. 이는 부비동으로부터 배액을 촉진시키고, 연이어 시행하게 될 네블라이저 용액을 효과적으로 부비동에 전달시키기 위한 조치이다.

B) 상악동 천자 및 세척법

하비도에서 상악동으로 탐농침을 찔러 필요에 따라 세척을 하거나 상악동에서 농을 배출하는 수기법이다. 그러나 침습적인 점과 최근 항생제의 발달에 의해 시술 기회가 줄고 있다.

급성 부비동염에서는 두통이나 삼차 신경계 증상이 강할 때 증상 경감을 위해 사용하며, 미생물 검사를 위해 사용된다. 만성 부비동염에서는 항생제를 사용할 수 없는 경우나 자연개구부의 폐색은 없으나 항생제 효과가 부족한 경우에 시행될 수 있다.

C) 네블라이저

비침습적이며, 전신투여 보다 높은 약물농도를 얻을 수 있는 장점이 있어 자주 사용된다. 항생제로 보험적용이 되는 것은 베스트론®(세프메녹심)이 유일하다.

●●● 수술

비용 등으로 자연개구부가 폐색된 경우, 마크로라이드계 항생제 치료에 실패한 경우, 안와 내 농양 등 심한 합병증이 있는 경우는 수술이 필요하다. 병변의 범위에 따라 내시경하 비부비동수술 I~V형, 비외수술[2] 등을 선택한다.

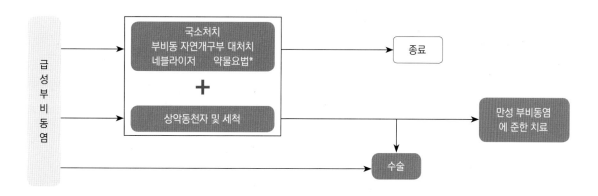

*항생제, 한약, 점액용해제, 소염효소제 등의 병용 또는 단독사용.
 항생제는 원인균, 중증도에 따라 선택

❶ 급성 부비동염 치료의 흐름도

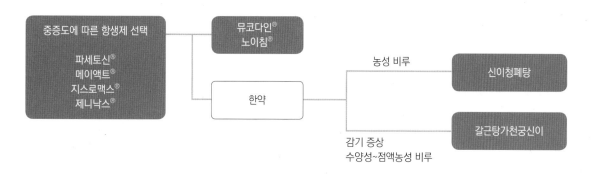

❷ 급성 부비동염의 약물요법 흐름도

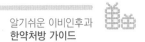
약물요법 흐름도

●●● 급성 부비동염(❶, ❷)

- 안와 연조직염이나 두개 내 합병증 등 긴급수술을 요하는 상태이면 약물치료가 시행된다. '급성 부비동염 진료의 한약처방 가이드라인'[1]을 참고로 하여 항생제의 종류, 투여량, 투여기간을 선택한다.
- 성인 중증도의 경우는 페니실린계(파세토신®; 아목시실린), 세펨계(메이액트®; 세프디토렌 피복실 또는 토미론®; 세프테람피복실), 마크로라이드계(지스로맥스®; 아지스로마이신), 퀴놀론계 항생제(제니낙스®; 가레녹사신 또는 크라비트®; 레보플록사신)를 투여한다.
- 소아는 카르바페넴계 항생제(오라페넴®; 테비페넴 피복실)의 투여도 가능하다. 내복 항생제로 효과가 적을 때에는 로세핀®(세프트리악손)을 점적 주사한다.

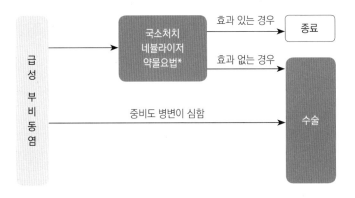

*: 마크로라이드계 항생제, 한약, 점액용해제, 소염효소제 등의 병용 또는 단독사용

❸ 만성 부비동염 치료의 흐름도

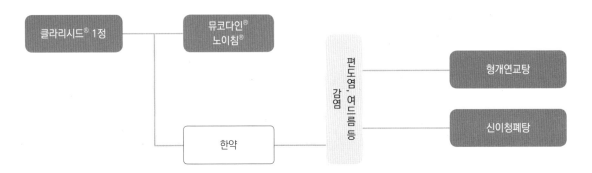

❹ 만성 부비동염 약물치료의 흐름도

●●● 만성 부비동염(❸, ❹)

- 비강 내에 비용이 있거나 중비도의 병변이 심하여 자연개구부가 폐쇄된 경우는 처음부터 수술을 고려하기도 하지만 약물요법의 선행 역시 시도해볼 만한 가치가 있다.
- 마크로라이드계 항생제 사용이 중심이 된다. 이는 마크로라이드계 항생제의 항균작용이 아닌 항염증작용을 기대하는 방법으로 상용량의 절반을 투여한다. 단독투여 또는 한약, 점액용해제, 소염효소제 등을 병용한다. 3~6개월간의 투여로 효과가 없을 시에는 수술치료를 고려한다.

처방 실제

부비동염에 자주 쓰이는 대표적인 한약처방은 세 가지가 있다. 갈근탕가천궁신이, 형개연교탕, 신이청폐탕 각각의 특징을 ❺에 기술하였다. 각 처방이 적응증이 되는 경우를 증례로 소개하고자 한다.

❺ 부비동염에 사용되는 대표적인 한약의 특징

	부비동염의 시기	비폐색	비즙 양상	후비루	한의학적인 특징	
					체력	기타
갈근탕가천궁신이	주로 급성기. 만성기에도 사용	즉효하기도 함	수양성~점액농성	후비루에 유효	체력이 좋은 환자	
형개연교탕	주로 만성기	신이청폐탕보다 약간 유효성이 떨어지거나 유효	점액농성~농성	후비루에 유효	체력 중등도 전후의 환자	피부가 검은편임
신이청폐탕	주로 만성기. 급성기에도 사용	유효	점액농성~농성	후비루경감과 자윤작용	체력 중등도 또는 그 이상의 환자	냉증의 경우 신중 투여

급성기나 만성기 중 어느 시기에 사용하는지, 비폐색, 비즙, 후비루에 따른 선택, 그리고 한의학적 사용목표에 대하여 정리하였다.

●●● 급성 부비동염

건강한 젊은 남성

갈근탕가천궁신이는 갈근탕에 신이와 천궁을 가미한 처방이다. 갈근탕은 감기의 대표적인 약이며 부비동염의 배농작용이 있는 신이와 천궁을 가미하여 감기로 지속 재발하는 급성 부비동염에 자주 사용한다. 갈근탕가천궁신이에 함유되는 마황은 주성분이 에페드린이므로 교감신경 항진 작용이 있어 비폐색에 즉효를 기대할 수 있다. 체력이 허약하지 않으면 만성기에 장기간 사용하는 것도 가능하다.

증례 20대 남성

평소에는 건강하여 이비인후과 내원도 별로 없었다. 수일 전 감기에 걸린 뒤에 비폐색, 중등량의 점액농성 비즙과 안면통이 발생하였다.

제니낙스®(가레녹사신) 400mg, 1일 1회

클라시에 갈근탕가천궁신이 3.75g, 1일 2회, 5~7일간 투여

급성 부비동염의 경우에 농성비즙이 적으면 갈근탕가천궁신이 단독 사용도 좋지만 비즙이 많을 때는 항생제를 병용하는 것이 좋다. 이 증례는 중증의 급성 부비동염으로 진단하였기 때문에 항생제는 퀴놀론계를 선택하였다. 젊고 체력이 있었기 때문에 갈근탕가천궁신이를 병용하였어도 부작용은 나타나기 어려웠을 것으로 생각한다.

●●● 만성 부비동염

유년기에 이비인후과를 다닌 적은 없으며, 코 증상 외에는 건강한 성인

신이청폐탕은 부비동염의 점액섬모 수송체계를 정상화하는 작용이 있고[3], 마크로라이드계 항생제는 비즙의 조성을 변화시키는 작용이 있으므로[4] 병용효과가 기대된다. 또한 신이청폐탕은 비용을 줄이는 작용이 고전에 기재된 바 있으며, 임상보고도 되어 있다[5].

증례 40대 남성

코 증상 외에는 건강하다. 어렸을 때는 이비인후과에 내원하지 않았다고 한다. 1~2년 전부터 비폐색, 점액농성 비즙이 계속되었고, 중비도에 작은 비용이 있다.

클라리스®(클라리스로마이신) 200mg, 1일 1회

크라시에 신이청폐탕 3.75g, 1일 2회, 장기투여

아라미스트®점비액(플루티카손 프란카르본산 에스텔) 1일 2회 분무

비강 스테로이드제와 신이청폐탕에 의해 비용이 축소되어 마크로라이드계 항생제의 효과가 높아질 것으로 기대된다. 체력이 좋지 않은 환자나 냉증이 심한 환자에게는 투여하지 않는 것이 바람직하다.

유년기부터 중이염과 부비동염을 반복적으로 앓고있는 성인

형개연교탕은 화농하기 쉬운 체질에 사용되는 한약으로 부비동염 이외에도 편도염이나 여드름에도 처방된다. 청년기에 사용하는 처방으로 유소년에게는 시호청간탕이 좋다고 알려져 있다.

증례 30대 여성

유소년 때부터 편도염이나 부비동염을 반복하고 있는 성인 여성 환자이다. 수일 전에 감기에 걸려 농성콧물이 많은 상태였다.
메이엑트MS® (세프디 피복실) 100mg, 1일 1회
쯔무라 형개연교탕 2.5g, 1일 3회, 약 1주간
 이후
클라리스®(클라리스로마이신) 200mg, 1일 1회
쯔무라 형개연교탕 2.5g, 1일 3회, 장기투여
기존 만성 부비동염이 이번에 심해진 것으로 진단하였다. 통용량 세펨계에 이어 마크로라이드계를 소량 장기 처방하였다. 감염을 반복하고 있어서 약간 허약한 체질이라고 생각되었다. 형개연교탕은 신이청폐탕보다 체력이 좋고 화농하기 쉬운 환자에게 사용하지만 위장이 현저하게 허약한 환자에게는 피하는 것이 좋다.

후비루가 염려되는 성인

비즙량의 증가나 성상이 변하면 후비루로 불편하게 된다. 또한 인두 후두 건조나 심인성 요소가 더해져서 치료가 어려운 경우를 종종 경험하게 된다. 인두 후두를 촉촉하게 하는 것은 한약이 자신 있는 영역이기도 하다. 약제 중 맥문동, 지모, 비파엽, 백합 등이 자윤작용이 있으며 신이청폐탕이나 맥문동탕이 유효하다.
인후두 이물감의 대표적인 처방인 반하후박탕은 건조하게 하는 작용이 있으므로 오히려 후비루를 악화시킬 가능성이 있다.

증례 60대 여성

후비루로 내원하였다. 부비동 CT에서는 후부 사골동과 접형동에 경도의 점막비후가 관찰되었으며 코를 많이 풀지는 않는다.
클라리시드®(클라리스로마이신) 200mg, 1일 1회
쯔무라 맥문동탕 3.0g, 1일 3회를 병용하여 장기투여
후비루는 소량이어도 인후두의 건조가 심하면 신경 쓰인다. 맥문동탕은 자윤작용이 있으므로 마크로라이드계 항생제와 병용하면 증상이 경감되곤 한다.

> ### 지연遷延되는 소아 부비동염
>
> 감염을 반복하거나 염증이 지연되는 소아의 경우에 한약이 유효할 때가 있다. 이 때, 한의학에서 말하는 보제나 시호제가 사용된다. 체질을 개선하여 염증성 질환에 잘 걸리지 않게 하는 것을 목표로 한다. 항생제 투여량의 감소나 통원 횟수의 감소를 기대할 수 있다. 투여량은 2~4세는 성인의 1/3, 4~7세는 1/2, 7~15세는 2/3를 기준으로 한다.
>
> #### 증례 4세 남아
>
> 점액농성 비루가 지속하며 급성 중이염을 반복하고, 식욕이 별로 없고 마른 체격이다.
> 쯔무라 황기건중탕 2.5g, 1일 1회, 1개월간 투여
> 감기에 걸리기 쉬운 어린이는 소시호탕, 위장이 약한 어린이는 황기건중탕 또는 소건중탕. 쉽게 감염이 잘되고 알레르기 질환의 합병에는 시호청간탕을 고려한다. 1개월간 투여하여도 개선이 보이지 않으면 다른 한약으로의 변경을 고려할 수 있다.

부작용, 주의사항

● ● ● 부작용[6,7]

자주 사용하는 세 가지 한약을 포함하여 주의가 필요한 한약에 대해서 기술한다(❻).

● 마황은 교감신경을 자극하기 때문에 중증고혈압, 갑상선기능저하증, 배뇨장애가 있는 환자, 고령자의 경우 주의가 필요하다.

● 과민반응에 의한 간기능 장애, 간질성 폐렴은 어느 한약에서도 일어날 수 있으며 특히 황금과 관련된 보고가 많다.

　　간기능 장애 : 투여 2~4주 정도에서 발병한다. 발진 등의 증상이 발생하는 경우는 적고 건강진단에서 발견되는 경우가 많다. 많은 경우는 약제의 중지로 개선된다. 간 기능을 정기적으로 검사할 것을 추천한다. 서양 약에 비교하여 발생빈도는 높지 않다고 생각된다.

　　간질성 폐렴 : 조기에 발견하여 적절한 처치를 시행하지 않으면 예후가 좋지 않을 가능성이 있다. 복약 2개월 이내에 발병하는 경우가 많고 기침, 노작 시 호흡곤란 등의 임상증상을 보이고, 흉부 X-ray 검사에서는 잿빛 유리 음영을 관찰할 수 있다.

❻ 자주 사용하는 처방에 포함되는 한약의 부작용

	감초	마황	황금	산치자
갈근탕가천궁신이	●	●		
형개연교탕	●		●	●
신이청폐탕			●	●

●는 해당 약재의 포함유무

- 감초는 저칼륨혈증, 가성 알도스테론증, 근 질환이 생길 가능성이 있다. 많은 처방에 감초가 함유되어있기 때문에, 한약을 두 가지 이상 병용할 때는 특별한 주의가 필요하다.
- 산치자의 장기간 투여와 관련된 장간막 정맥 경화증이 보고된 바 있다[8]. 복통, 설사 등의 증상이 발생하는 경우도 있으나 자각증상이 없는 경우도 많다. 건강진단이나 다른 질병의 정밀검사를 시행할 때 우연히 발견되는 경우도 있다. 하부소화관 내시경검사에서는 상행결장의 점막이 청동색으로 변화하거나 소화관 내강의 협소화, CT 검사에서는 장관벽이나 장간막에 일치한 석회화 소견에 따라 진단된다.

●●● 보험적용

빈용되는 세 종류의 한약은 모두 만성 비염, 부비동염에 보험적용이 된다. 이외의 한약 중에는 부비동염에 보험적용이 되는 것이 없기 때문에, 보험적용이 가능한 다른 수반증상을 기재해야 한다. 지역에 따라서 한의학적 증상을 상세하게 기록하면 보험적용을 인정해주는 경우가 있다.

사전 설명과 동의

① 한약은 안전하다고 믿고 있는 환자가 많으므로 부작용도 있다는 것을 설명한다.
② 한약의 치료에도 한계가 있다는 것을 전달한다.
  급성 부비동염 : 중등증 혹 중증이라면 한약 단독 치료를 고집하지 말고 적극적으로 항생제를 병용하는 것이 좋다.
  만성 부비동염 : 반년 정도의 치료로 증상이나 소견에 변화가 없는 경우는 치료법을 재검토한다. 이 경우 수술도 치료법의 하나로서 고려한다.

사이토우 아키라(齋藤 晶)

●●● 참고문헌

1) 山中 昇ほか. 急性鼻副鼻腔炎診療ガイドライン 2010 年版. 目鼻誌 2010;49:143-247.

2) 春名眞一. 慢性副鼻腔炎に対する鼻副鼻腔内視鏡手術—新たな手術分類とその評価. 日耳鼻 2013;116: 1140-3.

3) 間島雄一ほか. 慢性副鼻腔炎に対する辛夷清肺湯の効果. 耳鼻臨床 1992;85:1333-40.

4) 竹内万彦ほか. 副鼻腔炎に対するマクロライド療法. 小児科 2006;47:1249-54.

5) 加藤昌志ほか. 鼻茸を伴う副鼻腔炎の辛夷清肺湯治療. 耳鼻臨床 1994;87:561-8.

6) 木内文之ほか. 漢方薬使用上の注意と副作用. 平成22經年度厚生労働科学研究費補助金地域医療開発基盤 推進研究事業「統合医療を推進するための日本伝統医学の標準化」研究班編. 日本伝統医学テキスト 漢方 編. 2013. p284-91.

7) 新井 信. 方剤からみる漢方 副作用. 日本東洋医学会学術教育委員会編. 専門医のための漢方医学テキスト. 南江堂;2009. p124-31.

8) 大津健聖ほか. 漢方薬内服により発症した腸間膜静脈硬化症の臨床経過. 日消誌 2014;111:61-8.

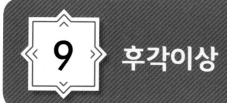

9 후각이상

서론

후각이상에는 양적이상과 질적이상이 있다. 양적이상은 좁은 의미에서의 후각장애를 말하며, 냄새를 맡는 능력이 약화되는 후각저하나 전혀 냄새를 맡지 못하는 후각탈실이 포함된다. 한편 질적이상에는 "후각이 이전과 비교하면 다르다", "모든 냄새가 같은 냄새로 느껴진다", "항상 냄새를 코나 머릿속에서 느끼고 있다", 등의 이상후각이나 후각과민이 포함된다. 후각이상으로 의료기관에서 진료를 받는 대부분의 환자는 양적이상이며, 질적이상은 양적이상에 병합하여 나타나는 경우가 많다. 이상후각이나 후각과민이 단독 증상으로 나타난 경우는 중추성 질환이나 정신질환을 원인으로 생각해 볼 필요가 있다.

양적이상의 원인으로 가장 많은 것은 만성 부비동염이나 알레르기 비염, 비중격 만곡과 같은 비부동질환에 의한 호흡성 후각 장애이다. 다음으로 많은 것은 감기로 인한 후각 장애이다. 감기로 인한 후각 장애는 중년 이상의 여성에서 발생빈도가 높으며, 남녀의 비율은 1:5 정도이다. 병태는 바이러스에 의한 후신경 장애이며, 후점막성 후각 장애로 분류되어 있으나 특정한 원인 바이러스는 밝혀지지 않았다. 기타 원인으로는 두부 안면외상, 약물성, 선천성, 두개 내 질환, 신경변성질환에 의한 중추성 후각 장애가 있다. 외상성 후각 장애는 후각질환을 전문적으로 보는 기관의 외래에서는 세 번째로 빈도 높은 질환으로 비부비동질환, 감기로 인한 후각 장애와 함께 3대 원인이 된다. 이외 원인불명의 후각 장애도 비교적 높은 빈도를 보인다[1].

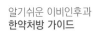

원인에 따라 치료가 달라지지만 원인에 따른 유효한 치료법이 없는 경우도 있다. 이번 장에서는 원인별 후각 장애의 치료방법에 대해 개략적으로 설명하고자 한다.

후각 장애의 치료현황

●●● 알레르기 비염

알레르기 비염은 주 증상의 하나인 비폐색에 의해 후각 장애가 발생하는데, 비폐색의 개선에 따라 후각 장애도 개선되므로, 후각 장애에 대한 특별한 치료는 없고 '알레르기 비염 진료의 한약처방 가이드라인'에 근거한 치료를 추천한다. 특히 비폐색 개선이 목적이라면 류코트리엔 길항제나 비강 스테로이드제가 치료의 중심이 된다. 집중적인 약물치료로 개선이 안 되는 경우는 비점막 레이저 소작술, 하비갑개 점막하절제술 등의 수술을 시행한다. 대부분이 호흡성 후각 장애이므로 대체로 예후는 양호하다.

●●● 만성 부비동염

후각 장애의 원인 중 가장 빈도가 높다. 특히 호산구성 부비동염에서는 발병 초기에 후각 장애가 나타난다고 되어 있어 질환의 발생이나 재발의 지표로써 중요하다. 만성 부비동염에서 발생하는 후각 장애는 대부분 호흡성 후각 장애에 포함되며, 부신피질호르몬제가 치료에 유효하다. 상태에 따라 경구용, 점비용, 분무용으로 구분하여 사용한다. 그러나 재발이 많은 것도 본 질환의 특징이며 기관지천식이나 감기에 의해 재발되는 일이 많다. 부신피질호르몬제는 부작용 때문에 장기투여가 어려우므로 투여경로나 투여량에 대한 공부와 세심한 주의가 필요하다.

비호산구성 부비동염에서도 후각 장애는 발생한다. 비호산구성 부비동염의 이환기간이 길거나 고령자의 경우는 후점막성 후각 장애가 합병되어 혼합성 후각 장애가 되기도 한다. 이 경우 부비동염의 치료에 병행한 신경재생 치료가 필요하다. 호산구성 부비동염, 비호산구성 부비동염 모두 약물치료로 회복이 되지 않는 경우는 내시경에 의한 수술을 실시한다.

●●● 감기 후 후각 장애

바이러스에 의한 후점막 장애로 발생한 것을 후점막성 후각 장애라고 한다. 후신경은 유일하게 재생능력을 가진 신경세포이므로 시간은 걸리지만 회복이 가능하다. 이전에는 부신피질호르몬제의 점비요법이 시행되었지만 치료까지 소요시간이 길고 효과에 관한 근거도 없기 때문에 한약이 하나의 대안으로 사용되게 되었다.

● ● ● 외상성 후각장애

후신경축삭의 단열에 의한 말초신경성 후각장애와 중추장애에 의한 중추성 후각 장애로 나뉠 수 있다. 말초신경성 후각장애는 발병 후 얼마 지나지 않아 부신피질호르몬제를 사용하는 경우도 있지만 대부분의 환자들은 수상 후 시간이 경과된 후에 진료를 받으러 오는 일이 많아서 이 경우 신경재생을 위한 한약이 사용된다.

약물요법 흐름도(❶)

● ● ● 만성 부비동염

호산구성 부비동염에는 부신피질호르몬제가 유효하다. 호산구성 부비동염은 비용과 점조한 비루를 동반한 후각장애가 조기에 출현하는 것이 특징이며, 부신피질호르몬제는 이에 탁월한 유효성을 보인다. 내복으로 시작하여 액제를 점비 또는 분무하며, 증상에 따라서 감량한다. 부신피질호르몬제를 사용하는 경우에는 부작용 발생에 주의가 필요하며, 감량 또는 중지에 의해 증상이 재발하므로 사용에 고민스러운 부분이 있다.

비호산구성 부비동염은 마크로라이드계 항생제의 소량 장기투여, 카르보시스테인 등 기도점액용해제와 소염효소제를 부신피질호르몬제 점비요법과 병행한다. 한약은 갈근탕가천궁신이, 신이청폐탕을 사용한다. 3개월 간 치료하여 효과가 충분하지 않으면 내시경하 부비동 수술을 시행한다.

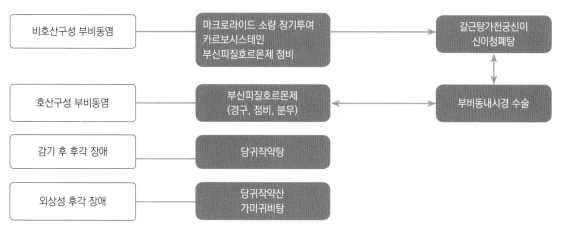

❶ 약물요법 흐름도

●●● 감기 후 후각 장애

- 오랫동안 부신피질호르몬제 점비요법을 시행하여 왔으나 작용 기전에 대해서 확실하지 않다. 감기에 걸린 후 비섬막 염증이 존재하는 급성기에는 소염효과를 기대하여 부신피질호르몬제를 내복하거나 점비한다.

- 본 질환은 중장년 여성에게 호발하므로 당귀작약산을 사용한다. 당귀작약산은 에스트로겐 증가작용, 중추에서의 신경성장인자 활성 항진작용을 가진 것이 동물실험에서 증명되어 있다. 후신경은 원래 재생능력을 가지고 있으며 그 재생에 당귀작약산이 작용할 가능성도 있다[2].

- 당귀작약산에 의해 70% 이상 환자에서 개선을 보이지만 치료기간이 상당히 길다. 1년 이상 걸린다. 3개월을 목표로 사용하고 효과가 없는 경우는 약제의 변경을 검토한다.

- 가미귀비탕에 함유되는 창출, 인삼, 원지, 복령, 산조인에서는 신경보호작용 및 신경성장 인자 생산촉진 작용이 보고되었으며, 당귀작약산이 효과가 없는 증례나 남성 환자에서 이로 인한 개선 가능성이 있다.

●●● 외상성 후각 장애

- 부비동염에 의한 후각 장애나 감기 후 후각 장애와 비교해서 예후가 불량하다. 초진 시의 후각검사에서 장애정도가 경미하거나 젊은 환자의 경우 약간이긴 하지만 예후가 양호하다.

- 급성기에는 부신피질호르몬제로 점막의 염증을 제거하여 후각 장애의 개선이 가능할 수 있다.

- 급성기에는 신경재생 작용을 기대하여 당귀작약산, 가미청폐탕 등이 사용된다.

처방 실제

●●● 만성 부비동염(비호산구성 부비동염)

> **비호산구성 부비동염의 경우**
>
> 클라리시드®, 클라리스®(클라리스로마이신) 200mg, 1일 1회
> 뮤코다인®(L-카르보시스테인) 1정(500mg), 1일 3회
> 린데론® 점비액(베타메타손산 에스텔나트륨) 3~4방울, 양측, 1일 2회
> 갈근탕가천궁신이 2.5g, 1일 3회
> 신이청폐탕 2.5g, 1일 3회

클라리스로마이신 소량과 뮤코다인®을 병용하여 2~3개월간 투여한다. 동시에 린데론® 점비액을 1일 2회, 고개를 숙인 상태에서 양측 코에 점비한 뒤 1~2분간 자세를 유지한다. 인두에 흐른 점비액은 양치질로 씻어 낸다. 마크로라이드가 효과가 없는 경우나 장기투여가 예상되는 경우에 갈근탕가천궁신이 또는 신이청폐탕을 뮤코다인®과 병용한다.

증례 64세 여성

18세 때 만성 부비동염으로 양측 Caldwel-Luc 수술을 시행했다. 이후 후비루가 지속되어 58세 때 본과에서 진료를 받았다. 다젠®(세라펩타제), 뮤코다인®을 처방받아도 증상이 개선되지 않았다.

바쁠 때는 현기증도 있어 메리스론®(베타히스틴)도 투여하고 있었다. 칼슘길항제를 내복 중이어서 클라리스로마이신은 내복할 수가 없었다. 60세에 내원했을 때에는 갈근탕가천궁신이를 투여하였더니 후비루는 소실되고 내시경검사에서도 사골동의 부종성 병변과 점액성비루가 소실되었다.

●●● 감기 후 후각 장애

3개월 정도의 치료로 개선을 보인 경우는 자각적 또는 검사에 의한 개선을 더 얻을 수 없을 때까지 지속적으로 투여한다.

당귀작약산 2.5g, 1일 3회

발병 1~2주 이내에 진료를 받는 경우는 스테로이드제의 내복 또는 점비가 유효하지만 초기에 진료를 받는 경우가 거의 없다. 대부분의 환자는 발병 후 1개월 이상이 된 후에 진료를 받으러 온다. 발병 후 몇 개월이 지난 환자나 타 병원에서 치료를 받던 환자들에서 당귀작약산이 유효한 부분이 있다. 유효한 증례에서는 투여 개시 3개월 경부터 무슨 냄새가 나는 것 같다고 하였다. 무슨 냄새인지는 모르지만 항상 기분이 좋지 않은 냄새가 난다고 호소하였는데, 이는 개선의 징조라고 설명한다. 치유와 경쾌를 합한 개선율은 내복 개시 1년에 약 50%, 1년 6개월에 75%이므로 환자가 납득할 때까지 또는 검사상의 개선이 없을 때까지 느긋하게 내복을 계속하도록 한다.

증례 50세 여성

감기로 이환된 후 비폐색, 발열은 개선되었으나 냄새가 없는 상태가 계속되어 근처 의원에서 진료를 받았다. 메치코발®(메코발라민) 점비액을 처방받아 1개월간 사용했으나 후각 개선이 잘 되지 않아서 소개를 받고 왔다. 표준후각기능검사에서 지각역치, 인지역치가 4.8로 고도의 저하 상태였다. 당귀작약산 내복 후 후각은 서서히 개선되어 발병 1년 후에 인지역치 1.4로 거의 정상으로 돌아와서 투약을 중지하였다.

●●● **외상성 후각장애**

수상 후 얼마 되지 않은 증례, 후각검사에서 탈실까지는 도달하지 않은 증례

당귀작약산 2.5g, 1일 3회
가미귀비탕 2.5g, 1일 3회

예후가 불량한 질환이다. 발병 후 1년 이상 경과 뒤에도 후각이 돌아오지 않는 증례는 치료 효과를 기대할 수 없다. 발병 후 수 개월이 지난 증례나 후각검사에서 후각기능이 잔존한 증례, 젊은 환자에서는 개선을 기대할 수 있다. 그러나 치료기간은 감기 후 후각 장애와 같이 시일이 필요하다. 당귀작약산이 무효한 증례에서 가미귀비탕으로 변경하였더니 개선된 경우와 그 반대의 증례도 있다.

증례 56세 여성

자택에서 음주 후, 주방에서 쓰러져 후두부 타박상을 입었다. 의식소실은 없었다. 다음 날 후각저하와 미각저하를 발견하였다. 미각저하는 곧 개선되었지만 후각이 개선되지 않아서 발병 10일 후에 본과에서 진료를 받게 되었다. 초진 시 표준후각기능검사에서 인지역치 5.8과 후각탈실의 상태였다. 손상 직후여서 린데론®정을 1~4일간 6 정씩 점차 줄여가며 투여하였으나 감기 유사 증상을 호소하여 종료하고 당귀작약산으로 변경하였다. 투여 1개월 경에 냄새가 난다고 하나 항상 팝콘과 같은 이상한 냄새가 나는 상태가 되었다. 이후 자각적 증상과 검사결과 모두에서 후각이 개선되었고 6개월 후에는 냄새를 느낄 수 있게 되었다. 그러나 개개의 냄새 차이는 알지만 그것이 무슨 냄새인지는 알 수 없었다. 투여 1년 후에는 점차적으로 무슨 냄새인지 알 수 있었고, 1년 6개월 후 거의 모든 냄새의 종류를 알게 되어 투여를 종료하게 되었다. 종료 시점에서의 인지역치는 −1.4로 정상으로 돌아왔다.

부작용, 주의사항

- 당귀작약산은 부작용이 적지만 가끔씩 위장장애, 구토를 호소하는 경우가 있다.
- 갈근탕가천궁신이, 가미귀비탕은 감초가 들어있으므로 근질환이 나타나기 쉽고 글리시리진은 요 세관에서 칼륨 배출 촉진 작용이 있으므로 병용에 의한 저칼륨혈증이 발생하는 경우도 고려한다.

사전 설명과 동의

① 만성 부비동염은 호산구성 부비동염과 비호산구성 부비동염이 있는데 치료방법이 다르다. 두 가지를 감별하여 호산구성 부비동염 치료는 스테로이드제가 중심이 되고, 비호산구성 부비동염은 마크로라이드 요법, 한약 복약 등 몇 가지 방법을 선택할 수 있다는 것을 설명한다. 또한 2~3개월 내복이나 점비치료로 개선되지 않을 경우는 수술로 회복할 가능성이 있다는 것을 설명한다.

② 감기 후 후각장애도 장기간에 걸쳐 느긋하게 치료하면 약 70% 정도의 개선을 얻을 수 있다. 치료 중에 이상 후각이 나타나는 것은 회복되고 있다는 하나의 특징임을 설명한다.

③ 외상성 후각 장애는 개선율이 낮은 질환이지만 발병초기, 후각탈실까지 이르지 않은 경우, 어린 청소년의 경우는 개선된 증례도 있으며, 환자가 이해할 때까지 치료를 계속한다.

④ 원인불명의 후각장애도 존재한다. 처음에 원인불명이라고 했던 증례가 CT 등의 영상검사에서 부비동염에 의한 후각장애로 진단되는 경우도 있다. 특히 후열염은 진단이 어려워서 후열까지의 내시경 검사나 CT를 사용하지 않으면 알 수 없는 경우가 있다. 정확한 진단을 내리는 것이 중요하므로 처음부터 원인을 알아보려는 노력도 하지 않고 낫지 않는 병이라고 단정하는 일은 피해야 한다.

⑤ 후각이 개선되지 않는 증례 뿐만 아니라 회복상태에 있는 증례에서도 '식품의 부패', '가스 누출', '연기' 등을 구분하기 어려운 것을 설명하고 일상생활에서 주의하도록 강조한다. 또한 자기 자신이 냄새를 모르기 때문에 위생 면에서 무관심하지 않도록 하고, 반대로 지나친 향수나 화장품을 바르지 않도록 주의를 준다.

미와 타카키(三輪高喜)

● ● ● **참고문헌**

1) 三輪高喜. 嗅覚障害の疫学と臨床像. 日医雑誌 2014;142:2626-3.

2) 三輪高喜. 神経性嗅覚障害. MB ENT 2010;110:30-5.

서론

난치성 구내염이나 설통은 이비인후과 영역 중 한방치료로 가장 도전해 볼 분야일 것이다. 필자 본인도 서양의학으로 처방할 수 있는 약제를 모두 투여하여도 개선되지 않는데, 머릿속에는 다음 방법이 떠오르지 않는 경험도 있다. 한약이 이러한 난치성 질환에 유효한 경우가 있다. 서양의학에서 고칠 수 없었던 환자의 얼굴에 웃음이 생기는 것을 보게 되는 경우에 한의학을 활용하는 묘미를 느낄 수 있다.

이번 장에서는 초보자라도 한방치료에 임하기 쉽도록 병명에 따른 한약 사용방법을 투여방법과 함께 증례를 제시하여 소개하였다. 자세한 해설이나 기본적인 이론은 모두 훌륭한 총론들[1,2]이 출판되어 있으므로 일독해 보실 것을 권한다.

구내염·설통의 치료 현황

●●● 구내염

부신피질호르몬제 연고인 케나로그®(트리암시놀론 아세토니드) 구강용 연고, 덱살틴®(덱사메타손) 구강용 연고나 아즈놀®(아즈렌스르혼산) 구강함수제 또는 트로키나 연고, 비타민 A 또는 B 제제 등이 사용된다. 베체트병이나 난치성 인두궤양에는 콜히친colchicine[21]이 사용될 수도 있다.

최근 베체트병에서는 항TNF-α 항체인 레미케이트®(인플릭시맙)과 휴미라®(아달리무맙)가 각각 포도막염과 베체트 장염 치료에 개발 및 사용되고 있으며, 구강점막증상이 함께 개선되는 경우도 있다.

●●● 설통

설통은 '혀에 지속적인 자발통과 이상감을 호소하지만, 이에 상응할 만한 기질적 변화가 없는 것'으로 정의된다. 치료로는 비스테로이드성 소염진통제, 메치코발®(비타민 B_{12}제제), 아연제제인 프로막®(폴라프레징크), H_2 수용체 길항제인 프로테카딘®(라푸티딘), 함수제 등이 사용된다. 삼환계 항우울제인 트립타놀®(아미트립틸린)이나 선택적 세로토닌 재흡수 억제제(SSRI)인 파키실®(파록세틴), 세로토닌®노르아드레날린 재흡수 억제제, 항경련제인 리보트릴®(클로나제팜)과 리리카®(프레가발린) 등이 사용되는 일도 있다.

약물요법 흐름도(❶)

●●● 구내염

● 반하사심탕을 제1선택제로 한다. 반하사심탕의 효과가 불충분한 경우는 작약감초탕을 추가하여 감초사심탕과 비슷하게 처방한다. 감초는 급성 증상을 완화하는 작용이 있다.

---

21. 백합과 식물인 콜키쿰Colchicum autumnale의 씨앗이나 구근에 포함되어 있는 알칼로이드 성분으로 주로 통풍, 베체트병 치료에 사용된다.

- 황련탕도 구내염에 빈용한다.
- 이외 소염 작용이 있는 황련과 황금이 포함된 처방을 고려한다. 황련해독탕, 삼황사심탕, 온청음 등이 있다. 황련해독탕은 안면홍조, 삼황사심탕(황련, 황금, 대황으로 구성)은 변비, 온청음(황련 해독탕+사물탕)은 거친 피부나 혀 색이 연한 혈허(빈혈)경향에 처방한다.
- 부신피질호르몬제나 아줄렌 술폰산 함수제(아즈놀®), 트로키(아즈놀®ST정)와 병용해도 좋다. 헤르페스 구내염은 항바이러스제인 발트렉스®(발라시클로버)을 병용한다.
- 구강건조에는 맥문동탕, 백호가인삼탕, 시호계지건강탕을 사용한다. 맥문동탕을 제1선택제로 하고 구강 내 발적이나 구갈이 심한 경우는 백호가인삼탕을, 체력저하나 불면이 동반된 경우는 시호계지건강탕을 사용한다. 쇼그렌증후군에는 에보삭®, 살리그렌®(세비멜린), 사라젠®(피로칼핀), 인공타액(살리베트®에어졸)을 병용해도 좋다.
- 항암을 위한 방사선치료나 화학요법이 계획되어 있는 경우, 구내염, 오심구토, 식욕부진 등의 부작용을 경감시킬 목적으로 십전대보탕을 투여한다. 치료 약 1주 전부터 내복하기 시작하며, 구내염이나 오심 등으로 내복할 수 없을 때까지 복용한다[3].

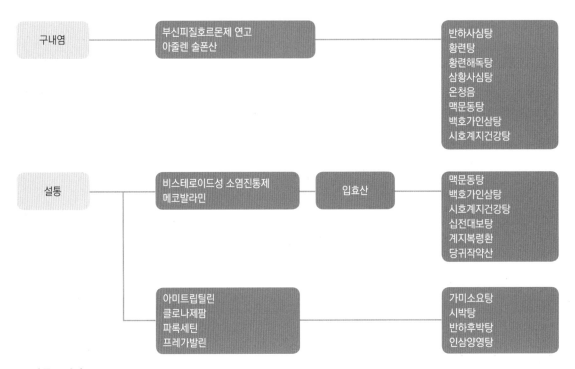

❶ 약물요법 흐름도

••• 설통

- 제1선택제는 입효산이다.

- 이 외에 가미소요산, 시박탕(반하후박탕 합 소시호탕), 반하후박탕, 맥문동탕, 백호가인삼탕 등이 처방되는 빈도가 높다고 보고되어 있다[1].

- 처방을 결정할 때는 설진 소견에서 기혈수, 음양, 허실의 이상이 있는지를 생각한다. 일례로 혀의 부종이 심하고 설 치흔이 있는 경우는 부종의 개선을 위해 오령산이나 진무탕을 고려한다.

- 필자의 경험 상 위장허약이나 구상설[22], 구강건조증, 냉증이 동반된 증례가 많으며, 각각의 처방 실제를 아래에 기술하였다.

- 위장허약을 동반한 경우는 육군자탕이나 인삼탕(냉증인 경우 합방)을 고려한다. 설에 백태가 끼는 경우도 있다.

- 구상설이 있는 경우는 기음양허(기력의 저하+수분부족)에 의한 것과 기혈양허(기력의 저하+빈혈)에 의한 것이 있다. 전자에서는 발적이 강하고 건조로 인하여 갈라진 것 같은 설소견이 특징적이며 자음강화탕이나 육미지황환을 고려한다. 후자는 설색이 백색에 가까운 담홍색으로 십전대보탕이나 인삼양영탕을 고려한다.

- 구강이 건조한 경우는 구내염에서 설명한 것과 같이 처방한다.

- 추위가 설통의 악화인자인 경우는 부자의 사용을 검토한다. 부자 단독으로는 처방할 수 없으므로 부자가 들어가는 처방(우차신기환, 팔미지황환, 진무탕, 계지가출부탕 등) 중에서 체질을 고려하여 처방한다. 냉증이 심한 경우는 한층 더 부자를 증량한다. 부자가 들어가지 않지만 부자와 함께 사용했을 때 좋은 처방으로는 인삼탕, 작약감초탕, 당귀작약산 등이 있고, 실제 사용 시에는 부자말을 가하여 처방할 수 있다. 부자의 활용에 익숙하지 못하면 중독을 피하기 위하여 소량(0.5g/하루)을 쓰면서, 통증의 개선을 확인하고 점차 증량해도 좋다.

- 냉증이나 통증의 원인이 어혈로 생각되는 경우는 계지복령환, 당귀작약산, 가미소요산, 통도산, 도핵승기탕 등의 거어혈제를 고려한다. 설색이 암적색이거나 설하정맥류의 울혈 소견은 어혈증 진단에 참고가 된다. 계지복령환은 비교적 체력이 있고 건장한 체격을 가진 사람에게, 당귀작약산은 몸이 마르고 얼굴이 창백한 사람에게, 가미소요산은 신경증상이 심한 사람에게 처방한다.

---

22. 설 표면에 많은 구溝를 형성하고 있는 상태를 구상설溝狀舌이라고 함.

처방 실제(한약의 분량은 쯔무라제약에서 1회양)

●●● 구내염

부신피질호르몬제 연고 등과 병용해도 좋다

케나로그® 구강용 연고 0.1% (트리암시놀론아세토니드) 1일 3회, 환부에 도포
반하사심탕 2.5g, 1일 3회 : 제1선택제

반하사심탕 단독으로 효과가 불충분한 경우

반하사심탕 2.5g, 1일 3회 + 작약감초탕 2.5g, 1일 1회 수면전 : 감초사심탕과 비슷한 처방
반하사심탕 2.5g, 1일 3회 + 황련해독탕 2.5g, 1일 3회 : 중증도나 체중이 무거운 경우

그 외에 사용하기 쉬운 처방

삼황사심탕 2.5g, 1일 3회 : 변비를 동반한 경우
삼황사심탕 2.5g, 1일 3회 + 수치부자말 0.5g, 1일 3회 : 변비와 냉증을 동반한 경우
황련해독탕 2.5g, 1일 3회 : 안면 홍조를 동반한 경우
온청음 2.5g, 1일 3회 : 피부가 건조하거나 빈혈을 동반한 경우

증례 79세 남성

6개월 전부터 구내염을 반복한다고 한다. 연구개, 협부 점막, 구순에 수 mm~2cm 크기의 아프타성 병변의 생성과 소실이 반복된다. 설질은 약간 암자색이고, 설태는 황색~차색을 띤다. 변비가 있으며 추우면 통증이 악화된다. 혈액검사 상 이상이 없었고 인두배양에서 *Candida albicans*에 양성을 보였다. 메치코발®, 아즈놀®ST정, 프로리드®겔(미코나졸 겔)로 개선되지 않다가, 반하사심탕(2.5g, 1일 3회)과 황련해독탕(2.5g, 1일 3회)의 병용으로 병변이 경도 축소되었다. 변비와 냉증이 있어 삼황사심탕(2.5g, 1일 3회)과 부자말(0.5g, 1일 3회)의 병용으로 처방을 변경하였으며 이후 구내염의 빈도가 감소하였다.

쇼그렌증후군 또는 구강 내 건조증의 경우

살리베트®에어졸(인공타액) 1회 1~2초, 1일 4~5회 분무
맥문동탕 3g, 1일 3회 : 제1선택제
백호가인삼탕 3g, 1일 3회 : 구강 내 발적이나 구갈이 심한 경우
시호계지건강탕 2.5g, 1일 3회 : 체력저하나 불면이 있는 경우

●●● **설통**

많은 종류의 약제를 조합하는 일이 많음

메치코발®(메코발라민) 1정(500µg), 1일 3회
리리카®(프레가발린) 1정(75mg), 1일 2회
입효산 2.5g, 1일 3회 : 제1선택제

혀가 얼얼하다고 호소하는 환자가 많아서 진통제를 병용하는 일이 많다.

위장허약을 동반한 경우

육군자탕 2.5g, 1일 3회 : 제1선택제
인삼탕 2.5g, 1일 3회 : 냉증인 경우
인삼탕 2.5g, 1일 3회+수치부자말 0.5g, 1일 3회 : 냉증이 심한 경우

냉증으로 혀의 통증이나 위장증상이 악화되는 경우는 인삼탕에 수치부자말을 0.5g/일씩 증량한다.

구상설, 설색이 담백색인 경우

십전대보탕 2.5g, 1일 3회 : 제1선택제
인삼양영탕 3g, 1일 3회 : 신경증상이 심할 때

증례 **70세 여성**

1개월 전부터 혀가 갈라지고 통증이 있다고 한다. 타 병원에서 트란사민®(트라넥사민산), 반하사심탕, 케나로그®

구강용 연고를 처방받아도 효과가 없었다. 혀는 담홍색에서 백색으로 엷은 백태가 있다. 3개의 설구가 관찰된다. 십전대보탕(2.5g, 1일 3회)을 처방하였으나 불안증상이 강하여 인삼양영탕(3g, 1일 3회)으로 변경하였고, 이후 통증이 초진 시의 1/3 정도까지 감소하였다.

구강 내 건조증을 동반한 경우

위에서 서술한 구강 내 건조증을 동반한 구내염과 같이 처방한다.

증례 89세 여성

4년 전부터 혀가 건조하며, 얼얼하고 아프다고 한다. 타 병원에서 혈액검사와 상부소화관 내시경을 실시하였으나 이상이 없었고, 함수제, 트로키를 처방받았으나 개선되지 않았다. 혀는 약간 건조 경향이 보이며, 혈액검사 상 혈청 아연이 62μg/dl로 저하, 항SS–A항체와 항SS–B항체는 음성. 인두배양에서는 *Candida glabrata* 양성을 보였다. 프로맥®과립(1g/일), 리보트릴®(0.5mg/일), 맥문동탕(3g, 1일 3회)을 처방하였으며, 이후 혀의 건조감이 개선되었고 통증으로 인한 불면증도 소실되었다.

어혈이나 냉증을 동반한 경우

계지복령환 2.5g, 1일 3회 : 비교적 체력이 좋은 사람
당귀작약산 2.5g, 1일 3회 : 몸이 호리하고 얼굴색이 하얀 사람
당귀작약산 2.5g, 1일 3회 + 수치부자말 0.5g, 1일 3회 : 당귀작약산증 + 냉증 환자
가미소요산 2.5g, 1일 3회 : 신경정신과적 증상이 심한 사람

부작용, 주의사항

- 반하사심탕이나 황련해독탕에 들어있는 황금은 흔하지는 않지만 간질성 폐렴이나 간기능 장애의 부작용이 있을 수 있다.
- 부자는 혀나 입술의 저림, 동계, 상역감, 오심 등의 부작용이 있다. 특히 혀나 입술의 저림은 부자 중독의 초기증상이므로 증상이 있을 때는 바로 복용을 중지하도록 미리 설명하는 것을 잊어서는 안 된다.
- 감초에 의한 가성 알도스테론증도 유명하다. 혈압상승, 하지부종, 저칼슘혈증에 의한 무기력이 증상이다. 한약 두 종 이상을 함께 처방할 때에는 감초 함량이 1일 기준 3g을 넘지 않도록 신경쓴다.

사전 설명과 동의

① 난치성 구내염은 악성종양이나 교원병(베체트병, 쇼그렌증후군 등), 피부질환(천포창, 유천포창, 편평태선 등)과 감별이 중요하다. 의심스러울 경우는 세포진 검사나 조직 생검, 혈액검사 등을 치료와 동시에 시행한다. 경과가 길어지는 증례에서는 단순히 치료만 지속하지 말고, 이러한 질환의 가능성이 있다는 것과 현재 각종검사에서 정상이더라도 병이 경과하면서 이후에 진단이 되기도 하는 증례가 있다는 것을 일단은 설명해야 한다. 류마티스 내과와 피부과와의 협진도 중요하다.

② 구내염과 동반된 약진藥疹 환자는 구강 내의 통증이 심하여 피부과를 경유하지 않고 이비인후과에서 최초 진료를 하게 되는 경우도 있다. 중증 약진의 스티븐스 존슨 증후군의 경우 실명이나 사망할 가능성이 있는 긴급한 치료가 필요한 환자임을 잊어서는 안 된다. 진료 시에는 경증이어도 구내염이나 피진이 보이면서 안구증상이 나타난 경우는 즉시 의료기관에서 진료를 받도록 설명한다.

③ 암 환자의 구내염에서 항상 구강암(재발을 포함), 헤르페스 구내염, 구강 칸디다증을 염두에 두어야 한다. 방사선치료나 항암제로 인하여 헤르페스나 칸디다가 합병되는 경우가 있다. 평소 통증의 양상이나 변화에 귀를 기울여가면서 국소부위를 주의 깊게 관찰해야 한다.

④ 설통 환자 중에는 증상의 개선이 없음으로 인해 닥터 쇼핑을 하며 의료기관을 전전하며 진료를 하는 사람도 있다. 이 경우에 필자는 "경과가 오래된 것 같으니 좋아지기까지 시간을 좀 주시겠습니까? 이번에 처방하는 약으로 만약에 좋아지지 않더라도 신경을 많이 쓰도록 할 테니 저의 외래로 계속 내원하여 주십시오"라고 덧붙여서 말하고 있다. 사견이긴 하지만 이러한 경우에서는 닥터 쇼핑을 중지시키는 것이 치료의 첫걸음이기 때문이다.

야마우치 토모히코(山内智彦)

●●● 참고문헌

1) 王 宝禮. 口腔疾患に対する漢方医学 第4回—口内炎·口腔乾燥症·舌痛症·味覚障害·顎関節症·歯周病·口臭症·口腔不定愁訴の漢方治療の考え方. 歯薬療法 2012;31:67-82.

2) 伊藤 隆ほか. 舌痛症に対する随証漢方治療の検討. 日口粘膜誌 2008;14:1-8.

3) 木下優子, 矢久保修嗣. 緩和ケアにおける漢方治療. 日気食会報 2009;60:379-83.

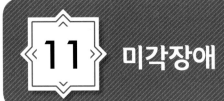

미각장애

>> 이번 장에서 소개되는 한약

- 위령탕(胃苓湯)
- 인진호탕(茵蔯蒿湯)
- 인진오령산(茵蔯五苓散)
- 온경탕(溫經湯)
- 황련해독탕(黃連解毒湯)
- 황련탕(黃連湯)
- 우차신기환(牛車腎氣丸)
- 오령산(五苓散)
- 시호계지탕(柴胡桂枝湯)
- 자음지보탕(滋陰至寶湯)
- 자감초탕(炙甘草湯)
- 십전대보탕(十全大補湯)
- 윤장탕(潤腸湯)
- 소시호탕(小柴胡湯)
- 청서익기탕(淸署益氣湯)

- 대시호탕(大柴胡湯)
- 죽여온담탕(竹茹溫膽湯)
- 인삼탕(人蔘湯)
- 인삼양영탕(人蔘養榮湯)
- 팔미지황환(八味地黃丸)
- 반하사심탕(半夏瀉心湯)
- 백호가인삼탕(白虎加人蔘湯)
- 평위산(平胃散)
- 보중익기탕(補中益氣湯)
- 마자인환(麻子仁丸)
- 육군자탕(六君子湯)
- 용담사간탕(龍膽瀉肝湯)
- 육미지황환(六味地黃丸) [전탕煎湯]
- 미맥익기탕(味麦益氣湯)

서론

미각은 오감의 하나이다. 기본 미각은 단맛, 짠맛, 신맛, 쓴맛으로 나뉘며 이에 더하여 감칠맛과 매운맛이 있다. 미각은 인생을 풍요롭게 하는 대단히 중요한 감각이며, 미각에 장애가 발생하면 영양섭취에 영향을 미칠 수 있어 미각장애의 대처는 영양적으로도 중요하다.

이번 장에서는 제1선택제인 아연 보충으로도 미각의 개선이 없거나 불충분한 경우, 증상개선이 더딘 경우에 한약을 활용하는 방법에 대해서 설명하고자 한다. 후각도 미각형성에 매우 중요한 감각이지만 후각 장애에 따른 미각 이상은 풍미장애[23]로 나뉘므로, 여기에서는 미각장애만을 취급하도록 한다.

미각이란?

미각은 혀에 존재하는 미각 수용기인 미뢰를 통해 느낀다. 미뢰에 존재하는 미각세포 첨단인 미섬모의 세포막에 화학물질이 접촉되면 미각세포의 막전위가 활성화되고 이후 자극이 중추에 전달된다. 미각을 느끼는 데는 음식의 성분이 타액을 통해 미뢰 세포로 운반된 뒤 신경을 통해 전달되는 단계가 필요하기 때문에, 타액분비 저하는 미각장애와 깊이 관련되어 있다. 또한 음식물의 온도나 냄새, 혀에서의 감각 등은 직접 신경을 자극하여 대뇌피질의 미각영역에 전달되어 기본미각과 합쳐져 미각형성에 관여한다. 이런 기전을 살펴보면, 미각장애는 미각 수용체 세포의 신경장애로 인한 것, 미각 전달로인 설인신경이나 안면신경의 신경장애로 생기는 것, 구강건조 등 구강질환이나 전신상태의 악화에 의해서도 발생할 수 있다.

이처럼 미각은 복잡한 감각 기관이 통합적으로 작용하여 완성되기 때문에, 미각장애의 원인은 다방면에 걸쳐있어 정확하게 식별하기 어려운 경우가 많다. '미각장애 진료지침서'에 의하면 미각장애환자가 최근 10년간 1.8배 증가했다고 한다. 특발성 미각장애, 아연결핍증, 약인성 미각장애의 3대 원인 외에 심인성 미각장애가 있을 수 있는데, 난치 경향이 있을수록 그 안에는 심인성의 요소가 있을 가능성이 높다고 한다.

미각장애의 진단과 치료현황

●●● 미각장애의 진단

전기미각검사(300점), 여과지 디스크 검사(300점)는 보험적용이 되고 있다.

(A) 전기미각검사(Electrogustometry: EGM): 정량검사

혀에 직류의 양극 자극anodal stimulation을 주면 금속과 같은 맛이 느껴진다. 그 맛을 느낄 수 있는 역치를 전기량(dB)으로 비교하는 검사이다. 좌우 차이가 6dB 이상일 경우 '유의하게 차이가 있음'으로 판단한다. 정량성이 뛰어나며 지배신경마다 검사할 수 있다. 검사 소요시간이 짧다는 장점이 있다. 문제점이라면 금속 맛이라는 것, 30dB의 강한 전류에서는 이것이 삼차신경에 자극되어 나타난 감각인

---

23. 후각 이상으로 냄새를 맡지 못하기 때문에 결과적으로 맛을 모르게 되는 것

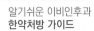

지 검사의 전류로부터 나타난 감각인지 구분이 어렵다는 점 등이 있다.

(B) 여과지 디스크 검사: 정성검사

난맛(사카린), 싼맛(소금), 신맛(염산), 쓴맛(퀴닌)의 용액을 다섯 단계로 희석하어, 희석된 용액을 여과지 한 쪽에 붙여서 설인신경 영역과 고삭신경 영역으로 나누어 미각역치를 검사한다(❶)[2]. 단맛, 짠맛, 신맛, 쓴맛의 네 가지 기본 미각을 확인하며, 신경지배 영역별로 검사할 수 있는 것이 특징이다. 문제점은 전기미각검사와 비교해서 검사 소요시간이 길다는 것과 농도가 다섯 단계로 밖에 나누어져있지 않아 정량성이 부족하다는 점이 있다.

(C) 타액분비 기능검사

타액분비가 감소하면 구강 내가 건조하여 미각 이상의 원인이나 악화요인이 된다. 쇼그렌증후군 등의 원인질환은 제외한다. 타액분비장애는 특히 고령자에 많이 발생하기 때문에, 고령자가 내원한 경우는 타액분비 기능 상태를 파악하는 것이 치료에 도움이 된다.

(D) 구강 내 설 유두의 관찰

미각은 혀, 연구개, 하인두에 분포하는 설 유두에 존재하는 미뢰를 통해 느낀다. 미뢰에 기질적인 장애가 발생하게 되면 미각장애의 원인이 된다. 구강관리를 적절하게 하고 있는지, 건조하지 않은지, 설 유두의 감소는 없는지를 관찰하는 것이 한약 처방을 결정하는데 큰 도움이 된다.

예를 들면, 중증 아연결핍성 미각장애 환자나 고삭신경이 절단된 환자의 설 유두는 편평상이 되어 혈관 유입이 거의 되지 않는다고 보고되어 있다[3]. 한의학에서는 설 유두가 소실된 혀를 경면설이라고 부르며 이는 혈血부족이나 신기腎氣부족으로 판단한다. 건조가 뚜렷한 경우는 자음제라고 하는 자윤 작용이 있는 한약을 선택하면 효과가 있다.

(E) 보조적인 검사

아연을 포함한 미량의 금속을 측정하는 혈액검사, 미각장애를 초래하는 질환에 대한 정밀검사, 영양상태평가 등이 있다. 또한 여과지 디스크 검사에서는 다섯 번째 미각인 '감칠맛'은 측정할 수 없다. 글루탐산 나트륨 용액을 희석해서 사용하여 감칠맛 감수성 검사를 하였더니 감칠맛 감수성만 저하되어 있는 환자가 16%나 있다는 보고도 있으므로 감칠맛에 대해서도 검토해 볼 필요가 있다.

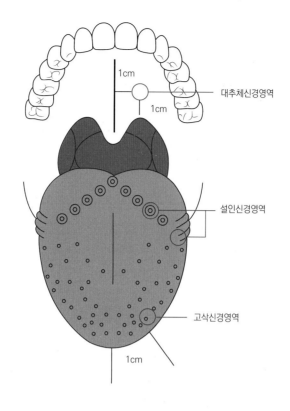

1cm
대추체신경영역
1cm

설인신경영역

고삭신경영역

1cm

❶ 미각검사의 측정부위

(黑野祐一編. 口腔・咽頭疾患, 歯牙関連疾患を診る. ENT臨床フロンティア. 中山書店; 2013. P296[2])

(F) 문진 사항

감기 이환력, 두경부 외상, 수술력, 약제 복용력(약제명과 복용기간, 미각장애 출현시기와의 관련)[4], 미각장애의 기간, 구강 내 증상(설염, 구내건조 등), 전신질환의 유무, 후각 장애의 유무(풍미장애와 감별), 심인성 요소(스트레스에 의한 증상의 악화유무, 필요시 SDS[Self-Rating Depression Scale] 등의 심리검사)가 있다. 또한 치료와 관련된 자각 증상의 개선은 시상상사척도[Visual Analogue Scale]로 정량화할 수 있다.

●●● 미각장애의 치료

(A) 아연보충 요법[5]

미각장애 치료의 제1선택제는 아연보충제이다. 아연은 굴, 장어, 참깨, 녹미채 등의 해조류, 육류 등에 많이 포함되어 있고, 1일 필요량은 성인 남성 12mg, 여성은 9mg이나, 미각 이상을 치료하기 위해서는 1일 50mg은 필요하다고 한다. 아연은 흡수가 어려워서 대부분이 체외로 배출되므로 레몬 등에 포함되어 있는 구연산이나 비타민 C와 함께 섭취하여 아연의 흡수를 높일 수 있는 방법에 대한 공

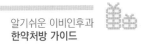
부가 필요하다.

내복약으로 유산아연 300mg/일이나 프로맥®(폴라프레징크) 150mg/일을 최소 3개월 간 복용한다. 아연보충에 의한 자각증상 치유율은 60~70%로 개선까지 포함하면 70~90%라고 보고된 바 있으며, 증상 발생 후 6개월 미만에 진료를 시작한 경우 개선율이 높고, 개선까지의 기간도 짧은 경향이 있다고 보고되어 있다. 철 결핍이 보이면 철분제도 함께 복용한다.

(B) 구강 관리

먼저 구강을 청결히 관리하는 것이 중요하다. 구강 내의 감염유무를 체크하고 매 식후에 제대로 양치나 칫솔질을 하고, 구강 내가 건조하지 않고 보습이 유지되도록 지도한다. 특히 항암요법에 동반된 미각장애의 경우는 구강 관리를 적극적으로 할 경우에 구내염 발생율도 경감시킬 수 있다.

●●● 미각장애의 원인과 개선율

미각장애의 원인은 다양하다. 미각장애 환자 1,059명을 고찰한 보고[6]에 의하면, 미각장애의 원인은 특발성이 가장 많은 18.2%, 심인성 17.6%, 약인성 16.9%, 아연결핍성 13.5%, 감기 후 발생 12.5%, 철 결핍성이 4.2%로 되어 있다. 그 중 예후를 확인할 수 있었던 680명의 경우 자각증상의 개선율은 감기 후 발생한 경우, 철 결핍성 환자, 아연 결핍성 환자가 70~80%로 비교적 양호했다. 외상성은 가장 낮은 16.7%이었으며 심인성도 46%로 낮았다. 또한 증상 발생 후 6개월이 되지 않아 진료를 시작한 경우는 그렇지 않은 경우에 비하여 개선율이 양호했다고 한다.

최근 심인성 미각장애가 증가하고 있는 것으로 알려져 있어 심신을 동일하게 보는 한의학의 역할이 기대되는 분야라고 할 수 있다.

약물요법 흐름도(❷)

미각장애 진료에서 고려하지 않으면 안 되는 것은 한열(냉기가 있는지, 열이 가득 차 있는지, 어느 쪽도 아닌지)과 음허(윤택이 없는 상태가 아닌지)이다.

●●● 맛이 싱겁게 느껴지는 경우

● 맛이 싱겁게 느껴지는 경우, 처방에 확신이 없는 경우는 보중익기탕이 제1선택제가 된다. 보중익기탕은 인삼, 백출(또는 창출), 황기, 당귀, 시호, 진피, 대조, 생강, 감초, 승마의 10종의 약재로

구성된 처방이다. 한의학적으로 단순하게 기를 보충하는 것 뿐만 아니라 순환을 개선하는 작용도 있다.

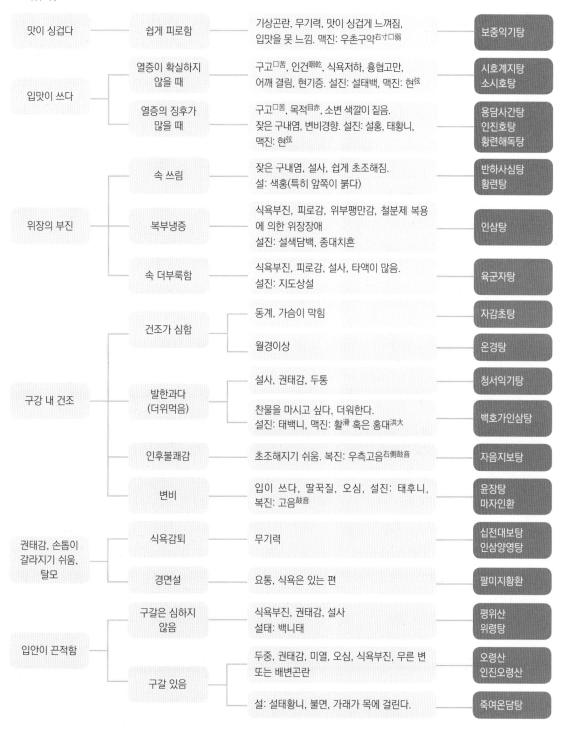

맛이 싱겁다	쉽게 피로함	기상곤란, 무기력, 맛이 싱겁게 느껴짐, 입맛을 못 느낌. 맥진: 우촌구약右寸口弱	보중익기탕
입맛이 쓰다	열증이 확실하지 않을 때	구고口苦, 인건咽乾, 식욕저하, 흉협고만, 어깨 결림, 현기증. 설진: 설태백, 맥진: 현弦	시호계지탕 소시호탕
	열증의 징후가 많을 때	구고口苦, 목적目赤, 소변 색깔이 짙음. 잦은 구내염, 변비경향. 설진: 설홍, 태황니, 맥진: 현弦	용담사간탕 인진호탕 황련해독탕
위장의 부진	속 쓰림	잦은 구내염, 설사, 쉽게 초조해짐. 설: 색홍(특히 앞쪽이 붉다)	반하사심탕 황련탕
	복부냉증	식욕부진, 피로감, 위부팽만감, 철분제 복용에 의한 위장장애 설진: 설색담백, 종대치흔	인삼탕
	속 더부룩함	식욕부진, 피로감, 설사, 타액이 많음. 설진: 지도상설	육군자탕
구강 내 건조	건조가 심함	동계, 가슴이 막힘	자감초탕
		월경이상	온경탕
	발한과다 (더위먹음)	설사, 권태감, 두통	청서익기탕
		찬물을 마시고 싶다, 더워한다. 설진: 태백니, 맥진: 활滑 혹은 홍대洪大	백호가인삼탕
	인후불쾌감	초조해지기 쉬움. 복진: 우측고음右側鼓音	자음지보탕
	변비	입이 쓰다, 딸꾹질, 오심, 설진: 태후니, 복진: 고음鼓音	윤장탕 마자인환
권태감, 손톱이 갈라지기 쉬움, 탈모	식욕감퇴	무기력	십전대보탕 인삼양영탕
	경면설	요통, 식욕은 있는 편	팔미지황환
입안이 끈적함	구갈은 심하지 않음	식욕부진, 권태감, 설사 설태: 백니태	평위산 위령탕
	구갈 있음	두중, 권태감, 미열, 오심, 식욕부진, 무른 변 또는 배변곤란	오령산 인진오령산
		설: 설태황니, 불면, 가래가 목에 걸린다.	죽여온담탕

❷ 약물요법 흐름도

● 쯔다겐센津田玄仙 선생의 치료경험필기療治経験筆記에 기록된 보중익기탕의 적응증은 수족권태, 언어경미, 안세무력眼勢無力, 구중생백말口中生白沫, 음식무미, 호열물好熱物, 당제동기当臍動氣, 맥산대이무력脈散大而無力이며, 이 중 하나라도 해당이 되면 보중익기탕을 처방할 가치가 있다고 하였다. 식사를 해도 쌀겨를 씹는 것처럼 아무 맛도 느끼지 못하는 상태를 호소하면 보중익기탕이 추천된다.

●●● 입 안이 쓴 경우

● 황제내경 소문에 '肝氣熱, 則膽泄口苦'라는 말이 있는데, 한의학에서 구고는 간기울결로 인하며, 기분이 우울하거나 스트레스가 심한 상태의 인체 반응으로 파악하는 경우가 많다.
● 목이 마르거나 식욕이 저하되거나 어깨 결림이나 현기증이 있어 열증이 확실하지 않은 경우는 소시호탕이나 시호계지탕을 처방한다.
● 흉협고만과 상복부의 팽만감이 확실히 있고, 변비가 있는 경우는 대시호탕을 처방한다.
● 안충혈, 소변 색이 진한 경우, 잦은 구내염, 변비 경향, 설색 홍, 설태황니舌苔黃膩 등 체내에 열이 있는 증상을 동반한 경우는 청열작용을 하는 용담사간탕, 인진호탕, 황련해독탕을 선택한다.

●●● 위장이 약한 경우

● 가슴이 쓰려서(속쓰림) 구내염이 생기거나 설사를 하기 쉽다고 하는 경우에는 반하사심탕, 황련탕이 좋다.
● 배가 차가우면 속이 안좋다거나
● 식욕부진을 호소하고, 타액이 많아서 그다지 구갈을 호소하지 않는 경우에는 인삼탕이 좋다.
● 인삼탕이 잘 든다고 하더라도 위가 더부룩하다거나 복부팽만을 호소하는 경우에는 육군자탕이 좋다.
● 철분결핍성의 미각장애로 복용하는 철분제에 의한 위장장애를 호소하는 경우에도, 육군자탕으로 비위를 보하면 위장장애가 개선되고 철분제의 적합도도 좋아져서 조기에 증상이 개선되는 경우가 많다.

●●● 구강 내 건조를 호소하는 경우

● 구강 내 건조를 호소하는 경우는 자음滋陰이 필요하다.
● 건조감이 심하면서 동계나 가슴이 막히는 느낌을 호소하는 경우는 자감초탕을 처방한다.

- 여성이 월경이상을 호소하는 경우는 온경탕을 사용한다. 자음작용이 부족한 경우는 자감초탕과 온경탕을 병용한다. 처방을 병용할 때 감초에 의한 가성 알도스테론증의 발병에 충분히 주의한다.

- 더위로 인한 발한과다, 구강 내 건조, 권태감, 설사, 두통을 동반한 경우는 청서익기탕을 처방한다. 권태감이 심한 경우는 보중익기탕과 병용하면 미맥익기탕의 방의와 유사하게 되어 한층 더 효과가 좋은 경우가 있다.

- 구강 내가 건조하고 열감이 있어서 차가운 물을 마시고 싶어하거나, 설태가 니膩한 경우는 백호가인삼탕이 좋다.

- 인후불쾌감이 있고 초조해지기 쉽고, 복진 시 우측고음이 있는 경우는 자음지보탕이 좋다.

- 변비가 있으며, 설태는 니膩하며, 복진으로 고음을 알 수 있는 경우는 마자인환이나 윤장탕이 좋다.

● ● ● 혈허(손톱이 갈라지기 쉽다, 탈모, 권태감)

- 혈허 증상이 있으면 식욕감퇴나 무기력 등의 기허증상이 병행될 수 있다. 기혈양허의 경우는 십전대보탕, 인삼양영탕을 처방한다. 권태감보다 불안감 등의 신경정신증상이 심한 경우는 인삼양영탕을 사용하는 것이 더 좋다.

- 경면설(표면이 평활하여 설유두가 위축되고 설태가 끼지 않은 상태)이 있고 식욕이 없는 경우는 팔미지황환을 처방한다. 혈허가 있을 때는 요통이나 하반신 냉기를 동반한 경우가 많으므로 팔미지황환이 유효하다.

● ● ● 입이 끈적한 경우

- 구갈이 심하지 않는 경우, 식욕부진과 몸이 무겁게 느껴지고, 하리下痢를 동반한 경우에는 평위산, 위령탕을 사용한다.

- 구갈이 있고, 니태膩苔가 있는 경우에는 죽여온담탕을 사용한다.

● ● ● 특히 주의해야 할 경우

(A) 노화과 미각장애

미각장애로 진료 받는 환자 중에서 65세 이상 고령자의 비율이 증가하고 있어, 향후 노령화 사회에서는 미각장애의 유병률이 증가될 것으로 예상된다. 노화에 따른 미각기능의 생리적 저하가 원인이라고 생각된다.

60세가 넘으면 설 유두의 수가 감소하고, 잔존하는 유두도 소형화·편평화된다. 또한 유두변연이 고르지 않고, 비후·각화되며, 말초혈관이 잘 보이지 않게 된다.

이 외에 노인에서 미각장애가 발생하는 원인은 타액 분비 기능의 저하, 저작기능의 저하, 의치사용 능 구강환경의 변화, 노화에 동반한 선신실환의 증가와 그에 따른 복용약물의 증가 등 다양한 인자가 관여하고 있는 것으로 사료된다[7].

노인 환자에서도 제1선택제는 아연보충 요법이지만 한약 병용이 유효한 경우도 많다. 한의학적으로는 노화와 함께 기혈이나 신기가 부족해짐으로 인해 다양한 기능이 쇠퇴하여 구갈이 발생하기 쉽다. 노인의 미각장애는 주로 기혈양허를 보충하는 십전대보탕이나 인삼양영탕, 신기를 보충하는 팔미지황환, 육미환 등이 유효한 경우가 많다.

(B) 항암요법과 미각장애

항암요법을 받고 있는 환자의 약 60%는 어느 정도 미각 이상을 호소한다. 항암제의 종류에 따라 발생 시기는 다르나 빠르면 2~3일 후부터 대부분의 경우는 치료 시작 3주 후부터 나타나며, 이후 지속된다. 자연적으로 회복되는 경우는 있어도 서양 의학적 치료법이 효과적이라는 보고는 없다.

항암요법에 의한 미각 이상은 "어떤 맛인지 알기 어렵다", "맛이 없다", "입맛이 쓰다" 등에 더하여 '금속 맛', '모래를 씹는 듯한 느낌' 등을 호소하는 경우가 많다[8]. CTCAE ver 4.0에 의한 미각장애의 등급 평가 기준을 ❸에 제시하였다[9].

화학요법에 사용되는 약물에 따라 상이한 부작용이 발생한다. 5-FU계 약물은 점막장애를 일으키기 쉽고 미뢰에 장애를 일으킨다. 또한 파클리탁셀이나 탁소텔, 빈크리스틴, 빈블라스틴 등은 말초신경장애에 의한 미각 이상을 일으키는 것으로 알려져 있다. 또한 두경부 악성종양에 사용하는 방사선화학요법은 타액선이나 두경부 영역의 신경장애를 일으키기 때문에 미각장애를 일으키기 쉽고, 회복이 어려운 경우가 많다.

기본적인 치료는 일반적인 미각장애와 같으나 암 환자는 체력을 소실하여 기혈양허가 되기 쉬우므로 십전대보탕이나 인삼양영탕, 보중익기탕 등 보제가 유용한 경우가 많다. 또한 방사선 화학요법 후에 점막 건조를 동반한 경우는 자윤 작용이 있는 처방을 선택하거나 조합하면 좋다. 기본적으로는 ❷에 따라 처방한다.

증례를 통해 설명해보면, 54세 여성이 우측 유방암을 진단받고 수술을 하였으며, 우측 유방암에 대한 가슴 보존치료breast conserving therapy와 병행하여 센티넬 림프절 절제술을 시행하였다. 보조항암화학요법을 시행하면서 도세탁셀로 인한 부작용으로 미각장애가 나타났다가 치료를 통해 회복되는 것을 볼 수 있다. 방사선치료(26Gy/13fr)를 시작한 뒤 2주 후에 미각 이상이 나타나고 전신권태감이 발생하여 보중익기탕 내복을 시작하였더니 내복 1개월 후에는 미각이 회복되었음을 확인할 수 있었다.

❸ CTCAE ver 4.0의 유해사상^{有害事象} Grade 정의

CTCAE v4.0 Term	CTCAE v4.0 Term 일본어	Grade					
		1	2	3	4	5	(주석)
Dysgeusia	미각장애	미각의 변화는 있지만 식생활에는 변함이 없다.	식사나 복용 약 변화에 동반한 미각 변화; 오심, 불쾌한 미각, 미각 소실	–	–	–	미각 이상에 의한 것과 후각저하에 의한 것이 있다.

(U. S. Department of Health and Human Services, National Institutes of Health, National Cancer Institute. Common Terminology Criteria for Adverse Events (CTCAE) version 4.0. 有害事象共通用語規準 v4.0 日本語訳 JCOG版. http://www.jcog.jp/doctor/tool/ctcaev4.html[9])

부작용, 주의사항

● 한약에도 부작용이 발생할 가능성이 있다. 한약을 안전하게 사용하기 위해서는 정기적인 혈액검사나 진찰을 통해 부작용을 조기에 진단하고 중독을 예방해야 한다.

● 경청 ●

최근 서양의학에서 근거중심의학적인 측면으로는 완전히 치료하지 못하는 환자의 경우에 개인으로서 파악해야 한다는 필요성과 함께 보완적인 의미를 가진 narrative based medicine (NBM)이 제창되었다[10]. NBM과 관련된 연구가 추진됨에 따라 임상 실제나 연구·교육에서도 다양한 학문 분야와의 연계가 중요하게 강조되고 있다. NBM을 배울 필요가 있는지에 대한 이유는 아래와 같이 몇 가지 점을 들 수 있다.

'치료과정'에서

● 환자의 관리에 전인적인 접근을 촉진한다.

● 그 자체가 본질적으로 치료적 또는 완화적이다.

● 치료에서 새로운 선택을 시사하거나 개척할 필요가 있다.

위의 내용은 한의학에 잘 해당되고, 한의학은 NBM을 실천하여 온 의학이라고 할 수 있다. 한의학은 교육 자체도 도제식에 가까운 형태로 발전하여 왔다. 개별 환자의 호소를 '경청'하여 각 환자에게 맞는 치료계획을 세우고 실천하는 것을 중요시한다. 이는 증의 결정으로 승화된다.

한의학에서는 같은 증상을 호소하더라도 그 병위나 동반 증상에 따라 사용하는 처방이 다르고, 자각증상을 상세하게 청취하여 처방의 목표를 검토하기 때문에 한약처방을 해본 경험이 많아질수록 더 높은 치료율을 거둘 수 있다. 또 해당하는 병과 직접적으로 관련된 증상을 듣는 것 외에도, 일상적인 진료에서 관찰되는 소견(서양 의학적 소견을 포함)에서 얻을 수 있는 한의학적인 진단을 통해 증을 결정하거나 치료에 이용할 수 있다. 한의학을 열쇠로 서양 의학적 소견이나 어느 질환의 특정 군에는 한약이 높은 확률로 유효하다는 것을 밝히거나, 지금까지는 알지 못했던 치료의 새로운 대안을 찾아내는 것과 같은 노력을 통해 일본 이비인후과학이 발전할 수 있지 않을까 기대한다.

● 감초가 포함된 처방은 가성 알도스테론증을, 황금이 함유된 처방은 약물성 간질성 폐렴을 주의한다. 처방명 뿐 아니라 감초, 황금, 마황, 지황, 대황 등 약제에 대한 지식을 쌓는 것도 중요하다. 상세한 것은 1장 「3. 처방선택과 사용법(부작용, 약물상호작용)」편(p. 15)을 참고하길 바란다.

● 미각징애에서 구깅 진조를 호소하는 경우는 한약 과립제를 복용하는 데 어려움이 있다. 이러한 경우에 정제나 캡슐을 사용할 수도 있고, 따듯한 물에 녹여서 복용을 시킬 수도 있고, 얼려먹는 형태의 한약을 사용할 수도 있고, 걸쭉한 젤리를 사용할 수도 있는 등 제형에 대한 공부가 필요하다.

사전 설명과 동의

① 특히 두경부암은 연하곤란한 경우가 많으므로 복용방법에 대한 조언이 필요하다.

② 미각장애에서 심인성 요소가 미치는 경향이 크므로 환자의 호소에 경청할 필요가 있다.

③ 한약을 처방하는 경우에 얼핏 미각장애와 관계가 없는 듯한 증상이 처방결정의 단서가 되는 일이 많다. 이는 한의학이 환자를 볼 때 증상 뿐만 아니라 인간 전체를 보는 전인적 의학이라는 특성을 가지고 있기 때문이다. 따라서 어느 쪽의 균형이 무너져있는지를 확인할 필요가 있기 때문에 이것저것 질문한다는 것을 먼저 알리고 문진을 하는 것이 환자의 불안을 줄여줄 수 있다.

결론

한의학 용어가 어려운 부분이 있으므로 가급적이면 현대 의학 용어와 기본적인 한자용어로 설명하였다. 한층 더 깊게 공부하고자 하는 분은 증상을 가지고 하는 것이 아니라 한의학 자체를 공부하여 본인 것으로 만드실 것을 당부하는 바이다.

오가와 케이코(小川恵子) 후루카와 미츠루(古川 仂)

● ● ● **참고문헌**

1) 池田 稔編. 味覚障害診療の手引き. 金原出版;2006.

2) 黒野祐一編. 口腔・咽頭疾患, 歯牙関連疾患を診る. ENT臨床フロンティア. 中山書店;2013.

3) 井之口昭ほか. 味覚障害診療ガイドライン作成に向けて味覚障害の診断. 口腔・咽頭科 2012;25:7-10.

4) 田山理恵ほか. 味覚障害患者の服用薬の実態調査. 日本病院薬剤師会雑誌 2012;48:605-8.

5) 愛場庸雅ほか. 味覚障害診療ガイドライン作成に向けて 味覚障害の治療法とその効果. 口腔・咽頭科

2012;25:11-6.

6) 坂口明子ほか. 味覚障害1,059例の原因と治療に関する検討. 日耳鼻 2013;116:77-82.

7) 北川善政ほか. 高齢者と味覚障害 update. Geriatric Medicine 2011;49:573-9.

8) 菅 幸生ほか. がん化学療法による嗅覚異常の実態調査および味覚異常との関連. 癌と化学療法 2011;38:2617-21.

9) U. S. Department of Health and Human Services, National Institutes of Health, National Cancer Institute. Common Terminology Criteria for Adverse Events (CTCAE) version 4.0. 有害事象共通用語規準 v4.0 日本語訳 JCOG版. http://www.jcog.jp/doctor/tool/ctcaev4.html

10) トリンャ・グリーンハル, ブライアン・ハーウイッツ編. 斎藤清二ほか訳. ナラテイブ・ベイスト・メディスン―臨床における物語りと対話. 金剛出版;2001.

〈12〉 구강인두건조증

> **▶▶ 이번 장에서 소개되는 한약**

- 월비가출탕(越婢加朮湯)
- 가미소요산(加味逍遙散)
- 계지복령환(桂枝茯苓丸)
- 오령산(五苓散)
- 시호가용골모려탕(柴胡加龍骨牡蠣湯)
- 반하후박탕(半夏厚朴湯)
- 백호가인삼탕(白虎加人蔘湯)
- 방기황기탕(防己黃芪湯)
- 용담사간탕(龍膽瀉肝湯)
- 육미지황환(六味地黃丸)

- 소시호탕(小柴胡湯)
- 청서익기탕(清署益氣湯)
- 당귀작약산(當歸芍藥散)
- 맥문동탕(麥門冬湯)
- 팔미지황환(八味地黃丸)
- 시호계지건강탕(柴胡桂枝乾薑湯)
- 자음강화탕(滋陰降火湯)
- 자음지보탕(滋陰至寶湯)
- 십전대보탕(十全大補湯)

서론

구강이나 인두건조증의 원인은 다양하다. 크게 타액분비기능 저하로 인한 경우와 타액분비기능은 정상이어도 자각적인 건조감을 호소하는 경우로 크게 나눌 수 있다. 타액분비기능이 저하되는 질환에는 쇼그렌증후군으로 대표되는 점막건조증후군이 있으며, 그 외 교원병, 노화, 약물이나 정신적 스트레스에 의한 교감신경 긴장으로 인한 경우도 자주 볼 수 있다. 또한 이비인후과 외래에서는 타액분비기능이 저하되어 있지 않은데도 건조감이나 끈적거린다는 느낌을 호소하는 경우를 쉽게 볼 수 있다.

필자의 병원에서 2013년 1년 동안 진료를 받은 구강인두건조증 환자의 연령 분포를 보면 70세 이상 고령자가 65%로 압도적으로 많은 것을 알 수 있다. 따라서 치료도 고령자에 대한 전략이 중요하다. 고령자에게는 노화로 인한 타액분비기능 저하, 질환으로 복용 중인 약물에 의한 영향, 독거나 건강불안에 동반한 정신적 스트레스 등이 있다. 따라서 구강인두건조증이라고 하면 일반적으로 고령의 환자를 모델로 떠올리게 된다.

구강인두건조증의 치료현황

서양의학은 본 증상의 원인규명에 초점을 맞춘다[1]. 구강건조증과 구갈의 병인은 다양하며 최근 증가하는 당뇨병이나 약물에 의한 의원성도 있으나 여기서는 다루지 않고 다음으로 미루고자 한다.

쇼그렌증후군을 시작으로 하는 교원병에 동반된 구강인두건조증은 스테로이드를 중심으로 한 교원병 치료가 주가 된다. 쇼그렌증후군으로 인한 구강인두건조증을 개선하기 위해서는 인공타액이나 보습제, 타액선 호르몬(파로틴®), 무스카린 작용제(세비멜린, 피로칼핀), 기도점액조정제(카르보시스테인, 암브록솔) 등을 조합하여 처방한다.

노화로 인한 경우는 스테로이드제 이외에도 위에서 서술한 약제를 사용하는 것이 일반적이다. 단, 이미 여러 종류의 약제를 투여 받고 있는 경우가 대부분이므로 안이하게 약제를 추가하지 말고 오히려 약제를 줄이려는 자세가 필요하다.

정신적 스트레스가 원인으로 여겨지는 경우는 완화정신안정제Minor Tranquilizers를 위주로 처방하는 경우가 많다.

한의학에서 구강인두건조증에 대한 치료법

한의학 문진에서 구강인두건조감 유무의 확인은 환자의 조습 상태를 알기 위한 필수항목이다. 이때 건조감을 구갈口渴과 구건口乾으로 나누어 생각한다. 구갈은 목이 말라서 물을 마시고자 의욕을 보이는 것이며, 그 정도가 심한 상태는 번갈인음煩渴引飮 이라고 한다. 구건은 구갈과는 별도로 구내가 건조하여 타액분비가 적고, 입에 물을 머금어 적시고자 하는 의욕은 있어도 마시고자 하는 의욕이 없는 것으로 구건, 구갈은 구별하여야 한다.

약물요법 흐름도

❶에는 진단과 치료의 흐름도를 제시하였다. 서양 의학적 진단을 한 뒤, 이에 더하여 한의학적인 관점에서의 한약치료를 시행하는 것이 권장된다.

❷에는 각 처방을 사용할 때의 요점을 정리하였다.

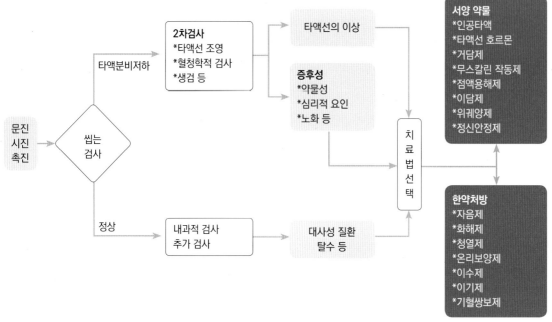

❶ 진료 흐름도

❷ 구강인두건조증에 사용되는 한약

처방명	분류	표리한열허실	처방의 요점
육미지황환	자음	이열허증	족열足熱, 야간 빈뇨, 쉽게 피로함, 이명
자음강화탕	자음	이열허증	피부건조하고 검다, 완고한 기침, 점조담粘稠痰, 설무태
자음지보탕	자음	이열허증	미열, 자한, 도한, 간울경향
맥문동탕	자음	이열허증	심한 기침, 인후불리, 심하비,
청서익기탕	자음	이열허증	열중증熱中症, 구갈, 다한, 뇨량 감소, 심번, 더위를 탐
백호가인삼탕	청열	이열실증	구갈, 다한, 뇨자리尿自利, 탈수, 약인성 구강건조
용담사간탕	청열	이열실증	설건조, 황색니태黃色膩苔, 하초온열, 구고, 안충혈
오령산	이수	이열허증	구갈, 뇨불리, 자한
방기황기탕	이수	이한허증	다한, 다음, 하지부종, 물살형 비만
월비가출탕	이수	표열실증	구갈, 부종, 뇨불리, 안충혈, 안검부종
팔미지황환	온리보양	이한허증	배뇨장애, 하지냉기, 설습담백, 이명
소시호탕	화해	이열허증	구중불쾌, 설습박백태表薄白苔, 흉협고만
시호계지건강탕	화해	이한허증	허약, 신경질, 도한, 두한, 냉기, 구건
가미소요산	화해	이열허증	호소가 많음, 한열착잡, 정신불안, 심기증心氣症경향
반하후박탕	이기	이한실증	매핵기, 심하비, 신경질
십전대보탕	기혈쌍보	이열허증	안색불량, 피부건조, 쉽게 피로함, 구상설, 설무태

처방 실제

타액분비기능이 저하된 증례 (쇼그렌증후군 등)

교원성 질병은 만성 염증성 질환이며, 기본적으로 어혈이 존재하는 것으로 생각된다[2]. 따라서 한약 중 효과를 기대할 수 있는 것은 거어혈제를 중심으로 한 처방이다. 궁귀조혈음이 제1가감제로 적당하지만 의료용 엑기스제제가 없으므로 계지복령환과 당귀작약산을 합방하면 비슷한 처방의 효능이 된다[2].

그러나 쇼그렌증후군은 실제 임상에서는 류마티스 내과에서 진료를 받는 일이 많고 대부분의 경우에 대증치료하게 된다. 구강건조에 구갈이 심하고 실열實熱을 동반한 경우 백호가인삼탕의 효과가 기대된다.

증례 51세 여성

- 주소: 구강건조증과 불편감, 미각 저하
- 과거력: 10년 전부터 쇼그렌증후군 및 류마티스 관절염으로 류마티스 내과에서 진료 중으로 스테로이드제, 항류마티스제, 위점막보호제, 소염진통제 등 다수의 약제를 내복중이다.
- 현병력: OO년 11월 초부터 기존의 구강건조증이 악화되고, 설 건조감과 미각저하가 느껴져 11월 12일 초진으로 내원하였다.

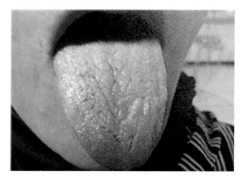

❸ 51세 여성, 쇼그렌증후군

- 현재 증상과 경과: 신장 153cm, 체중 43kg, BMI = 18.4, 혈압 101/63mmHg, 맥박 71회/분, 요검사상 이상 없음, 귀와 코 소견에는 특이사항이 없었다. 구강 내는 혀를 중심으로 건조한 경향을 띄고, 설색은 담홍, 전체적으로는 추상皺狀의 형태를 띠면서, 혀의 중간부터 뿌리 쪽까지 설의 양측 면에 경도의 황색니태黃色膩苔가 관찰되었다 (❸). 미각 이상은 간이 미각검사로 단맛 감각의 저하가 확인되었고, 약인성 아연결핍도 고려되어 혈액검사를 실시하였다. 구건을 호소하였고, 구갈은 가벼웠지만 황색니태가 있으므로 실열로 판단하여 청열제인 백호가인삼탕 과립 5g을 둘로 나누어 7일간 처방하였다.
- 2회 차 내원(11월 19일): 혀의 불편감과 건조감은 10분의 5로 개선되었으나 미각 저하는 변화가 없다. 혈중 아연(56μg/mL)의 저하가 확인되어 기존 처방에 추가하여 프로맥®과립(폴라프레징크) 1.0g을 14일간 병용하도록 처방하였다.
- 3회 차 내원(12월 7일): 설건조감, 불편감, 미각 이상이 거의 소실되었다.

노화에 동반된 증례

노화에 동반된 구강인두건조증은 앞에서 서술한 서양 약물을 병용한다. 한약처방은 자음제가 중심이 된다. 설진을 통한 한열의 판단에 따라 사음강화탕이나 육미시황환 또는 온리보양溫裏補陽하는 팔미지황환을 기본으로 처방한다.

증례 86세 여성

- 주소: 구강건조증과 흑모설

- 과거력: 심장병 및 불면으로 다종 약물을 복용중임.

- 현병력: ○○년 1월 초부터 구강건조증과 함께 흑태가 형성되기 시작하였다. 끈적끈적한 느낌이 좋지 않아 가까운 병원 의사에게 상담하여 약을 처방받았다. 시간이 경과해도 경쾌해지지 않아 2개월 반 정도 후에 진료를 위해 내원하였다.

- 현재 증상과 경과: 신장 147cm, 체중 40kg, BMI = 18.5. 귀와 코에는 이상이 없다. 혀는 전체적으로 홍색이며, 변연은 경면으로 무태이나 중앙에는 흑모설이 관찰된다(❹). 식욕은 양호하고 위는 튼튼한 편이다. 대변은 2회/일, 소변은 5~6회/일이며 손발은 차갑다. 취침 후 마른기침이 있다. 진허津虛로 판단하여 자음강화탕 과립제 5g을 반으로 나누어 하루 2번 10일간 복용하도록 처방하였다.

- 2회 차 내원(10일 후): 구강건조증이 개선되었고 흑모설도 감소하였다. 동일한 약을 원해서 2주간 더 처방하였다.

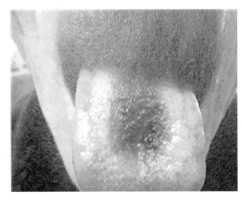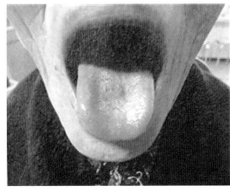

❹ 86세 여성, 흑모설(초진 시와 약 2주 후)

심인성 요소가 강한 증례

일상 진료 중 혀나 구강인두에 건조한 소견이 없는데도 건조감이나 끈적거림을 호소하는 경우를 자주 접하지만, 치료가 어려운 경우가 적지 않다. 서양의학에서는 완화정신안정제가 주로 사용되고, 한의학에서는 시호제를 중심으로 한 화해제나 반하후박탕 등의 이기제가 주로 사용된다. 설 소견으로는 혀가 확연하게 커져 있으면서, 습윤한 경우가 많고 치흔을 보이는 경우가 있다.

증례 59세 여성

- 주소: 구강건조증과 연하곤란
- 과거력: 불면증으로 정신과에서 치료 중
- 현병력: 수 개월 동안 지속되는 후비루가 있어 구강이나 인두가 끈적거려서 음식물을 삼키기 어려운 느낌이 있고, 여러 번 의료기관에서 진료를 받았으며 부비동염을 진단받았다. 마크로라이드계 항생제 등의 약물을 처방받아 복용했으나 개선되지 않아 내원하였다.

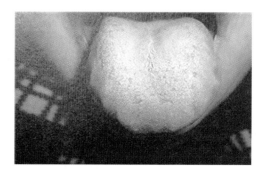

❺ 59세 여성, 이상한 꿈을 잘 꾼다.

- 현재 증상과 경과: 신장 154cm, 체중 53kg, BMI = 22.3, 요 검사 정상, 안면부 X-ray 검사에서 경도의 부비동 음영이 보였고 설은 판대하며, 치은을 동반하고 습윤하다(❺). 대변은 1회/일, 소변은 10회/일로 음주는 매일 하지만 흡연력은 없다. 악몽을 꾸는 일이 많고, 쉽게 불안해하고 낙심한다. 잠들기가 힘들고 중간에 깬다. 맥은 침실沈實하고 복진에서 제상계臍上悸와 양측의 흉협고만이 있다. 실증인 간울경향으로 진단하여 대황이 포함된 시호가용골모려탕 과립 6g을 둘로 나눠서 10일간 처방하였다. 부비동염에는 마크로라이드계 항생제를 병용하도록 처방하였다.
- 2회 차 내원(10일 후): 끈적거리는 느낌이 반 정도로 경감하였고, 잠들기도 좋아졌으며 배변도 더 수월해졌다. 코를 풀기 쉬워지고 마음이 편안해졌다. 동일한 처방을 2주 더 처방하였다.

부작용, 주의사항

한약 처방에 의한 부작용에 대해서 항상 염두에 두어야 한다. 부작용이 일어나는 경우는 대략 네 가지가 있다.

● 첫 번째는 한약이 가지고 있는 성격에 의한 것이다. 대표적인 것은 지황, 마황, 당귀, 천궁, 산조인 등에 의한 소화기 증상이다. 위가 약한 환자에게 투여할 경우 주의가 필요하다.

● 두 번째는 장기투여에 의해 특정 성분이 축적됨으로 인한 것이다. 대표적인 예가 감초에 의한 저칼륨혈증 및 가성 알도스테론증이다. 고령 여성에게 일어나기 쉬운 경향이 있다. 일반적으로 1일 감초량이 3g을 초과하는 경우에 주의가 필요하며 장기투여를 하기 위해서는 전해질 확인이 필수적이다.

● 세 번째는 금기 한약 투여에 의한 것인데, 이 경우 의료과실로 연결될 위험이 있으니 세심한 주의가 필요하다. 특히 임신 중이나 심 질환을 가지고 있는 환자에게 투여할 경우는 주의가 필요하다.

● 네 번째는 알레르기 반응에 의한 부작용이다. 황금에 의한 간질성 폐렴이나 간기능 장애는 알려져 있으며, 이외에도 계피, 인삼, 황기, 지황 등에서 알레르기 보고가 있으니 주의가 필요하다.

사전 설명과 동의

어떤 환자와 의사의 대화를 아래에 예시하여 설명과 동의 과정에 대한 구체적인 예를 들어보고자 한다. 환자는 70대 여성으로 입이 마르고 끈적끈적하며 따끔거린다고 호소한다. 고혈압, 불면증으로 진정제, 항고혈압제 등 10종의 약물을 내복하고 있다.

환자: 입이 끈적끈적하고 안쪽이 따끔거리며 아픕니다.

의사: 입이 마르고 따끔거립니까? 언제부터 그랬죠?

환자: 꽤 오래되었습니다.

의사: 꽤라고 하시면 2, 3개월 전부터입니까? 2, 3년 전부터입니까?

환자: 10년 정도 전입니다. 암은 아니겠지요?

의사: 끈적거리면서 아픈 시간대는 언제입니까? 아침입니까? 저녁입니까? 식사를 할 때는 어떻습니까?

환자: 아침이던가? 항상 그렇습니다. 아침이 더 그런 것 같은데 암에 걸린 건 아닌지요?

의사: 식사를 하실 때는 어떻습니까?

환자: 먹을 때는 아프지 않지만 끈적거려서 불쾌합니다.

의사: 목이 마르고, 물을 마시고 싶습니까?

환자: 입은 마른데 물은 그다지 마시고 싶지는 않습니다.

의사: 그러면 몇 군데 좀 보도록 합시다. 귀, 코, 목의 순으로 진료하겠습니다. 네. 다음은 혀를 내밀어 보세요. 네. 됐습니다. 맥을 짚어 보겠습니다. 맛은 느낄 수 있습니까? 명치 주변을 누르면 괴로운 느낌이 없습니까?

환자: 누르면 약간 불편한 느낌이 있습니다. 맛은 느낄 수 있지만 맛이 없습니다. 암인가 봐요.

의사: 약을 많이 복용하고 계신 것 같은데···얼마나 드시죠?

환자: 잠이 안 오고, 혈압도 높고 해서··· 왜 이렇게 끈적끈적한가요?

의사: 입이 마른 원인은 주로 네 가지가 있습니다. 하나씩 생각해 봅시다. 첫 번째는 나이입니다.
누구든지 나이가 들면 타액 분비가 나빠질 수 있습니다. 환자분의 경우는 혀는 건조하지 않으므로 침이 나오는 게 그다지 나빠지는 않은 것 같습니다.

환자: 그런데 끈적거리고 마릅니다.

의사: 네. 입안이 불쾌하군요. 두 번째는 약의 영향일 수 있습니다. 입을 마르게 하는 약은 700종류도 더 있습니다. 특히 안정제, 혈압약이 영향을 미치는 경우가 있지요.

환자: 그럼 약 때문일까요? 어떤 약을 안 먹으면 되는지요?

의사: 약의 가능성도 있지만 필요해서 처방된 약이니까, 혹시 약이 원인이라고 해도 처방해 준 의사선생님과 상담을 해봐야 합니다.
맘대로 중지하면 원래의 질환에 영향을 줄지도 모르죠.

환자: 나쁜 병일까요?

의사: 입이나 목에 생기는 암은 생기기 쉬운 조건이 있습니다. 먼저 남자여야 합니다. 다음에 담배를 피우는 사람과 술을 많이 마시는 사람입니다만 어느 쪽에든 해당되시나요?

환자: 아닌데요.

의사: 그렇다면 먼저 나쁜 병이라는 생각은 안하셔도 되겠습니다. 세 번째 가능성은 계절의 영향입니다. 겨울에는 공기가 차갑고 건조하니까요. 잠자는 동안에 건조한 공기를 마시고 아침에 일어났을 때 건조감이 강하게 생길 가능성이 있지요. 그리고 네 번째는 코가 안 좋아서 일수도 있습니다. 아침에 가래가 많이 나오지는 않습니까? 혹은 이를 갈지는 않나요?

환자: 이는 간다고는 해요. 하지만 가래는 그다지 불편하지는 않습니다. 암은 아니겠지요? 여기 오기까지 그 걱정 뿐이었고요. 며칠간 잠도 제대로 못 잤습니다.

의사: 그럼 먼저 침실에 가습을 해보도록 하시죠. 세탁물을 널어 두세요. 그리고 다니시던 내과 의사에게 줄여도 좋은 약이 있는지 상담도 해보시구요.

환자: 약 처방은 없습니까?

의사: 약을 늘리면 건조가 더욱 더 심해질 수도 있으니 오늘은 약 처방을 하지 않겠습니다. 일단 약을 추가하지 말고 여러 방법을 고려해 봅시다. 그래도 별로 진전이 없으면 한약 중에 건조함을 줄일 수 있는 약이 있으니 그걸 복용해 보시도록 합시다.

환자: 잘 알겠습니다. 언제 다시 올까요?

의사: 2주 후에 다시 오시는 게 어떻겠습니까?

구강인두건조증을 호소하는 환자의 경우에 많든 적든 심인성 요소를 안고 있으니 진료하는 한의사도 그에 견줄 만큼의 끈기와 에너지가 필요하다. 처음부터 약으로 고치려 하지 말고 지금까지 환자의 병력을 자세하게 문진하는 것이 중요하다고 생각한다.

우치조노 아키히로(内薗明裕)

●●● 참고문헌

1) 吉原俊雄. 口腔内乾燥症の診断・治療をどのようにするか? JOHNS 2008;10:1613-8.

2) 坂東正造ほか. 膠原病(類似疾患) シェーグレン症候群. 坂東正造, 福冨稔明編著. 山本巖の臨床漢方(下) 第1版. メデイカルユーコン;2010. p1194-5.

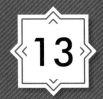

13 인두염 · 편도염

서론

　인두통은 흔히 발생하는 증상이며, 이비인후과는 물론, 내과, 소아과, 때로는 산부인과에서도 진료한다. 서양의학에서는 원인 병원균과 염증의 경중에 따라 치료가 다르다.

　최근 항생제를 얼마나 사용해야 하는지가 문제되고 있지만, 의사가 한약 처방에 어느 정도 익숙하고, 환자도 한약의 사용을 이해하는 경우는 항생제의 사용없이도 치료가 가능하다. 염증이므로 상한론에 기재된 방법으로 개선이 가능하다. 금궤요략은 이해가 어려운 부분이 있으므로 한의학과 한약 처방을 공부하기 시작하는 의사가 한의학적인 사고방식을 학습하기에는 상한론이 가장 좋다. 상한병 치료는 한방치료의 기본이므로 상한론을 읽어 깊이 이해한 뒤에 한약을 사용할 것을 권장한다.

● 한의학에서 식이요법 ●

상한론은 계지탕 조문부터 시작한다. 그 중 "계지탕을 마시고 따뜻하고 묽은 죽을 먹어 약의 힘을 돕고, 따뜻한 이불을 덮어 쓰고 온몸에 약간 땀이 날 정도로 땀을 내도록 한다."고 기록되어 있는데, 상한론에서 이처럼 "한약을 복용할 때는 어떻게 하는 것이 좋다"고 적혀있는 곳은 여기 뿐이다. 상한론은 목간木簡에 기록되어 있으므로 불필요한 내용도 있지만 적혀 있는 순번에도 의미가 있다. 본인의 스승이신 야마노우치 신이치(山之内慎一) 선생님은 몇 번이나 반복해서 "중요하다"고 가르치셨다. 다른 한약 처방도 복약 후 땀을 푹 낸 다음 기분이 개운한 경우에 병은 대개 좋아져 있다. 따라서 약을 처방할 뿐 아니라 식사를 하거나 조금 두꺼운 옷을 입어서 개운해지도록 땀을 흘리도록 전달하라고 하셨다.

편도염이나 인두염 초진 시 발끝이 차가운 사람이 있는데 발끝에 휴대용 손난로 등으로 따뜻하게 해 주라고 권고하며 진료를 마무리하고 있다. 본인 역시도 몸을 따뜻하게 해 주는 것이 인두통을 빨리 잡아주며, 비스테로이드성 소염진통제를 사용하지 않아도 한약만으로도 낫는 것을 몇 번이나 경험하였다.

한방치료를 받는 환자 식사상의 주의

- 먹고 싶지 않은 때에는 먹지 않는다.
- 부족한 듯 먹는다. 평소 식사량의 7~8할 정도만 먹는 것이 좋다.
- 반찬을 너무 많이 먹지 않는다. 주식과 부식의 비율은 대략 반반이 좋다. 매 식사마다 이 비율을 지키도록 한다. 반찬은 고기나 생선 등 단백질이 많은 식품을 1/3 정도로 하고, 나머지 2/3는 야채나 해조류로 한다.
- 잘 씹어 먹는다.
- 몸의 움직임에 따라 음식물의 양을 늘리거나 줄인다. 특히 몸을 별로 움직이지 않는 날에는 적게 먹도록 한다.
- 제철 음식을 먹는다. 겨울에 토마토나 오이를 먹지 않도록 한다.

- 체력이 허약한 사람은 과일, 샤벳, 아이스크림, 생수, 생선(사시미, 타타키, 초밥 등), 하루 지난 날 음식은 먹지 않는다. 오랫동안 절인 음식은 괜찮다.
- 가공이 많이 되지 않은 자연에 가까운 음식을 먹는다.
- 산성식품(육류, 계란, 햄, 소시지, 버터, 생선회 등)을 과식하지 않도록 주의한다. 작은 물고기, 쪄서 말린 것, 마른 작은 멸치, 물고기 말린 것 등은 될 수 있으면 통째로 먹도록 한다.
- 야채, 해조류, 대두, 대두제품(두부, 낫또, 비지, 유부, 고야두부[24]) 등의 알칼리성 음식을 열심히 먹도록 한다. 또한 야채는 익히거나 데워서 먹는다.
- 식용유는 식물성 기름을 사용하고, 가능하면 검은 깨를 사용한 고마아에[25], 깨소금 등과 같이 자연에 가까운 형태의 기름을 섭취하는 것이 보다 바람직하다.

❶ 인두염·편도염의 중증도 점수

			0	1	2
성인	증상점수	일상생활 장애 정도	별로 지장 없음	지장은 있으나 일이나 학교를 쉴 정도는 아님	일이나 학교를 쉼
		인두통, 연하통	불편감 또는 경도	중등도	섭취하기 곤란할 만큼 아픔
		발열	37.5℃ 미만	37.5~38.5℃	38.6℃ 이상
	인두, 편도 상태	인두점막의 발적, 종창	발적만 있음	중등도	고도의 발적과 종창
		편도의 발적, 종창	발적만 있음	중등도	고도의 발적과 종창
		편도의 농전膿栓	없음	편도에 산재	편도 전체
			0	1	2
소아	증상점수	기분불량, 활동성의 저하	없음	경도(활성화가 둔함)	
		인두통에 의한 섭취량 저하	없음	경도(고형물은 먹지 말 것)	
		발열	37.5℃ 미만	37.5~38.5℃	38.6℃ 이상
	인두, 편도 상태		성인과 동일		

경도: 합계 점수 0~3점, 중등도: 4~8점, 중증: 9~12점

(原淵保明. 急性咽頭·扁桃炎診療ガイドライン (案) ―扁桃炎研究会―. 化学療法の領域 2006; 22: 418-2[1])

---

24. 두부를 얼려서 말린 것
25. 참깨무침으로 일본식 나물임

인두염·편도염의 치료 현황

인두염·편도염 치료는 편도염 연구회의 '급성인두편도염 진료의 한약처방 가이드라인'을 참고한다. 이 가이드라인의 중증도 분류(❶)와 원인병원체가 A군 β용해성연쇄구균인지 혹은 기타 병원체인지에 따라 치료법을 선택한다.

중증도 분류를 위해 GABHS 신속항원검사, 혈액검사, 균 배양, 항생제 감수성 검사를 시행하여, 중증도 분류에서 경증이면서 GABHS 신속항원검사에서 음성이라면 함수제·소염진통제를 사용하고, GABHS 신속항원검사에서 양성이라면 아목시실린을 사용한다. 중증도 분류에서 중등도라면 처음에는 아목시실린을, 만약 증상이 악화된다면 레보플록사신 또는 세프트리악손을 사용하며, 중증도 분류에서 중증이라면 처음부터 레보플록사신 또는 세프트리악손을 사용한다. 중등도 이상의 증례에서는 항생제에 부신피질 호르몬제를 추가하여 투여하게 한다.

한약의 선택방법

한의학은 치료에 있어서 환자의 상태를 고려하고, 서양의학은 감염의 병원체를 감소 또는 소실시키는데 주목한다.

서양의학에서는 만성 또는 급성기에 따라 치료가 달라진다. 급성의 경우나 식음이 불가능한 경우, 또는 염증이 설근~하인두에 이른 경우는 신중하게 관리하는 것이 좋다.

한의학에서는 급성이라도 질병이 시작된 지 얼마 되지 않았는지 아니면 5일 정도 지났는지에 따라 처방하는 약이 달라진다. 또한 서양의학과 같이 항문 쪽에 병변이 있는 것은 병이 리裏에 이르렀다고 하여 병이 일단 더 심해졌다고 인식한다. 한약을 선택하는 방법을 ❷~❹에 정리하였다.

● 감기증후군에 사용하는 한약은 인두통에도 모두 사용할 수 있다. 태양병에 사용하는 한약은 감기 초기에만 사용한다고 생각할 수도 있지만, 때로는 편도염 초기에도 태양병 소견을 보이며 내원하는 경우가 있다.

● 편도염 아주 초기에 목이 콕콕 쑤시는 것 같은 통증이 생기고, 침을 삼켜도 아픈 증상에는 계마각반탕이 잘 들고, 이 증상에 구갈까지 있다면 계지이월비일탕이 유효하다. 또한 같은 상태에서 배부통背部痛이 있으면 계지가갈근탕 또는 갈근탕이 유효하다.

● 태양병 치료가 늦어지거나 의사에게 진료를 받지 않으면 소양병이 된다. 이 때 특징은 맥은 부浮하지도 않고, 침沈하지도 않은 현弦맥이며, 혀에 백태가 형성되고, 흉협고만이나 입 안이 쓰고 끈적거리는 느낌이 나타난다. 이때의 열형熱型은 한열왕래寒熱往來로 평열平熱 정도까지 내려갔다가 다시 고열이 발생한다. 주로 시호제 중에서 증에 맞추어 처방한다.

❷ 인두염·편도선염에 대한 한약의 선택방법(1)

	갈근탕	마황탕	계지가갈근탕	계지이월비일탕	계지이마황일탕	계마각반탕	승마갈근탕	계지탕	향소산	길경탕	감초탕	마황부자세신탕	계강조초황신부탕
출전	상한론	상한론	상한론	상한론	상한론	상한론	만병회춘	상한론	화제국방	상한,금궤	상한론	상한론	금궤
병위	태양	태양	태양	태양	태양	태양	태양	태양	태양	소음	소음	소음	태음
허실	실	실	간	간	간	간	간~실	허	허	간	간	허	허
맥	부실삭	부긴	부	부긴	부 약간 약	부, 약	부, 삭	부약완	침, 약	삭	불일정	주로 침세 붙일 정한 경우도 있음	
설	엷은 백태	엷은 백태	엷은 백태	건조 무태	엷은 백태	엷은 백태	저변 없음	엷은 백태	불일정	미황~황	불일정	불일정	
두통, 두중	◎	◎	○	◎	◎	○	◎ 심하다	◎	○			◎	◎
오한	◎	◎	○	○	○	○	○	◎	○			◎	○
발열	◎	◎	◎	○	○	○	○	◎	○			◎	
발한	X	X	◎	○	○	△		◎	X				△
어깨, 목, 등의 뻣뻣함	◎		◎										
재채기, 콧물, 코막힘	△	○		○		○	△					○	○
목에 무언가 걸려있는 듯하다													
기침	△	△		○	○	○				△	△	◎	○
입, 목이 마르다				◎			△			△			
얼굴색이 빨갛다			○	○	○								X
얼굴색이 나쁘다												◎	◎
목이 따끔거린다				◎	◎	◎				△	○	◎	
목의 발적, 종창, 인두통이 심하다										◎	◎		
목이 쉬다									◎				
음식을 삼키기 어렵다										◎			
진하고 점조한 가래													
설사													
변비													
복통									◎				
복만													○
부종													○
요통											○	○	
식욕부진									○				
불안감													
억울경향									○				
임산부								△	△				
몸이 나른하다	△	△						○				◎	◎
눈의 충혈, 통증, 유루							○						
명치의 체증감													
위의 통증													
배가 차갑다													
발이 차갑다													○
손발이 차갑다													
불면							△						
구역질									◎				
오심, 구토									◎				
코가 마른다							○						
지체가 아프다		◎					○						○
비혈		△					△						
가려움						◎							
귀가 막힘									○				
엷은 거품 같은 침이 나온다							·						
그 외							인통咽痛이 있으면 길경탕을 추가한다		계지탕을 사용하지 못하는 자				배꼽과 명치 사이에 저항과 압통

◎: 증(証)의 결정에 없어서는 안 되는 증상
○: 대부분의 경우, 있는 증상
△: 있는 경우도 없는 경우도 있다.
×: 있어서는 안 되는 증상
(후지히라 켄. 후지히라 한방 연구소 편. 한방 처방류법 감별편람. 린네: 1982를 참고로 작성)

❸ 인두염·편도염에 대한 한약의 선택방법(2)

	반하후박탕	맥문동탕	삼소음	배농산급탕	조위승기탕	계지인삼탕	사역탕	길경석고	당귀사역가오수유생강탕	청상방풍탕
출전	금궤	금궤	화제	본조	상한론	상한론	상한/금궤		상한론	민병회춘
병위	소양	소양	소양	소양	양명	태음	소음/궐음		태양~궐음	소양
허실	간	허	허	간	실	허	허		허	실
맥	약간 연 약간 약		부완		침실($\bar{\pi}$實)	약	침미, 침지약, 부지약	불일정	침, 세	현($\bar{\pi}$)/ 약간 약
설	하얗고 습윤	설질 빨갛고 건조			건조	큰 변화 없음			습윤무태	
두통, 두중			○						○	
오한			△ 경도	X	X	○				
발열		X	○	X	○	○				
발한							◎			
어깨, 목, 등의 뻣뻣함			△							
재채기, 콧물, 코막힘		△	○							
목에 무언가 걸려있는 듯하다	◎	△						○		
기침	△	◎	◎							
입, 목이 마르다		△						○		△
얼굴색이 빨갛다		△								◎
얼굴색이 나쁘다										
목이 따끔거린다	○									
목의 발적, 종창, 인두통이 심하다				△				○		
목이 쉬다	○	○								
음식을 삼키기 어렵다	○									
진하고 점조한 가래		◎	◎							
설사		X				△	◎(완곡)		△	
변비					◎			○		△
복통			○							
복만			○				△			
부종										
요통									△	
식욕부진			○			△			○	
불안감	○		○						초조, 기분이 침울	
억울경향	○		○							
임산부		△	△							
몸이 나른하다			○			○				
눈의 충혈, 통증, 유루										
명치의 체증감			◎			○				
위의 통증						△				
배가 차갑다						○			○	
발이 차갑다	△					○			◎	
손발이 차갑다							◎		◎	
불면	△									
구역질	○		○			△			△	
오심, 구토										
코가 마르다			○						△	
지체가 아프다										◎
비혈										
가려움										◎
귀가 막힘										
엷은 거품 같은 침이 나온다						○			△	
그 외	음허는 금기		이미 수일을 경과하여 화학제제를 사용하여 위장장애가 나타난 듯한 경우	국소의 발적, 종창이 있는 사람		감기약에 의한 위장장애			가미 가능한 보조제방법이므로 병위는 주약제에 따른다.	동상

◎: 증(証)의 결정에 없어서는 안 되는 증상
○: 대부분의 경우, 있는 증상
△: 있는 경우도 없는 경우도 있다.
×: 있어서는 안 되는 증상
(후지히라 켄. 후지히라 한방 연구소 편. 한방 처방류법 감별편람. 린네: 1982를 참고로 작성)

❹ 인두염·편도염에 대한 한약의 선택방법 (3)

	대시호탕	소시호탕	소시호탕가길경석고	시호계지탕	시호계지건강탕	보중익기탕	형개연교탕	시호청간탕
출전	상한/금궤	상한/금궤	본조	상한/금궤	상한/금궤	변감론	일관당	일관당
허실	실	실	실	허	허	허	소양	소양
병위	소양/양명	소양	소양	태양/소양	소양	소양	간	간
맥	침실/침지	현	현	현	약/ 부약	미세	현, 약간 긴	현, 약간 약
설	긴조황설/백황설	건조백설		약간 건조미백설	약간 건조/미백태	담홍~담백	불일정	불일정
발증하여 5일 이상 경과된 것	○	○	○	○	○			
두통, 두중	○			△		△두통	○	
오한/발열	○		○	◎		△		
발한				○	○상반신/얼굴	△침한/자한		
왕래 한열	◎	◎	◎	◎	◎	△		
흉협 고만	◎	◎	◎	○	△	△		
손바닥/족저에 땀이 차기쉽다							◎	○
목(흉쇄유돌근 근처)이 뻣뻣함	◎			○	△			
관절통				○				
재채기, 콧물, 코막힘	△	○		○				
목에 무언가 걸려있는 듯하다			◎					○
기침	○		○	○				△
입, 목이 마르다	△		○		○			
입안이 끈적거리고 쓰다	◎	◎	◎				◎	△
피부가 거무스럼하다	△	△	△				◎	○
안면이 붉다	○							
목의 발적, 종창, 인두통이 심하다							△	
목이 곪아있다							◎	○
음식을 삼키기 어렵다	◎							
변비	○	△						
설사		△(연변)				○		
목 위로 땀이 남					○			
손발바닥에 비지땀							◎	◎
구갈	◎	△			○			
역상	○			◎			○	
냉한								
요통		◎		○				
식욕부진	○	○		△		◎		
사지권태감						◎		
초조함		○					△	
신경질							○	○
우울감		○						
손발이 차갑다		×				△		
원기가 없다		○				○		
오심, 구토	◎			○		○		
구역질				◎				
심계항진	○							
이뇨감소	○							
다담		○						
흉만/흉통	○+ 잠만 자기, 맥結							
배꼽동계/압통						◎		
졸린다						○		
기립 시의 현기증						○		
구내염							△	
복진 시 간지러워하다							◎	◎

◎: 증(証)의 결정에 없어서는 안 되는 증상
○: 대부분의 경우, 있는 증상
△: 있는 경우도 없는 경우도 있다.
×: 있어서는 안 되는 증상
(후지히라 켄, 후지히라 한방 연구소 편, 한방 처방류법 감별편람, 린네: 1982를 참고로 작성)

- 병기의 진행은 태양병에서 소양병이 되는 것만 있는 것은 아니다. 갑자기 소양병이 되어야 하는데 소음병으로 직중^{直中}하기도 한다. 맥이 갑자기 약해서 침체되어 버린 경우^{沈微細}, 발열이 계속되는 경우는 소음병 마황부자세신탕이나 사역탕을 투여해야 한다. 노인의 혈색이 좋지 않고, 배^背 부위 전체가 유난히 차갑고 목이 아픈 경우는 마황부자세신탕이 제1선택제가 된다. 이러한 상태에서 편도에 농이 생기게 되면 길경탕이 유효하다.

- 엑기스제제 단독 치료, 엑기스제제와 서양 약물의 병용치료 모두 가능하다. 증을 별도로 생각하지 않고 사용할 수 있는 처방은 길경탕과 감초탕이다. 감초탕은 초기에 발적이 없어도 통증을 호소하는 경우에 사용하고, 인두에 발적이 있어 편도에 점점 백태가 나타날 때에는 길경탕을 사용한다. 인두통이 있어도 길경탕을 사용하지 못하는 경우도 있다. 길경탕을 복용하였을 때 단맛이 느껴지지 않은 경우는 길경탕의 사용을 피하고 다른 처방을 찾도록 한다. 길경탕이나 감초탕 엑기스제제는 1포를 200mL 정도의 따뜻한 물에 녹여 아픈 곳에 용액이 잘 닿도록 입안에서 가글하게끔 지시한다. 통증이 심한 경우는 1일 사용량을 나누어 필요한 만큼 몇 번이라도 사용해도 좋다고 설명하고 있다. 석고는 구갈이 있을 때 추가한다. 고열이 동반된 감염증으로 인해 입안이 마르는 경우에 석고를 추가하면 환자도 빨리 안정이 되므로 적극적으로 사용한다.

- 태양병이라면 갈근탕 등, 증에 맞는 처방에 길경탕 또는 길경, 석고를 추가한다. 소양병기에는 소시호탕, 시호계지건강탕 등이 갈근탕을 대신한다. 땀을 많이 흘려서 열을 내리는 목적으로 마황이 들어있는 한약을 사용할 때에는 3일 이내로 처방한 뒤 다음 내원을 약속받고 귀가시킨다. 땀을 너무 많이 흘리면 탈한^{脫汗}이라는 상태가 되어 몸 상태가 나빠지고 쇼크가 발생하는 일이 있다. 탈한에 사용하는 한약에는 계지가부자탕, 복령감초탕, 계지인삼탕, 사역탕이 있다. 계지가부자탕은 발한이 멈추지 않고 한기가 들어 소변이 나오지 않고 수족이 굳어질 때 사용하고, 복령감초탕은 발한이 멈추지 않고 안면이 벌겋게 되어 소변이 나오지 않는 심하팽만이나 심계항진, 신체가 무겁게 느껴질 때 사용한다. 사역탕과 계지인삼탕은 ❸을 참고로 한다.

- 설 편도나 인두에 염증이 파급되어 있을 때에는 반하가 들어가는 처방을 고려한다.

- 음병^{陰病}에서 항생제나 비스테로이드성 소염제가 듣지 않을 때가 있다. 대개는 발등과 발바닥이 차갑고 맥이 침^沈한 상태가 되는 일이 많다. 이럴 때에는 부자가 들어 있는 처방 즉 마황부자세신탕, 계강조초황신부탕, 진무탕, 계지인삼탕(가^加 부자), 사역탕이 유효하다.

- 엑기스제제에는 없지만 인두통에 잘 듣는 상한론 처방이 있다. 반하산과 반하고주탕이다. 반하산과 반하고주탕 적응증은 쉰 목소리^{嗄声}의 유무로 감별할 수 있다. 목이 쉬지 않으면서, 발성에 문제가 없는 인두통에는 감초탕이나 길경탕으로, 통증이 호전되지 않을 경우 반하산을 사용할 수 있다. 반드시 경증이더라도 염증으로 목소리가 나오지 않는 후두염 환자에게는 반하고주탕을 사용해야 한다.

- 계마각반탕과 계지가갈근탕은 엑기스제제이다. 사역탕(감초탕:건강:부자, 3:2:1), 계지이월비일

탕가출(계지탕:월비가출탕, 2:1), 계지이마황일탕(계지탕:계마각반탕, 1:1), 계강조초황신부탕가 작약(마황부자세신탕+계지탕, 1:1)은 엑기스제제들을 혼합하여 만들 수 있다.

- 감염성 염증이 만성화된 만성인두염은 금궤요략에 처방이 있으며, 금궤요략에 기재되어 있는 처방으로 효과를 볼 수 있을 것으로 생각되나, 잘못된 발성법으로 인한 인두통 경우는 약을 쓰기보다는 발성법을 교정하는 것이 최적의 치료방법일지도 모른다. 단지 쉰 목소리만 있는 경우는 맥문동탕이나 반하후박탕이 효과를 보이는 경우가 있다.

- 염증이 장기화되는 경우에도 급성기에 사용하는 태양병 처방이 효과가 있을 수 있다. 열의 유무뿐 아니라 늑골하 부위나 이와 이어진 배부 주위가 아프고 괴로운 흉협고만이 있는가를 관찰하며, 이 경우는 시호제 사용을 고려한다.

- 엑기스제제가 간편하지만 증이 맞는데도 효과가 좋지 않은 경우는 역시 탕약이나 한약을 사용하면 유효하다.

- 반하산급탕(소음병, 반하6g+계지3g+감초2g), 반하고주탕(소음병, 반하6g+계란흰자 1개+절반으로 희석된 식초)은 엑기스제제로는 없지만 설근이나 하인두에서 후두에 걸친 병변이 있을 때에 잘 듣는 처방이다.

- 상한론에 "소음병으로 인후에 생창生瘡하고, 염증이 인후로부터 후두까지 미치고, 소리도 나오지 않고 말도 할 수 없는 자는 반하고주탕으로 치료한다"고 되어 있다. 편도염, 편도선농양, 후두결핵, 후두암, 구내염, 설염, 성문염, 성대폴립에 응용한다.

- 만병회춘에 기재된 구풍해독탕은 트로키 제형으로 약국에서 시판되고 있으며 체력과 관계없이 사용이 가능하며 감초함유량도 많지 않다.

- 한약과 항생제를 병행할 때는 환자가 항생제를 복약하면 설사를 하는 편인지를 물어보고, 그런 경우는 포스포마이신 등 비교적 부작용이 적은 제제를 고려한다.

처방 실제

급성인두염

증례 16세 여성

아침에 일어났더니 목이 아프기 시작했다. 인두에는 경도의 발적만 보인다. 중증도 점수는 1점이다. 그날 아침 길경탕 2.5g을 가글하면서 내복하고, 계지가갈근탕 2.5g을 내복하였다. 낮이 되어도 여전히 경도 인후통이 있어 길경탕을 내복하였다. 저녁때는 통증이 없어서 내복하지 않고, 다음날 아침에는 경도 인후통이 있어 길경탕을 가글하면서 내복하였더니 이후에 통증이 없었다.

편도주위염

증례 56세 남성

3일 전부터 식사를 할 수 없다고 내원하였으며, 진료 시에 38.5℃ 발열이 있었다. 중증도 점수는 9점이었다. 백혈구 11,590개/㎕, CRP 18.74mg/㎗이다. 길경탕 2.5g, 1일 3회와 소시호탕 2.5g, 1일 3회를 병용하도록 처방하였으며, 병원 내원 후 2일째부터 식사를 할 수 있게 되었다. 같은 처방으로 치료를 지속했으며, 15일 동안 치료한 뒤에 치료가 완료되었다.

설 편도염

증례 29세 여성

모월 9일에 목의 불편감이 발생하였고, 동월 10일부터 39.5℃의 발열, 쉰 목소리가 발생하여 동월 11일에 근처 의사에게 진료받았다. 인플루엔자 신속검사(−), 지스로맥스®(아지스로마이신), 트랜사민®(트라넥삼산)을 처방받았다.

동월 12일에 인두통이 악화되어 본과에 내원하였다. 상인두에 진한 점액 농성 농양이 관찰되었다. 설 편도의 종창이 있으며, 인두개 발적은 있으나 종창은 없었다. 복진에서 흉협고만과 설진에서 백태가 보였다. GRBAS[26]: G2, R1, B2, A1, S1이었다. 소시호탕, 길경탕, 프로목스®(세프카펜 피복실) 300㎎을 투여하였다.

- 제2차 내원(동월 14일): 통증이 증가되지는 않았으나 좋아지지도 않았다. 어제보다 기침이 심해졌다. 밥을 먹으려 하면 기침이 심하게 나온다. 상인두의 농전은 소실되었고, 복진에서 흉협고만, 제臍 양측에 압통점이 있으며, 심하비가 있다. 시호계지건강탕과 반하후박탕을 함께 처방하였다.
- 제3차 내원(동월 19일): 목이 아프고 목소리가 안 나온다고 호소하였다. 이상한 처방이긴 하지만 자택에서 만들라고 설명하고 반하고주탕을 처방(반하를 2g으로 감량함, 2회분)하였다. 이 처방으로 계란을 한개 먹고 쉰 목소리와 목의 통증이 개선되었으며 다음 날 혹시나 해서 재차 1개 더 만들어서 먹었다고 한다. 설근부터 하인두, 후두에까지 발적과 백태가 관찰되지 않았다.

부작용, 주의사항

- 감초의 성분인 글리시리진은 요세관에서 칼륨 배출을 촉진시키고, 혈청 내 칼륨을 저하시키므로 저칼륨혈증, 부종, 고혈압, 근질환 등의 가성 알도스테론증을 일으키기 쉽다. 이뇨제와 병용을 주의해야 한다. 타바타 류우이찌로우(田畑隆一郎)는 현대는 야채를 적게 먹는 식생활 때문에 감초에 의한 부종이 일어나기 쉽다고 지적하였다. 소화력이 약하여 야채를 충분히 먹지 않는 사람에게 감초 함유량이 많은 처방을 사용할 때는 주의해야 한다.

---

26. 평가 척도이며 GRBAS는 각각 G; grade of dysphonia, R; roughness, B; breathiness, A; asthenia, S; strain을 의미한다. 평가는 4점 척도로 0 = 정상, 1 = 경증, 2= 중등증, 3 = 중증을 의미한다.

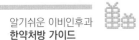
- 감초의 양이 문제가 되지만 급성편도염에 엑기스제제로 소시호탕 3포, 길경탕 3포를 처방하였을 때 부종을 호소한 증례는 거의 없었다. 앞으로 급성질환에서 감초 용량에 대해서는 검토를 해야 할 필요가 있다. 감초탕 엑기스제제에는 8g의 감초가 들어있다.
- 소시호탕을 비롯하여 시호제로 인한 간질성 폐렴이 보고되어 있다. 인터페론 투여 중이거나 간경변, 간암, 만성간염으로 혈소판이 10만mm³ 이하의 환자는 투여 금기이다. 그 외에 가성 알도스테론증, 저칼륨혈증, 근질환, 간기능 장애, 황달, 발진, 양진, 두드러기 등 피부과민증, 식욕부진, 오심, 구토, 설사 등 복부 소화기 증상, 빈뇨, 배뇨통, 혈뇨, 잔뇨감 등 방광염 증상, 그리고 기침이나 기도 과민이 의심되는 증상과 이외에 부작용이라고 생각되는 증상이 나타난 경우, 급히 약을 중지시키고 적절한 처치를 시행해야 한다. 그리고 기존에 폐질환을 앓은 경우, 간질성 폐렴이 합병되면 예후가 나쁘다고 되어 있다(다음의 '소시호탕과 한약의 부작용' 칼럼 참조).

사전 설명과 동의

① 급성병의 경우 약을 통해 다음날까지 효과를 볼 수 있는지가 관건이다. 다음날이 되거나 혹은 1포를 복용하더라도 증상의 호전이 전혀 없는 경우는 더 이상 먹어도 효과를 기대할 수 없으므로 다시 처음부터 한의학으로 진단하지 않으면 안 된다. 즉, 증을 새로 찾는 것이다. 따라서 다음 날까지 효과가 너무 없다고 생각되면 다시 내원하도록 강조한다. 오오츠카 케이세쯔(大塚敬節)이라도 급성질환은 하루에 적어도 1회나 2회는 진찰하지 않으면 안 된다. 환자의 변화에 따라 해당하는 처방을 시기에 맞추어 처방해야 하고, 그렇게 하면 환자의 고통이 빨리 해소될 수 있다. 현재는 만성 질환에 한약이 쓰이는 경우가 많고, 많은 사람들이 한약은 빨리 듣지 않는다고 생각하고 있으나 그렇지 않다고 설명해야 한다.

② 감초를 많이 사용하기 때문에 부종이 있는 경우는 감초탕이나 길경탕을 식전에 내복하지 않고 가글하고 뱉어내도록 설명한다.

③ 인체의 치유 기전을 작동시키기 위해서는 양생이 중요하다. 발과 7번 경추 극돌기 주위가 차가워져 있으면 보온에 유의하도록 설명한다. 죽이나 우동을 먹도록 하여 위속에서부터 따뜻하게 하도록 설명한다. 통증 때문에 먹지 않거나 마시지 않아서는 안 된다. 공복이나 탈수로 인한 두통과 피로가 쉽게 오지 못하도록 잘 먹고 잘 마셔야 한다.

④ 여름에도 차가운 음료는 피하고, 상온의 물 혹은 스포츠 음료 또는 따뜻한 물을 마시도록 노력한다. 스포츠 음료와 따뜻한 물을 1:1로 혼합하여 마시는 것을 장려한다.

나이토우 유키(內藤 雪), 타카기 요시코(高木嘉子)

●●● **참고문헌**

1) 天津久郎. 急性咽頭炎・扁桃炎・扁桃周囲膿瘍. JOHNS 2011;27:1428-30.

2) 藤平 健. 藤平漢方研究所編. 漢方処方類方鑑別便覧. リンネ;1982. pp148-9.

3) 大塚 敬節. 漢方ひとすじ一五十年の治療体験から. 日本経済新聞社;1976. p177.

4) 古木嘉子. 漢方藥を使うコツ. たにぐち書店;2006.

5) 合田幸広ほか監. 日本漢方生藥製劑協会編. 新 一般用漢方処方の手引き. じほう;2013.

6) 藤平 健. 藤文医林会編. 類聚方広義解説. 創元社;2005.

소시호탕과 한약의 부작용

급성 편도염 병기의 진행경과를 고려하면 환자가 외래에 왔을 때는 소시호탕증이 되어 있는 경우가 많다. 소시호탕은 시호제의 대표로서 기본적인 처방이기 때문에 시호제를 공부할 때에 그냥 지나칠 수 없다.

시호제는 만성 염증성 질환, 소화기 질환, 호흡기질환, 신경정신과질환 등에 사용되기에 소시호탕의 이해는 다른 시호제 처방에도 도움이 된다.

간질성 폐렴이 다발한 배경

그러나 소시호탕의 악명 높은 부작용으로 간질성 폐렴을 들 수 있다. 1994년 1월부터 1996년 2월까지 소시호탕이 투여된 증례 중에서 간질성 폐렴이 발생한 누적보고 건수는 인과관계가 불분명한 것을 포함해서 138례(그 가운데 16례는 사망)이다.

1997년 소시호탕 판매액은 190억 엔이었으며, 발매 또는 판매하고 있는 회사가 23곳이었다[1]. 필자가 알고 있는 바 소시호탕은 B형 간염 치료에 사용되기 시작하여, 효과가 좋다는 것이 여러 의사들에게 알려지면서 사용이 확대되었고, 그 후 조금 지나면서 부작용 보고가 시작되었다. 인터페론과 병용하거나 간병변 환자에게 투여된 뒤 간질성 폐렴을 일으켜 사망에 이르게 한 경우가 있다. 사용한 의사에게 책임을 묻는 것은 아니지만 어떻게 해서 부작용이 생겼는지에 대해서는 검토할 필요가 있다. 현재 후생노동성 홈페이지에서 증례 경과를 열람할 수 있으나 한계가 있다.

개인적인 의견일지는 모르지만 이를 네거티브 헤리티지[27]로 삼고 제대로 정보를 정리하고, 왜 그런 사태가 일어나는지를 지식인으로서 일본 의사들이 알아 둘 필요가 있다고 생각한다. 바이러스성 간염에 유효한 한약이 있다고 듣고 소시호탕을 사용하기 시작했을 때, 의사가 그것이 소양병 처방이라는 인식을 가지고 있었는지 아닌지가 문제라고 생각한다. 한방에는 육병위六病位라는 개념이 있다. 이는 병의 진행을 나타내는 것이지만 어디까지 진행되었는지에 따라 서양 의학적 관점에서는 같은 병이라고 하더라도 한의학적으로는 사용하는 처방이 달라질 수 있다. 바이러스성 간염도 진행하면 간병변이나 간암이 되는 것이지만 아마도 투여 시에 환자는 소음병이 아닌 조금 더 허증이 아니었을지 추측할 수 있다. 육병위 중에 열병을 나타내는 시기는 땔감을 태우는 것과 같은 것으로, 태양병은 크게 타올라 음병이 되면 숯처럼 되고, 궐음병은 숯을 어떻게 만지든 불길은 일어나지 않는 상태이다. 아마도 소음병이 아닌 때에

---

27. 잘못된 생각으로 인해 발생된 결과

소시호탕이 투여되었기 때문에 부작용으로 간질성 폐렴이 생긴 것으로 생각된다. 또한 어떻게 해서 이 때 소시호탕이 간염에 듣는다는 정보가 번졌는지도 확인하여 향후 다른 한약을 사용할 때에 참고로 삼아야 한다. 한약을 사용할 때에는 증을 모르고 처방하면 위험이 따른다는 것조차도 모르고 한약을 사용해서는 안 되며, 이제는 그러한 인식을 해야 할 때가 되었다고 본다.

증證이 중요

필자는 본인의 증상에 한약이 효과가 있었던 경험도 있고 해서 한약을 처방하는 것에 대단한 매력을 느끼고 있었으나 부작용을 일으키는 것이 너무나도 두려웠다. 한방을 공부하기 시작했을 때 한약 강연회에 갈 때마다 강사에게 어떻게 하면 부작용을 일으키지 않는지에 대해 질문을 하곤 했다. 답은 모두 같았고 "증을 고려하면 부작용은 거의 없다"고 하였다. 증이 맞지 않는 경우에 환자는 "약을 마실 수 없다." 라든지 "맛이 나쁘다"고 하고 증상에도 변화가 나타나지 않는다.

증의 판정에 허실의 진단이 중요하다. 실제로 야마다 테루타네(山田光胤)는 "허증을 실증으로 치료하면 손해가 크다"고 하였다[2]. 게다가 허실 판정은 어떤 측면에서 보면 허로, 또 다른 측면에서 보면 실로 얘기할 수 있어, 상황에 따라 허로도, 실로도 얘기할 수 있는 경우도 있다. 만일 환자를 진료할 때 머리 속에 처방이 두 가지 이상 떠오르면 허증약부터 사용하도록 배웠다. 실증을 허증으로

치료한 경우, 나을 줄 알았던 증상이 낫지 않는다. 따라서 허증약만 처방해서 목표가 빗나간 상태가 되면 좋을 리가 없다. 또한 실해가 적은 허증 처방이라도 부작용이 있을 수 있다. 아주 목표를 빗나간 처방일지라도 마시는 환자에게 유해한 일이 일어나지 않도록 하기 위하여 아는 범위 내에서 증에 따른 치료를 실천하는 것이 좋다. 환자의 허실, 음양, 육경병기를 포함한 증을 전혀 모를 때는 처방하지 않는 것이 환자에게는 성실한 태도라고 생각한다.

소시호탕의 틀리지 않는 처방 공부

소시호탕의 부작용이 보도된 당시에는 시호제가 들어있는 한약을 사용하기를 주저하는 의사도 많았다. 그러나 소시호탕은 급성 편도염 치료에 빠뜨릴 수 없는 한약이다. 시호제의 허실은 실증부터 대시호탕, 사역산, 소시호탕, 시호계지탕, 시호계지건강탕, 보중익기탕, 인삼양영탕, 십전대보탕으로 볼 수 있다. 수면이 불량한 사람이라면 소시호탕보다도 허증일 수 있다. 허실은 판단하기 어려울 수 있으나 처방해 보고 효과가 없으면 중지하면 된다. 효과 여부의 판단은 급성 증상 때는 2~3일, 만성 경우는 2주~1개월 정도가 아닐까 생각한다. 몸에 아무런 반응이 보이지 않는 경우나 약간의 호전도 보이지 않는 경우, 또는 환자 본인이 약맛에 불만을 표시할 때는 투여를 계속하지 않도록 주의하고 있다.

상한론과 금궤요략은 한약 처방을 공부할 수 있

는 최상의 교과서이므로 읽어보시 못한 사람보나 읽어 본 사람이 한약을 원활하게 사용할 수 있다. 후지히라 켄(藤平健) 선생은 "한약에는 부작용이 없다. 있다고 한다면 의사의 오진이다"라 하였다[3]. 상한론과 금궤요략을 읽지 않은 사람은 부작용이 발생해도 어쩔 수가 없다. 병명에 따라 정해진 한약을 처방해서 효과를 보면 좋겠지만, 이 경우도 부작용이 발생될 가능성은 항상 있다. 야마다(山田) 선생과 후지히라(藤平)선생은 1955년에 엑기스제제를 만든 창시자들이다. 두 분 모두 고방古方의 연구자이며, 지금처럼 엑기스제제가 이처럼 광범위하게 사용되고 있는 것은 생각지도 못했을 것이라 생각된다.

설태가 하얗게 끼어있는 경우나 환자가 "늑골 아래부위가 괴롭다", "입안이 씁쓸하고 약간 속이 안 좋다"고 할 때는 시호증으로 시호가 들어가는 처방을 찾는 것이 좋다. 그 밖에 안신제제가 들어가야 할 경우는 목에서 어깨까지 걸쳐 결림이 있는 경우다. 갈근탕증에서 뻐근하게 느끼는 견갑골 부위와 달리 흉쇄유돌근 쪽, 견쇄관절 쪽의 결림을 말한다. 또 이러한 경우에 대개 손발은 차지 않다. 한약이 잘 맞는다면 쓴 약재를 처방해도 쓴맛을 못 느낄 수 있다. 마시기 어렵다고 하는 경우는 다시 한 번 처음으로 돌아가서 처방을 찾는다.

상한론에서 제일 먼저 소시호탕이 나오는 장을 소개해 보고자 한다. "상한에 걸려서 5~6일 경과하여 지금까지 열이 한열왕래하며 가슴胸에서 옆 구리脇에 설쳐 무언가 꽉 찬 느낌이 있어 힘늘고 식욕도 없고 가슴이 답답하여 자주 구토한다. 또한 가슴이 답답하지만 토하지 않고, 입이 마르고, 복통이 있고, 옆구리가 걸려서 딱딱하고, 심하부에 동계가 있고 소변배출이 어려운 경우가 있고, 입이 마르지 않고 미열이 나고, 기침을 할 때 소시호탕을 처방한다."

감기나 인플루엔자, 인두통이 시원하게 낫지 않고 5~6일 경과한 때 증상이 앞에서 서술한 것 같은 증상을 경험하신 분도 있지 않을까? 틀림없이 좀처럼 잘 낫지 않는다고 생각이 들고 미열이 있거나 식욕이 없거나 한다[4].

이는 시호증일 경우가 많고 현대인에게는 소시호탕이나 시호계지탕, 시호계지건강탕 등이 맞는 경우가 많다.

맺는 말

항생제의 적정사용이 논의되고 있는 지금에 급성 염증성 질환을 빨리 낫게 하기에 적합한 방법은 상한론에 있다고 믿고 있다. 그러나 한약도 적정 사용이 필요하다. 서양의학은 바이러스 질환에 세포병리학설을 기초로 성립된 데에 비해 한의학은 시간의 경과나 환자의 투병에 대한 몸의 반응에 따라 어떻게 할 것인가를 생각하는 학문이다[5].

많은 의사들이 조금이라도 한방을 공부하여 많은 환자들에게 우수한 처치를 해주시길 바란다.

소시호탕에 관련된 한약을 잘 사용하기 위해서는 예전부터 사용된 증례를 공부하는 것 이외에는 왕도가 없다고 생각하고 있다.

하세가와 야히토(長谷川弥人) 선생은 "환자를 위하지 못한 것은 의학이 아니다"라고 하였다[5]. 더

이상 한약의 부작용 보고가 늘어나지 않기를 바란다.

나이토우 유키(内藤 雪),
타카기 요시코(高木嘉子)

상한론에 괴병壞病이라는 개념이 기록되어 있다. 괴병은 허실이나 음양을 기준으로 증을 결정하려 할 때에, 맥증이 다르거나 해서 본래의 증이 아닌 것처럼 보이는 것을 말한다. 이는 이전에 발한이나 토하吐下, 온침 등의 잘못된 치료 결과로 발생하는 것이다. 괴병은 치료가 곤란하므로 오치로 인해 괴병에 이르지 않도록 제대로 치료하는 것이 중요하다.

● ● ● **참고문헌**

1) 医薬品等安全性情報 146号(概要). http://www.umin.ac.jp/fukusayou/146.htm
2) 山田光胤. 漢方処方応用の実際. 南山堂;2000. p6-12.
3) 回畑隆一郎. 漢法フロンティア. 源草社;2011. p273-93.
4) 藤平 健. 漢方臨床ノート 論考編. 創元社;1986. p14-20.
5) 長谷川弥人. 医学は患者のためにある. 軍医大誌 1989;47:721.

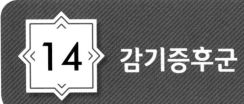

〈14〉 감기증후군

서론

수의자蔽医者(돌팔이 의사)의 어원에는 많은 설이 있는데, 그 중에 하나로 '약간의 감기에도 대나무밭처럼 와삭 와삭 소리를 내는 의사'가 있다. 이처럼 감기증후군은 누구나 매년 자주 걸리는 질환이지만 보통 며칠 후에 자연적으로 치료되므로 거의 치료가 필요하지 않은 병으로 취급되어 왔다.

감기증후군 원인의 80~90%는 바이러스 감염이며, 그 가운데서도 보통 감기는 3~7일 경과 후에 자연적으로 치유되기 때문에, 근본치료를 하지 않아도 되기 때문에 감기약을 투여할 필요가 적다[1]. 그리고 발열, 통증, 콧물, 비폐색, 재채기, 기침 등의 증상은 생체방어에 유익하기 때문에 환자의 체력소모가 지나치지 않은 이상 이를 진정시키기 위한 대증요법은 권장되지 않는다[1]. 감기증후군 초기의 항생제 사용은 효과가 없을 뿐만 아니라 부작용이 나타나거나 내성균 증가의 원인이 되어 환자 본인 뿐 아니라 사회적인 영향 측면에서도 문제시 되고 있다[1].

한편 인플루엔자 바이러스에 의한 유행성 독감은 대유행시기거나 고위험 환자의 경우에 중증화될 염려가 있어 예방 백신이나 항인플루엔자제가 개발되어 일반적인 감기와 달리 적극적으로 대처하고 있다[1].

● **종합감기약** ●

의료용 아세트아미노펜 배합제(PL®, 유아용 PL®, 페렉스®, 소아용 페렉스®)는 아세트아미노펜, 비스테로이드성 소염진통제, 1세대 H_1 수용체 길항제, 무수카페인 등이 배합되어 발열과 통증의 대증요법으로 쓰이고 있다. 많은 배합제에 들어가는 카페인에는 진통효과 증가, 두통경감, 기분상승 작용을 한다.

한편 일본의 일반 약국이나 약점藥店에서 다양한 제형으로 판매되고 있는 이른바 종합감기약은 보통 감기의 다양한 증상을 완화하는 해열성분(아세트아미노펜, 이부프로펜, 이소프로필안티피린 등), 진해 및 기관지 확장성분(인산디히드로코데인, 인산코데인, 염산수도에페드린, dl-염산메틸에페드린 등), 거담 및 소염성분(염화리조팀, 카르보시스테인, 염산브롬핵신 등), 항히스타민성분(말레인산클로르페니라민, 푸마르산케토티펜, 염산디펜히드라민 등)으로 구성되어 있다.

● **드물기는 하지만 발병하면 비참한 라이증후군** ●

몇몇 연구에서 아스피린 사용과 3~12세의 인플루엔자나 소아 수두 환자와 라이증후군 발병간의 관련성이 지적되고 있다[2]. 라이증후군은 극히 드물기는 하지만 발병하면 중대하고 위독한 전신 장기의 장애, 그 중에서도 뇌와 간에 심한 장애를 불러일으켜 생명을 위협한다. 미국에서는 아스피린 및 아스피린이 포함된 약제를 19세 미만 환자에게 해열 및 진통 목적으로 사용하는 것을 권장하지 않고 있다. 일본에서도 15세 미만의 수두, 인플루엔자 환자에게 원칙적으로 아스피린을 투여하는 것은 바람직하지 않다고 되어있다.

현대 의학의 입장에서 본 감기증후군 대처방법

미국 국립 알레르기 감염증 연구소는 감기증후군은 근본치료법은 없으나 다음 방법으로 증상을 경감시킬 수 있다고 하였다. ① 침상에 누워서 안정을 취한다. ② 충분한 양의 수분을 공급한다. ③ 인후 소양감이나 통증이 있을 때는 따뜻하게 데운 식염수로 입안을 헹군다. ④ 코 증상을 완화시키기 위해 혈관수축제나 생리식염수를 비강에 분무한다. ⑤ 코 입구나 주위의 피부염은 바셀린을 도포한다. ⑥ 두통, 발열에는 아스피린이나 아세트아미노펜을 복용한다. ⑦ 감기증후군에 속발하는 세균성 중이염이나 부비동염은 항생제 치료가 필요하지만, 항생제를 바이러스 감염인 감기증후군 치료에 사용하는 것은 마땅하지 않다.

일본에서는 이른바 종합감기약으로 불리는 아세트아미노펜 배합제(PL®, 유아용 PL®, 페렉스®, 소아용 페렉스® 등)가 의료 현장에서 널리 쓰이고 있다. 극히 드물지만 아스피린으로 라이증후군reye's syndrome[2], 아세트아미노펜으로는 심각한 간 장애를 발생할 수 있다는 것을 잊어서는 안 된다.

한의학의 입장에서 본 감기증후군 대처방법

　인체의 건강을 해치는 외부인자에는 풍風, 한寒, 서暑, 습濕, 조燥, 화火의 육음六淫이 있다[3]. 풍風은 눈에 보이지 않는 전염성 병인으로 정의되며, 감기나 인플루엔자는 풍의 사기 즉 풍사風邪에 의해 발병한다고 알려져 있다[3].

　한의학이 일본 주류의학으로 사용되던 근대 이전까지의 시대에서는 감기증후군에 걸렸다고 해서 자리에 누워 안정을 취할 수 있는 환자는 극히 소수였으며, 대부분 건강이 불량한 상태에서 공부하고 일했을 것이다. 공리성功利性과 실용성을 추구하는 한의학은 병원체의 감염성에 집중하기보다 감기와 싸우고 있는 환자 자체에 관심을 갖고 적극적인 약물치료를 해온 것으로 보인다. 한의학에서 감기증후군 치료에 관한 내용이 기재된 비율은 높은 편이다[4].

❶ 질병을 앓기 전 체격과 체질의 분류

	완강健強	허약虛弱
연령	청장년	유년 또는 고년
비만도(BMI)	18 이상~30 미만	18 미만 또는 30 이상
환경변화(한寒, 서暑, 습濕, 조燥)에 저항성	강하다	약하다
식사량	많다	적다
신체활동량	많다	적다
건강에 관련된 습관(금연, 多飮酒, 수면부족 등)	없다	있다
난치성 신체 질환	없다	있다
난치성 정신 질환	없다	있다

● 풍사風邪와 생체 공방의 관점에서 본 허증과 실증 ●

인체가 외부인자인 감기의 침습을 받으면 환자들은 다양한 방어반응을 나타낸다. 전통적으로 강력한 감기에 대응하는 형태 중에 생체방어력(한의학에서 기와 혈)을 동원하여 전율戰慄, 고열 등의 격렬한 반응을 보이는 병태를 실증實證으로 정의한다. 반대로 감기는 그다지 심하지 않아도 방어력이 부족하여 충분한 반응을 보이지 못한 채로 싸우고 있는 병태를 허증虛證으로 정의한다[3].

한편 현대의 한의 진료에서 '강력한 체격' ≒ '실증', '허약한 체격' ≒ '허증'으로, 외부인자와 싸우기 전의 환자의 체격을 실증형 또는 허증형으로 분류하여 처방 선택의 지표로 삼는 경우가 적지 않다[4,5]. 이같이 한의학 용어인 실증, 허증의 정의에는 많은 학설이 있다. 비교적 간편한 후자의 분류를 따라 최대한 효과와 최소한 부작용을 고려한 처방을 선택한다면 한의학이 보다 친근히 느껴질 것이다.

감기증후군 환자의 체격과 체질분류

현대 의학에서는 외부인자와 싸우기 전에 환자의 체격 뿐만 아니라 연령이나 체질도 함께 고려하여 저항력을 평가한 뒤에 완강과 허약으로 분류하고(❶) 이에 적합한 한약을 처방하여 감기증후군과 싸우는 환자를 지원한다고 생각한다. 굳이 실증, 허증의 용어를 사용할 필요는 없다.

대체로 체격과 체질이 완강한 경우는 한寒, 서暑, 습濕, 조燥에 잘 견디고, 식사도 잘하고 활동적이며 정신적인 면에서 강인하고 흡연이나 과도한 음주 등의 생활습관 문제도 없으면 외부인자로부터 침습을 받았을 때 저항력이 강하다. 이러한 경우는 감기증후군에 걸려도 의료의 도움을 빌리지 않아도 된다. 또한 영유아나 고령자, 체질허약에서는 이와 반대되는 경우가 많으므로 빨리 진료를 받는 것이 필요하다. 그렇지만 약물의 부작용이 나타나는 비율이 높고, 다른 질환이 있는 경우에는 더 악화되어 불행을 초래하는 경우도 적지 않다.

체격 · 체질	병기		
	급성기	지연기	회복예방기
완강	마황탕: 인플루엔자 초기, 영유아 비폐색, 관절통		
	갈근탕: 오한, 두통, 항배부 경직, 어깨 결림		
		마행감석탕: 기침, 점조한 가래, 천명	
	소청룡탕: 재채기, 비루, 비폐색, 천명, 기침, 유루流淚		
		시박탕: 인후두 이물감, 천명, 식욕부진, 억울	
		맥문동탕: 심한 기침 발작, 점조한 가래, 인후건 조감	
허약	마황부자세신탕: 무기력감, 권태감, 기침, 인두통, 오한		십전대보탕: 권태감, 식욕부진, 도 한, 피부건조, 빈혈

체격 · 체질: 체격 뿐 아니라 연령, 생활습관, 병력도 참고하여 평가한다. 흡연은 감기증후군이 이환 또는 지속되는 원인이 된다.
급성기: 발병 후 며칠간, 오한, 발열 등에 계속하여 코와 인후증상이 나타난다.
지연기: 발병 후 1~2주간, 귀, 부비동, 하기도, 소화기에 증상이 나타난다.
회복예방기: 감기증후군의 만성화나 반복 이환을 방지하기 위한 저항력 강화기간이다.

❷ 체격과 체질에 따른 감기증후군의 병기와 범용 한약

감기증후군의 병기분류와 범용한약

오늘날의 한방진료는 ❷에 정리한 것처럼, 현대 의학 분류에 준하여 감기증후군의 시기에 따라 치료하면 좋다. 즉 급성기에는 전신적 저항반응에 비, 인후두의 국소증상이 연이어 발생한다. 지연기에는 전신증상이 소실되고 후두이하의 기도에 염증 증상이나 소화기계 증상이 나타나고, 때로는 이차적으로 알레르기 또는 염증성 질환이 유발되거나 악화된다[6]. 회복예방기는 조기회복을 촉진하고 반복적인 재발이나 치료가 지연되는 것을 방지하기 위한 저항력 강화기간으로 분류하여도 큰 무리가 없을 것이다.

체격 및 체질과 병기(급성기, 지연기, 회복예방기)를 종합적으로 판단하여(❷) 한약을 선택하고 투여량을 조절한다면 충분히 높은 효과와 적은 부작용 발생을 담보할 수 있다고 생각한다.

진료 흐름도(❸)

●●● 급성기

● 발병 후 며칠 동안 이른바 급성기 감기증상인 오한, 발열, 두통, 관절통, 권태감이 먼저 나타나고, 이어서 비인두증상이 속발한다. 안정과 충분한 수분, 영양 섭취를 기본으로 한다.

- 인플루엔자가 아닌 보통 감기로 진단되면 대증적 약물치료를 시행한다. 감기증후군 급성기 치료에서 인체의 방어능력을 과도하게 억제하지 않는 한약의 역할이 크다. 환자의 체격, 체질에 따라 (❶) 마황탕(완강)[7], 갈근탕(완강)[8], 소청룡탕(완강허약의 중간)[9], 마황부자세신탕(허약)[10,11]을 제1선택제로 투여한다(❷).

- 각각의 한약은 단독투여를 원칙으로 하나 치료 기간을 단축시키기 위하여 치료 시작 일에는 1회량을 2~3시간 간격으로 복용시키기도 한다. 예를 들면, 진료 후에 1회량을 저녁식사 전, 수면 전으로 3회 복용하도록 하고, 이후 가능한 따뜻이 잠들고 침상 안정하도록 한다. 국소증상이 심한 경우는 비점막 혈관수축제나 함수제를 병용한다. 증상이 있으면 다음 날부터 1회량을 1일 3회, 아침, 점심, 저녁 식전에 복용하도록 한다.

- 유소아 체질은 대개 완강하며, 비교적 복약에 불편함 없이 맛이 좋은 마황탕이나 갈근탕이 주효하다. 한편 허약한 증례에 사용빈도가 높은 소청룡탕이나 마황부자세신탕은 맛은 특이하고 좋지 않아서 소아의 30~50%는 지속 복용하기가 어렵다[12].

- 근거중심의학 관점에서 마황탕은 인플루엔자에 대한 유효성은 보고된 바 있고[7], 임상효과도 기대할 수 있다. 갈근탕은 실험적으로 인플루엔자 감염 마우스에서 바이러스의 증식 억제나 폐렴을 경감시킨다[8]. 소청룡탕은 알레르기 비염에 대한 유효성이 분명하게 보고되어 있으므로[9] 감기증후군과 알레르기 비염의 감별이 곤란한 예에서는 제1선택제가 된다. 마황부자세신탕은 구성 생약 중 부자가 말초혈류량을 증가시켜 몸을 따뜻하게 하며 노령으로 인한 냉성冷性 허약례의 감기증후군 치료에 범용한다[10,11].

- 모든 증상을 경감시켜 편안한 수면을 돕는 목적으로 종합감기제나 일반의약품 감기약 1회량을 취침 전에 추가 투여하는 것이 합리적이다.

● 감기증후군 급성기에 범용되는 마황제 ●

감기증후군 급성기에 널리 쓰이는 마황탕, 갈근탕, 소청룡탕, 마황부자세신탕은 구성 약물 중에 마황(*Ephedra sinica*)을 함유하여 마황제라고 한다.

약학자인 나가이 나가요시(長井長義: 1845~1929)는 마황에서 교감신경 항진작용을 가진 알칼로이드의 에페드린을 분리 추출하였다. 현재 에페드린의 작용을 완만하게 한 *dl*-염산메틸에페드린은 기관지확장제로 사용되고 있다. 나가이 나가요시는 또한 에페드린에서 권태감을 없애는 각성제 메탄페타민을 합성하였다. 따라서 마황제는 국소적으로 비폐색을 개선시키고, 전신적으로는 완만한 각성작용을 발휘하면서도, H_1 수용체 길항제의 부작용 중 하나인 과잉 진정효과(졸음 등)도 없다. 한편 마황은 교감신경 항진작용 때문에 순환기 질환 환자, 갑상선기능항진증 환자에게는 금기이다.

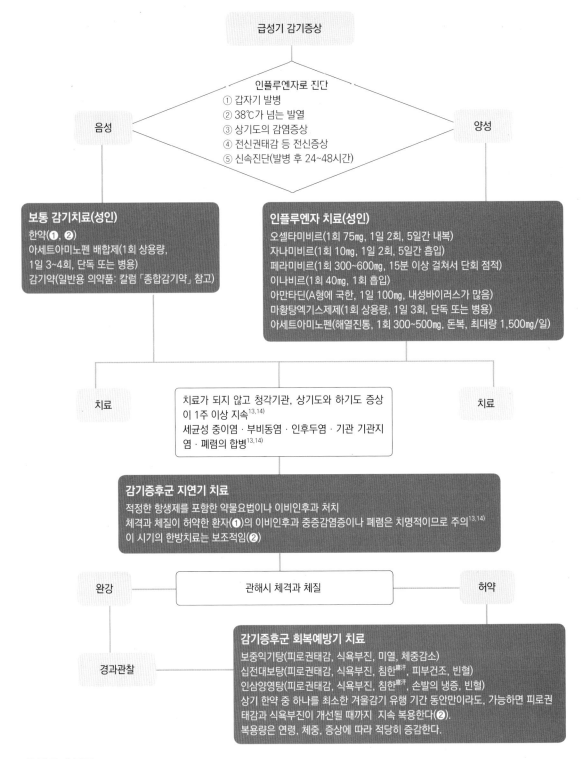

급성기 감기증상

인플루엔자로 진단
① 갑자기 발병
② 38℃가 넘는 발열
③ 상기도의 감염증상
④ 전신권태감 등 전신증상
⑤ 신속진단(발병 후 24~48시간)

음성

양성

보통 감기치료(성인)
한약(❶, ❷)
아세트아미노펜 배합제(1회 상용량,
1일 3~4회, 단독 또는 병용)
감기약(일반용 의약품: 칼럼 「종합감기약」 참고)

인플루엔자 치료(성인)
오셀타미비르(1회 75mg, 1일 2회, 5일간 내복)
자나미비르(1회 10mg, 1일 2회, 5일간 흡입)
페라미비르(1회 300~600mg, 15분 이상 걸쳐서 단회 점적)
이나비르(1회 40mg, 1회 흡입)
아만타딘(A형에 국한, 1일 100mg, 내성바이러스가 많음)
마황탕엑기스제제(1회 상용량, 1일 3회, 단독 또는 병용)
아세트아미노펜(해열진통, 1회 300~500mg, 돈복, 최대량 1,500mg/일)

치료

치료

치료가 되지 않고 청각기관, 상기도와 하기도 증상
이 1주 이상 지속[13,14]
세균성 중이염 · 부비동염 · 인후두염 · 기관 기관지
염 · 폐렴의 합병[13,14]

감기증후군 지연기 치료
적정한 항생제를 포함한 약물요법이나 이비인후과 처치
체격과 체질이 허약한 환자(❶)의 이비인후과 중증감염증이나 폐렴은 치명적이므로 주의[13,14]
이 시기의 한방치료는 보조적임(❷)

완강

관해시 체격과 체질

허약

경과관찰

감기증후군 회복예방기 치료
보중익기탕(피로권태감, 식욕부진, 미열, 체중감소)
십전대보탕(피로권태감, 식욕부진, 침한盜汗, 피부건조, 빈혈)
인삼양영탕(피로권태감, 식욕부진, 침한盜汗, 손발의 냉증, 빈혈)
상기 한약 중 하나를 최소한 겨울감기 유행 기간 동안만이라도, 가능하면 피로권
태감과 식욕부진이 개선될 때까지 지속 복용한다(❷).
복용량은 연령, 체중, 증상에 따라 적당히 증감한다.

❸ 진료 흐름도

●●● 지연기

- 발병 후 1~2주가 경과되어 전신증상은 경감되고, 후두이하의 기도에 염증증상이나 소화기계 증상이 분명한 시기이다(❷, ❸). 한의학에서는 소양병기少陽病期라고 하여 소시호탕 등의 시호를 포함하는 한약, 즉 시호제가 주로 쓰인다(❷).

- 이비인후과 의사의 역할이 중요한 병기로 세균성 중이염, 부비동염, 인후두염, 기관지염이 속발하기 쉬우며[13] 치명적인 질환인 급성후두개염을 감별하여 필요한 처치를 받도록 해야한다[14].

- 항생제가 필요한 상황이 많아 한약처방이 제1선택제로 쓰일 기회는 적다. 한약은 보조적으로 사용된다.

- 감기증후군이 발생한 경우, 회복이 지연되는 요인으로써 흡연, 과다한 음주, 수면불량 등의 불규칙한 생활습관을 꼽을 수 있다. 이러한 요인 개선이 약물치료와 병행되어야 한다.

- 이 시기에 낫지 않고 지속되는 기침에 주로 처방되는 맥문동탕은 체격, 체질에 관계없이 효과가 있으며, 중추성 마약성 혹은 비마약성 진해제와 병용할 경우[15] 강력한 효과를 발휘한다. 또한 마행감석탕도 소아나 완고한 성인의 기침과 끈끈한 가래의 개선을 위해 범용되며, 구성 약재인 행인杏仁은 진해거담제인 행인수apricot kernel water의 원재료이다. 단, 4주가 지나도 지속되는 감기증상은 정밀한 검사가 필요하며, 막연하게 대증요법만을 시행해서는 안 된다.

- 시박탕은 감기증후군에서 속발한 쉰 목소리나 인후이물감[16], 식욕부진 등의 소화기계 증상을 목적으로 처방된다. 시박탕이 지닌 항불안 및 항우울 효과도 기대할 수 있어, 국소증상 뿐 아니라 전인치료라는 차원에서도 유용하다.

●●● 회복 · 예방기

- 감기증후군이 회복되지 않고 지연되거나 반복적인 재발을 방지하기 위한 저항력 강화기간이며 한의학의 강력함이 발휘되는 병기이다.

- 인삼이나 황기가 포함되는 보중익기탕, 육군자탕, 십전대보탕, 인삼양영탕과 같은 보제가 건위健胃, 강장强壯, 대사촉진, 면역조절 효과 등이 기대되어 이 시기에 사용된다. 그 중에 보중익기탕, 육군자탕, 십전대보탕은 사용빈도가 매우 높고 의료용 한방제제 매출순위 상위 순위 20위 안에 들어간다[8].

- Maruyama 등[17]은 감기증후군을 계기로 재발된 영유아 난치성 중이염 환자들을 대상으로 한 임상연구에서 십전대보탕을 투여하는 기간 중에는 월 평균 중이염 이환 횟수, 발열일수, 항생제 투여일수, 통원 횟수, 응급 진료 횟수가 비투여기간과 비교하여 통계적으로 유의하게 감소하는 것을

보고하였다. 또한 십전대보탕의 '사용–비사용–사용'기간에 따라 월 평균 중이염 이환 횟수가 '감소–증가–감소'로 변하는 것도 관찰하였다. 이 결과는 감기증후군 회복예방기에 보제사용의 유용성을 강하게 시사한다.

- 필자도 보세를 오랜 기간에 걸쳐서 복용하여 피로권태감이나 식욕부진이 현저하게 개선되어 심신의 건강을 회복한 증례들을 소수이긴 하나 경험한 적이 있다. 감기증후군에 반복적으로 이환되는 허약한 환자는 적어도 감기가 있는 기간 중에 보제를 지속적으로 복용할 것을 권장하고 있다.

처방 실제

지연기 기침과 인후부 따끔거림에는 맥문동탕이 주효

한의학에서 맥문동탕 적응증은 대역상기^{大逆上氣}, 인후불리^{咽喉不利}다. 현대 의학에서도 맥문동탕은 자주 쓰이며, 구강인후건조나 야간 발작적인 기침의 제선택제 중 하나이다.

맥문동탕의 기도 점액 분비 촉진효과는 복용 후 1시간 내에 발생하지만, 2~3시간 이상은 지속되지 않는 것 같다. 그런 점에서 필자는 증상이 있을 때에 한해서 돈복할 것을 권장하고 있다.

증례 70세 남성

- 과거력: 편도적출술(12세), 폐렴(52세), 요로결석(55세), 위십이지장궤양(67세)
- 생활습관: 음주력 없음. 흡연력은 52세까지 20년간 1일 평균 30개피를 피웠다.
- 체질: 더위에 약하고 손발이 쉽게 차가워진다. 메밀 알레르기가 있다. 63세부터 쉽게 감기에 걸리고, 이환된 후에는 기침이나 인후의 따끔거리는 증상이 오래 지속된다.
- 현병력: 68세인 O년 3월 초순, 감기증후군에 이어서 기침, 백색점조담, 인후의 따끔거리는 증상이 속발하였다. 증상은 야간에 심하고, 쉽게 개선되지 않아 1개월이 지난 4월 8일에 진료를 받으러 왔다.
- 현재 증상: 신장 166cm, 체중 54kg, 귀와 코에 이상은 없고 인후 점막은 경도로 발적되어 있었다. 경부 우측에 작은 림프절이 촉지되었다. 안정 시에 우측 이하선 타액분비량은 29mg/분으로 거의 정상이었다.
- 치료경과: 맥문동탕증으로 진단하여 맥문동탕 엑기스제제 성인 사용량을 1일 3회, 2주간 단독 투여하였다. 그 결과 기침과 인후의 따끔거리는 증상은 복약 1주 후에 현저하게 좋아졌고, 2주후에는 소실되었다. 그 후 같은 해 10월, 이듬 해 2월, 또 그 다음 해 10월에 감기증후군으로 인한 인후두에 이상감이 발생하였으나 그 때마다 미리 맥문동탕을 복용하여 장기화되는 것을 방지할 수 있었다.
- 고찰: 맥문동탕은 강장 및 자윤작용을 가진 맥문동, 인삼, 갱미와 거담 및 이뇨작용이 있는 반하, 급박^{急迫}을 치료하는 대조와 감초로 구성되어 있어서 대병 후 또는 만성질환의 경과 중에 발생하는 대역상기^{大逆上氣}, 인후불리에 효과가 있다고 알려져 있다. 특히 고령자나 허약자에 대해서 놀랄 만한 효과를 보인다.

부작용, 주의사항

●●● 소아복용량

- 사람마다 약간의 견해 차이가 있지만 성인(15세 이상)량을 1이라고 했을 때, 7~15세는 2/3, 4~7세는 1/2, 2~4세는 1/3, 2세 미만은 1/4로 복용한다. 엑기스제제의 경우 0.1~0.2g/kg/일로 계산한 양을 참고한다[12].
- 소아 감기증후군의 급성기나 만성기에 한약의 단기 사용에 의한 부작용 발현율은 낮고, 다소 많은 양을 투약해도 문제는 없는 것 같다. 회복, 예방기에 장기적으로 사용되는 보제는 비교적 소량이어도 효과를 볼 수 있다고 알려져 있다.

●●● 소아의 복약지도와 순응도

- 대체로 한약의 복약지도와 순응도는 나쁘지 않으나 독특한 맛이나 냄새 때문에 마시기 힘든 한약(소청룡탕, 마황부자세신탕 등)이 있으며, 때에 따라서 투약 전에 진료실에서 시음이 필요하다.
- 마황탕은 소아 환자의 비폐색에 효과가 좋지만[18], 복용이 편한 서양 약물을 대신하기는 어렵다. 필자는 마황탕을 처방할 때는 복약지도를 충분히 하여 열의를 높이고자 한다. 문서 ❹를 복약지도에 사용하고 있다.

> 마황탕은 다소 맛이 없는 한약이지만 영유아의 비폐색 치료에 가장 적합하고, 알레르기 비염이나 독감에도 잘 듣는다. 부작용도 없고, 어린아이에게 처방하고 싶은 한약이다.
>
> > 마황탕은 영유아의 코막힘에 가장 적합한 치료제로서 전문가에 의해 추천되고 있다.
> > ① 마황탕은 비폐색을 안전하고 확실하게 개선시켜 준다.
> > ② 콧속의 혈관을 수축시켜 비폐색을 개선하여 주는 염산에페드린 내복약은 소아에게는 위험한 경우가 있다.
> > ③ 콧속의 혈관을 수축시켜 비폐색을 개선시키는 점비제는 작용이 강력하여 금방 효과가 나타난다. 그러나 감염증에 의한 비폐색에 대한 효과는 불충분하다. 또한 영유아는 호흡의 억제, 혈액순환의 억제, 기면 등의 부작용이 나타나기 쉬워 가볍게 생각하기 어렵다.
> >
> > 참고문헌 : 市村恵一. JOHNS 2005;21:188

알레르기 비염에 걸린 유아의 대부분은 마황탕을 마시고 1시간 이내에 비폐색 증상이 좋아졌다.

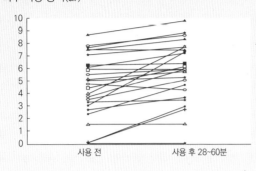

마쯔자카 중앙병원과 오오다이 후생병원 이비인후과에서 25명의 알레르기 비염 어린이(남아 14명, 여아 11명, 연령 5.6세~14.9세)에게 마황탕을 복용시킨 후 특수검사기를 이용하여 비강 용적을 측정한 결과 대부분 1시간 이내에 비강 용적이 늘어나서 비폐색이 개선된 것을 확인하였다.

참고문헌: 山際幹和. 漢方医学 2011; 35: 57.

인플루엔자의 치료에 마황탕은 타미플루®과 동등한 효과를 발휘한다.

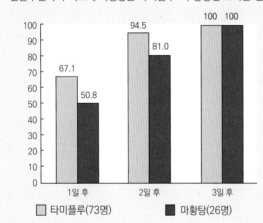

인플루엔자에 이환된 1~14세 어린이 99명(남아 53명, 여아 46명)에게 타미플루® 또는 마황탕을 투여한 후 1, 2, 3일째에 해열된 어린이 비율을 조사하였다.

그림과 같이 어느 약을 투여해도 3일째에는 어린이들의 100%가 해열되었고 해열까지 걸린 평균일수는 타미플루®가 1.4일, 마황탕 1.7일로 효과에는 거의 차이가 없었다.

타미플루®가 원인일지도 모르는 소아의 이상행동이나 타미플루® 내성 바이러스를 감안하면, 효과와 안전성이 높은 마황탕을 활용한 인플루엔자 치료에 관심을 가지게 된다.

참고문헌: 成相昭吉. 外来小児科. 2012;15:205

❹ 보호자 설명문 예시

● 감기증후군 치료에 사용되는 한약에 관한 주의사항 ●

감초를 1일량으로 2.5g 이상을 포함한 한약(소청룡탕 등)은 가성 알도스테론증, 근질환, 저칼슘혈증이 있는 환자에게 투여해서는 안 된다.

마황을 포함하는 한약(마황탕, 갈근탕, 소청룡탕, 마황부자세신탕 등)은 ① 마황함유 제제 ② 에페드린류 함유 약물 ③ 항우울제(MAO저해제) ④ 갑상선 약물 ⑤ 카테콜라민 약물 ⑥ 크산틴계 약물과 병용하면 교감신경을 더욱 항진시킬 가능성이 있으므로 충분한 주의가 필요하다.

● 안전성이 확립되어 있지 않으므로 치료 상 유익이 위험을 상회한다고 판단이 되는 경우에 한해 충분한 설명을 한 후에 동의를 얻고 나서 투여한다.

●●● 고령자 경우

● 대체로 고령자는 생리기능이 저하되어 있어 한약도 감량하여 투여하는 것이 권장되고 있다. 필자는 감기증후군 급성기에 사용하는 한약을 체격과 체질이 허약한 증례에 투여할 때는 엑기스과립제제의 경우 0.15g/kg/일로 산출하여 투여량을 결정한다.

● 회복과 예방에 사용하는 보제는 일반적인 성인 용량을 장기 투여하여 특별히 문제될 것은 없다고 알려져 있으나 구성약 중 감초에 의한 부작용은 주의해야한다.

야마기와 미키카즈(山際幹和)

●●● 참고문헌

1) 佐藤滋樹. 呼吸器疾患 かぜ症候群. 泉 孝英編. ガイドライン外来診療 2010. 日経メデイカル開発;2010. p18-24.

2) Hurwitz ES. Reye's syndrome. Epidemiol Rev 1989;11:249-53.

3) 寺澤捷年. 和漢診療学における病態の認識. 症例から学ぶ和漢診療学. 医学書院;1994. p11-2.

4) 大塚敬節ほか. 呼吸器疾患 感冒. 漢方診療医典. 南山堂;1979. p67-8, 549.

5) 長坂和彦. 病態と治療 虚実. 入門漢方医学. 日本東洋医学会学術教育委員会編. 南江堂;2002. p38-41.

6) 立川隆治, 平川勝洋. 風邪をこじらせるとどんな症状が出るか. 川内秀之専門編集. 風邪症候群と関連疾患―そのすべてを知ろう. ENT臨床フロンティア. 中山書店;2013. p210-6.

7) Saita M, et al. The efficacy of ma-huang-tang (maoto) against influenza. Health 2011;3:300-3.

8) 白木公康. 漢方薬と抗ウイルス作用. 小児科 2011;52:1135-44.

9) 馬場駿吉ほか. 小青竜湯の通年性鼻アレルギに対する効果:二重盲検比較試験. 耳鼻臨床 1995;88:389-405.

10) 本間行彦ほか. かぜ症候群に対する麻黄附子細辛湯の有用性―封筒法による比較試験. 日東医誌 1996;47:245-52.

11) 和田浩二. トリカブト属ジテルペンアルカロイドのLC-APCI-MSによる構造解析と末梢血流量増加作用に

について. 藥學雜誌 2002;122:929-56.

12) 山際幹和. 小児耳鼻咽喉科疾患の漢方治療. MB ENT 2007;79:126-32.

13) 保富宗城, 山中 昇. 急性中耳炎, 急性鼻副鼻腔炎. 川内秀之専門編集. 風邪症候群と関連疾患―そのすべく を知ろう. ENT臨床フロンティア. 中山書店;2013. p126-34.

14) 伊藤真人. 急性咽喉頭炎―風邪症候群との微妙な関係. 川内秀之専門編集. 風邪症候群と関連疾患―そのす べてを知ろう. ENT臨床フロンティア. 中山書店;2013. p75-80.

15) 藤森勝也ほか. かぜ症候群後咳嗽に対する麦門冬湯と臭化水素酸デキストロメトルファンの効果の比較 (パイロット試験). 日東医誌 2001;51:725-32.

16) 山際幹和ほか. 柴朴揚を用いた咽喉頭異常感症の治療. 耳鼻臨床 1991;84:837-51.

17) Maruyama Y, et al. Effects of Japanese herbal medicine, Juzen-taiho-to, in otitis-prone children-a preliminary study. Acta Otolaryngol 2009;129:14-8.

18) 市村恵一. 症状からみた感染症の診断と治療. 鼻閉. JOHNS 2005;21:188-90.

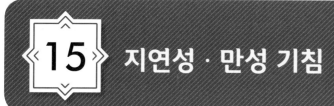

15 지연성 · 만성 기침

> **▶▶ 이번 장에서 소개되는 한약**

- 갈근탕가천궁신이(葛根湯加川芎辛夷)
- 소청룡탕(小靑龍湯)
- 맥문동탕(麥門冬湯)
- 반하사심탕(半夏瀉心湯)
- 마황부자세신탕(麻黃附子細辛湯)
- 육군자탕(六君子湯)

서론

기침은 증상의 지속된 기간에 따라 3주 미만인 경우는 급성 기침, 3주 이상에서 8주 미만인 경우는 지연성 기침, 8주 이상은 만성 기침으로 분류한다. 급성 기침 대부분의 원인은 감기를 포함한 기도의 감염증이지만, 지연성 또는 만성 기침처럼 지속되는 경우는 감염증이 원인에서 차지하는 빈도는 낮아진다.

3주 이상 지속된 지연성 · 만성 기침은 지속되는 기침이 주된 증상이며, 흉부 엑스선검사 등 일반검사나 신체검진에서 원인을 발견할 수 없는 경우가 많다. 지속되는 기침은 이 자체를 주소로 이비인후과에 내원하는 경우가 많고, 또한 다른 이비인후과 질환에서 발생하는 증상의 하나인 경우도 적지 않아서 임상적으로 중요한 증상이라고 할 수 있다.

이번 장에서는 일반적인 이비인후과 임상에서 자주 접하는 지연성 · 만성 기침과 그 치료에 한약의 사용을 중심으로 설명하고자 한다.

지연성·만성 기침의 원인과 치료

●●● 지연성 · 만성 기침 진단과 치료 흐름도를 ❶에 기술하였다.

일본에서 지연성 · 만성 기침의 주요 원인질환은 부비동 기관지 증후군, 기침 천식 및 알레르기 기침, 후두 알레르기이며 이외에 감기증후군 이후의 지연성 기침(이하, 감기 후 기침)이나 위-식도역류 질환의 식도외 증상으로 기침이 있다.

●●● 부비동 기관지 증후군 sinobronchial syndrome; SBS . 후비루에 의한 기침

● 부비동 기관지 증후군은 만성 재발성의 호중구성 기도 염증이 상기도와 하기도에 합병된 병태로, 일본에서는 만성 부비동염에 만성 기관지염, 기관지 확장증 또는 미만성 범세기관지염이 합병한 병태를 말한다[28].

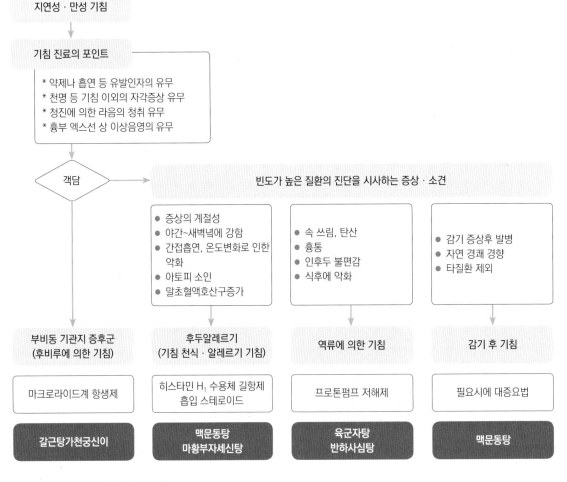

❶ 지연성·만성 기침의 진료 흐름도

　진단에 따라 유효한 서양 약물과 한약을 제시하였다.

---

28. 서구에서는 빈도가 높은 기침의 원인으로 후비루 증후군 post-nasal drip syndrome; PNDS, 상기도기침 증후군 upper airway cough syndrome의 병명이 문헌에 등장하지만 SBS와 같은 병태인지 아닌지는 현시점에서 명확하지 않다.

- 후비루, 콧물 및 헛기침 등 부비동염에 의한 증상, 또는 부비동 CT 검사에 있어서 부비동염을 시사하는 소견을 보인다.
- 서구에서는 천식과 후비루가 만성 기침의 원인이라고 하며 후비루의 원인 중, 39%는 만성 부비동염, 23%는 알레르기 비염이라고 보고되어 있다. 후비루에 의한 기침의 진단기준을 ❷에 기술하였다[1].
- 제1선택제는 마크로라이드계 항생제(클라리스®; 클라리스로마이신 또는 지스로맥®; 아지스로마이신)이다. 병용약으로는 거담제인 뮤코다인®(카르보시스테인)이 유효하다.
- 한약은 후비루 원인이 만성 부비동염인 경우는 갈근탕가천궁신이, 알레르기 비염인 경우는 소청룡탕이 유효하다.

●●● 후두 알레르기(기침 천식 · 알레르기 기침)

천명을 수반하지 않는 건성 기침이 주요 증상인 비천식성 호산구성 기도염증[29]이다. ❸에 만성 기침의 원인이 되는 통년성 후두 알레르기의 진단기준을 기술하였다[2].

후두 알레르기는 급성(아나피락스성)과 만성으로 분류되고, 만성 후두 알레르기는 계절성과 통년성으로 나누어진다. 후두 알레르기의 후두소견을 ❹에 제시하였다.

후두 알레르기는 통년성, 계절성 모두 히스타민 H_1 수용체 길항제(알레락®; 올로파타딘 또는 알레그라®; 펙소페나딘 또는 씨잘®; 레보세티리진)가 유효하며 효과가 불충분한 경우는 마황부자세신탕을 시도해봐도 좋다.

흡입스테로이드(플루타이드®; 플루티카손 프로피온산 에스텔 또는 풀미코트®; 부데소니드 또는 큐바르®; 베크로메타손 디프로피온산 에스텔)의 효과를 기대할 수 있다[30].

---

❷ 후비루에 의한 기침의 진단기준

1. 8주 이상 지속된다. 특히 야간에 많은 만성 기침이 생기며, 프로톤펌프 저해제나 기관지 확장제가 무효하다.
2. 부비동염에 의한 후비루 경우는 부비동 엑스선검사나 CT로 음영을 확인한다.
3. 부비동염의 경우에 수주간의 마크로라이드계 항생제 내복으로 후비루와 기침이 경쾌 또는 소실된다.
4. 후비루를 호소하나 부비동에서 음영이 보이지 않는 경우에 설압자로 혀 안쪽을 눌러서 중인두를 관찰하거나 전비경검사, 후비경검사, 비인두내시경으로 후비루의 존재가 확인된다. 확인되는 경우에 부비동염 이외의 원인질환(알레르기 비염, 알레르기 부비동염), 만성 비염, 만성 비인두염 등을 감별하고 원인질환을 치료*하면 후비루와 기침이 소실 또는 경쾌해진다.

※ 알레르기 비염은 항알레르기제, 히스타민 H_1 수용체 길항제로 치료하고, 만성 부비동염은 항생제, 점액용해제, 소염효소제로 치료한다.
　(内藤健晴. 後鼻漏による咳嗽 (後鼻漏症候群) (耳鼻咽喉科からの見解). 日本咳嗽研究会, アトピ口咳嗽研究会. 藤村政樹監修. 慢性咳嗽の診断と治療に関する指針 2005年度版. 前田書店. 2006[1])

---

29. 기침 천식은 호산구성 기도염증이 중추 기도에서 말초 기도까지 발생하는데, 후두 알레르기나 알레르기 기침은 중추 기도에서 발생하여 인후두증상을 보이므로 이비인후과에서 진료를 받는 기회가 많다.

30. 드라이파우더제제(풀미코트®, 플루타이드®)와 비교하여 에어졸제제(큐바르®, 플루타이드®에어졸)가 스테로이드의 후두 잔존율이 낮아서, 쉰 목소리 등의 부작용이 나타날 가능성이 낮다.

❸ **통년성 후두 알레르기의 진단기준**

1. 천식을 수반하지 않고 3주 이상 지속하는 건성 기침
2. 8주 이상 지속하는 인후두 이상감
3. 알레르기 소인을 시사하는 소견※이 하나 이상 있다.
4. 급성 감염성 인후염, 특이적 후두 감염증(결핵, 매독, 디프테리아 등), 후두진균증, 이물, 종창 이외에 기침이나 이물감의 원인이 되는 국소 소견이 없는 경우(전형수견으로 피열부披閱部에 창백한 부종상 종창을 보인다.)
5. 증상이 히스타민 H_1 수용체 길항제로 분명하게 개선 또는 소실된다.

※ 알레르기 소인을 시사하는 소견
   1) 천식 외에 알레르기 질환 과거력 또는 합병
   2) 말초혈액 호산구 증가
   3) 혈청 총 IgE치 상승
   4) 특이적 IgE 양성
   5) 항원 피부 검사에서 즉시형 반응 양성

(内藤健晴. 喉頭アレルギー(laryngeal allergy). 日本咳嗽研究会. アトピー咳嗽研究会. 藤村政樹監修. 慢性咳嗽の診断と治療に関する指針2005年度版. 前田書店. 2006[2])

●●● **위–식도역류질환** gastroesophageal reflux disease

● 과거에는 위–식도역류질환에 동반한 만성 기침의 유병률이 높았고, 일본에서는 비교적 드문 증상 이었지만 최근에는 증가하는 경향을 보인다.

● 위–식도역류질환에는 기침이 주간에 많고 식도증상이 경미한 유형과, 기침이 야간에 호발하며 식도나 인후두 증상이 있는 유형이 있다.

● 위–식도역류질환에 동반된 만성 기침의 치료는 프로톤펌프 저해제(파리에트®; 라베프라졸 또는 오메프라존®; 오메프라졸 또는 넥슘®; 에소메프라졸)에 의한 위산분비 억제요법이 제1선택제 이다.

● 위산분비 억제 외에 소화관 운동을 개선시키는 것도 효과적이며, 따라서 육군자탕이나 반하사심탕을 프로톤펌프 저해제와 병용 또는 단독으로 투여하면 효과적인 경우도 많다[3].

●●● **감염 후 기침**

● 감염 후 기침은 호흡기 감염증 후에 계속되어 자연적으로 소실되는 지연성 만성 기침이다.

● 지연되는 경우는 중추성 진해제(아스베린®, 인산코데인, 티페피딘, 메디콘®; 덱스트로메토르판), 히스타민 H_1 수용체 길항제, 맥문동탕, 흡입 항콜린제(아트로벤트®; 이프라트로피움) 등이 사용된다.

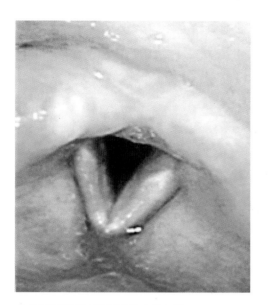

❹ 후두부알레르기 중증례 후두소견

피열부 점막과 성문하 점막에 창백한 부종성
종창이 관찰된다.

❺ 기침 치료약의 분류

중추에 작용(중추성 진해제)–비특이적 치료제
　마약성
　비마약성
말초에 작용
　　특이적 치료제–질환이나 병태에 따른 대증치료
　　비특이적 치료제
　　　거담제
　　　한약
　　　트로키, 함수제
　　　국소마취제

기침의 비특이적 치료제

- ❺에 기침 치료약의 분류를 기술하였다.
- 지연성 만성 기침 치료의 기본은 가능한 원인질환을 파악하여 원인에 따른 특이적 치료를 시행하는 것이다.
- 비특이적 치료제의 하나인 중추성 진해제는 생체방어기능으로 발생하는 필요한 기침을 억제하는 등 문제점도 많아서 사용에 주의가 필요하다.
- 지연성·만성 기침의 특이적 치료법은 위에서 서술한 사항을 참조하기 바라며, 아래에서는 비특이적 치료에 대해 기술한다.

●●● 건성 기침의 비특이적 치료제

- 직접 치료제로는 중추성 진해제가 있다.
- 간접 치료제로는 흡입 스테로이드제, 에리스로마이신, 맥문동탕, 아이피디®(토실산스프라타스트) 등의 유효성이 확인되었다.
- 맥문동탕은 만성 폐색성 폐질환 환자 24례를 대상으로 한 비맹검 무작위 교차 시험에서 비치료군

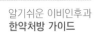

과 비교하여 투여 초기 기침에 비하여 유의하게 개선되었다[4]. 또한 감염 후 지연성 기침에서는 기침 점수가 유의하게 개선되었다[5].

●●● 습성濕性 기침의 비특이적 치료제

- 습성 기침의 치료는 기도 과분비 억제와 담痰의 객출喀出을 쉽게 하도록 하는데 있다. 전자는 질환의 특이적 치료이며, 후자는 카르보시스테인이나 무코솔반®(암부록솔) 등의 거담제나 소청룡탕이 유효하다.
- 소청룡탕은 경증~중등도의 기관지염 환자 200례(소청룡탕 101례, 플라시보군 99례)를 대상으로 한 이중맹검 무작위 배정 평행시험에서 위약과 비교하여 수양성 담, 기침 횟수, 기침 강도를 유의하게 개선시켰다[6].

처방 실제

●●● 감기 후 기침

맥문동탕 3.0g, 1일 3회 : 건성 기침 전반에 유효
인산코데인 1회 20mg : 기침이 심할 때 돈용으로 사용한다.

감기 증상이 계속되어 인두통 등 주 증상은 개선되었으나, 건성 기침이 3주 이상 지속되는 경우에 투여한다. 인산코데인 등의 중추성 진해제는 효과가 높은 반면에 부작용이 강하므로 장기 사용은 피하고 돈용하도록 지도한다. 지속적으로는 사용해야 할 경우는 맥문동탕을 투여하면 좋다.

증례 36세 여성

38℃ 이상의 발열, 인후통, 농성 비루를 주 호소로 내원하였다. 급성 상기도 감염으로 진단하여 항생제와 해열진통제 투여로 주요 증상은 약 1주 만에 개선되었으나 건성 기침이 이후 2주 간 지속되었다. 기침으로 의한 수면 부족이 지속되었다. 중추성 진통제 사용으로 일시적으로 경쾌한 상태가 되지만 약을 중단하면 증상이 다시 나타나 3주 후부터는 맥문동탕을 투여하여 증상이 소실되었다.

●●● 위산 역류에 의한 지연성 · 만성 기침

파리에트®(프로톤펌프 저해제) 10mg, 1일 1회 (증상이 심한 경우는 10mg, 1일 2회)
육군자탕 2.5g, 1일 3회 : 허증에 투여하면 좋다
반하사심탕 2.5g, 1일 3회 : 중간증∼실증에 투여하면 좋다.

처음에는 파리에트® 단독이나 증을 고려하여 육군자탕과 반하사심탕 중에서 선택하여 병용한다.
증상이 개선되면 한약 단독으로 대체하면 좋다. 위-식도역류질환에 의해 발생하는 만성 기침 이외의 증상들을 충분히 염두에
두고 진단 시에 많은 고려를 해야 한다.

증례 46세 여성

6주 이상 지속되는 기침과 2주 간 지속되는 쉰 목소리를 주소로 내원하였다. 타 의원에서 흡입 스테로이드 치료
를 4주 간 계속하고 있지만 효과가 없다고 한다. 후두내시경에서 피열 점막의 부종과 피열간 점막의 비후가 관찰
되었다. 문진에서 속 쓰림이나 트림 등의 위산 역류 증상과 취침 전 음식을 먹는 습관을 확인하여 위-식도역류
질환에 의한 만성 기침으로 진단하였고, 파리에트®(20mg/일)를 투여하였다. 쉰 목소리는 흡입 스테로이드 장기
사용에 의한 부작용으로 판단하여, 이를 중지시켰다. 2주 후에 기침 경감과 쉰 목소리 개선을 확인하였으며, 이후
에는 증상의 호전 상태를 유지하기 위해 육군자탕(7.5g/일)을 투여하고 있다.

●●● 후두 알레르기에 의한 기침

알레그라®(펙소페나딘) 60mg, 1일 2회
마황부자세신탕 2.5g, 1일 3회 : 마황이 함유되므로 순환기계 질환을 가진 환자에게 투여할 경우는 주의가 필요

증례 32세 남성

2월 중순부터 발생한 재채기, 비폐색을 주소로 내원하였다. 삼나무 화분증으로 진단하여 알레그라®(60mg, 1일 2
회)와 아라미스트® 점비제를 처방하여 코 증상은 많이 개선되었지만, 건성 기침이 3주 이상 지속되었다. 삼나무
화분증에 의한 계절성 후두 알레르기로 진단하여 마황부자세신탕(2.5g, 1일 3회)을 추가 처방하였더니 증상이 개
선되었다.

부작용, 주의사항

일반적으로 한약은 부작용이 적다고 생각하지만, 이번 장에서 소개된 제제는 다음과 같은 주의가
필요하다.
● 감초는 보기 드물게 가성 알도스테론증을 일으켜 혈압상승, 저칼륨혈증, 부종이 나타날 가능성이

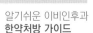

있으므로 주의가 필요하다. 이번 장에서 소개한 처방 중 육군자탕, 반하사심탕, 맥문동탕, 소청룡탕 등 감초가 들어있는 처방이 많으므로 중복에 의한 과복용에 주의한다.

● 마황은 에페드린으로 인한 교감신경자극, 중추항진작용이 있으므로 협심증과 심근경색의 과거력이 있는 환자에게는 원칙적으로 금기이다. 이번 장에서 소개한 마황부자세신탕이나 소청룡탕은 마황을 함유하고 있으므로 고혈압, 고령자에게는 주의하여 사용한다.

● 부자는 투구 꽃의 뿌리로 높은 효능이 있는 반면에 독성이 강하므로 이를 함유한 마황부자세신탕은 대량 투여나 장기 투여시 주의가 필요하다.

사전 설명과 동의

① 지연성 · 만성 기침의 치료원칙은 원인질환에 따른 적절한 치료이므로 필요에 따라서 호흡기내과를 포함하여 다른 진료 과에서도 진료를 받아보도록 권장한다.

② 실제 임상에서는 치료를 진행하면서 호전도를 평가하여 감별진단을 하는 경우도 적지 않으며, 이때는 (1) 원인질환으로 빈도가 높은 질환 (2) 치료제의 질환 특이성 (3) 치료효과의 즉효성을 종합적으로 고려한다.

③ 기침 환자를 치료하는데 놓쳐서는 안 될 중요한 질환(폐렴, 폐결핵, 폐섬유증 등)의 가능성을 항상 염두에 두고 설명한다.

④ 지연성 · 만성기침은 수면부족을 일으키는 일도 많아서 삶의 질 저하가 일어나는 질환의 하나이다. 확정 진단과 동시에 기침으로 인한 고통을 경감시키는 것도 중요하므로 한약 처방은 치료방법으로서 극히 유효한 수단이라고 할 수 있다.

모찌즈키 타카이치(望月隆一)

●●● **참고문헌**

1) 内藤健晴. 後鼻漏による咳嗽 (後鼻漏症候群) (耳鼻咽喉科からの見解). 日本咳嗽研究会, アトピー咳嗽研究会. 藤村政樹監修. 慢性咳嗽の診断と治療に関する指針2005年度版. 前田書店. 2006;p28-9.

2) 内藤健晴. 喉頭アレルギー (laryngeal allergy). 日本咳嗽研究会, アトピー咳嗽研究会. 藤村政樹監修. 慢性咳嗽の診断と治療に関する指針2005年度版. 前田書店. 2006;p16-21.

3) 望月隆一. 耳鼻咽喉科診療で用いる漢方薬 六君子湯, 半夏瀉心湯. JOHNS 2013;29:2052-4.

4) Mukaida K, et al. A pilot study of the multiherb Kampo medicine bakumondoto for cough in patients with chronic

obstructive pulmonary disease. Phytimedicine 2011;18:625-9.

5) Irifune K, et al. Antitussive effect of bakumondoto a fixed kampo medicine (six herbal components) for treatment of post-infectious prolomgrd cough:controlled clinical pilot study with 19 patients. Phytomedicine 2011;18:630-3.

6) 宮本昭正ほか. TJ-19ツムラ小青竜湯の気管支炎に対するPlacebo対症二重盲検群間比較試験. 臨床医薬 2011;17:1189-214.

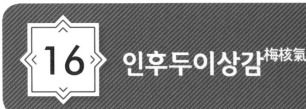

16 인후두이상감梅核氣

> **>> 이번 장에서 소개되는 한약**

> › 갈근탕가천궁신이(葛根湯加川芎辛夷)   › 반하후박탕(半夏厚朴湯)
> › 시박탕(柴朴湯)   › 반하사심탕(半夏瀉心湯)
> › 소시호탕(小柴胡湯)   › 마황부자세신탕(麻黃附子細辛湯)
> › 맥문동탕(麥門冬湯)   › 육군자탕(六君子湯)

서론

인후두이상감은 '인후두에 이상감각을 호소하는데도 불구하고 일반적인 이비인후과적 시진視診에서는 호소에 부합하는 이상소견이 관찰되지 않는 것'으로 정의되며, 이를 진성 인후두이상감이라고 부른다[1]. 한편 인후두이상감은 증상명에 불과하며, 이와 구분하여 원인 질환이 있는 경우는 증후성 인후두이상감이라고 한다[1].

신중하게 검사를 통해 이상감각의 원인이 확인되면 병태에 맞춰서 치료하고, 원인이 확인되지 못한 경우는 진성 인후두이상감으로 치료를 하게 된다. 두 경우 모두에서 한약이 하는 역할은 크다[2]. 이번 장에서는 인후두이상감 치료에서 대표적인 한약의 사용에 대해 소개하고자 한다.

인후두이상감의 진료 현황

인후두이상감을 호소하며 이비인후과에 내원하는 환자는 외래의 5~10%로 그 빈도가 의외로 높으며, 증후성 인후두이상감의 원인 질환은 전신과 국소적 원인을 망라하여 매우 다양하다[3]. 인후두이상감 원인 질환은 국소적, 전신적, 정신적 원인 세 가지로 크게 분류할 수 있다(❶).

이 중에서 국소적 원인이 약 80%를 차지한다. 국소적 원인은 ① 만성 염증 및 외상(만성 부비동염,

만성 편도염, 만성 인후염, 기관 삽관 ② 인후두 형태 이상(포레스티어병으로 불리는 경추이상, 설근 편도 비대, 진자양 편도, ③ 종류腫瘤(후두낭포, 후두암, 하인두암) ④ 갑상선 질환(갑상선종, 갑상선 암, 하시모토병, 바세도우병), ⑤ 식도 질환(위-식도역류 질환, 식도이물, 식도게실, 식도암) ⑥ 알레 르기 질환(후두 알레르기)의 여섯 가지로 크게 나눌 수 있다.

예전에는 국소적 원인의 대부분은 만성 부비동염, 만성 편도염, 만성 인후염이었다고 한다[1,4,5]. 그 러나 최근에는 위-식도역류 질환이 50~60%로 꽤 높은 비율을 차지하고[6] 또한 최근 주목을 받고 있 는 후두 알레르기도 국소적 원인의 15~20%를 차지하고 있어[7] 이전과는 양상이 크게 달라졌다.

전신적 원인은 전체에서 약 15%를 차지한다[1,4,5]. 대표적인 전신적 원인 질환에는 저색소성 빈혈이 관여하는 플러머빈슨증후군[31]이 있다. 목의 이물감은 자율신경 실조증의 하나로 현기증, 이명과 함께 대표적인 증상이다.

정신적 원인은 5%를 차지하며 질환에는 심기증, 불안신경증, 우울 등이 있다[1,4,5]. 이를 정확하게 진 단하기 위해서는 정신과 의사의 진찰이 필요할 때도 적지 않다.

어찌되었든 인후두이상감 원인의 2.5~4%를 차지하는 악성종양, 즉 후두암, 하인두암, 갑상선암, 식도암 등을 놓치지 않는 것이 인후두이상감을 치료하는데 있어서 가장 중요하다[3].

신중하게 검사해도 원인이 확인되지 않는 경우는 진성 인후두이상감으로 치료한다. 증후성과 진성 을 가리지 않고 인후두이상감은 서양 약물로 해결이 어려운 경우가 많으며, 이 경우 한약처방을 통해 좋아지는 경우가 종종 있다.

❶ 증후성 인후두이상감의 원인

	만성 염증·외상	만성 부비동염, 만성 인두염, 만성 편도염, 기관 삽관
	갑상선 질환	하시모토병, 바세도우병, 단순성 갑상선종, 갑상선암
국소적 원인	종류腫瘤	후두개 낭포, 후두 육아종, 후두암, 하인두암
	형태 이상	경상돌기과장증莖狀突起過長症, 경추이상(포레스티아병), 설근편도 비대, 진자양 편도, 인두사위咽頭斜位
	식도질환	위-식도역류 질환, 식도게실, 식도이물, 식도암
	알레르기	후두 알레르기
전신적 원인		저색소성빈혈(플러머빈슨증후군), 당뇨병, 내분비 이상, 심비대, 대동맥류, 중증근무력증, 자율신 경실조, 갱년기장애
정신적 원인	신경증	심기증, 불안신경증, 히스테리, 강박신경증
	정신병	통합실조증, 우울
	심신증	심신증

---

31. 플러머빈슨증후군 또는 켈리패터슨증후군이라고 불리는 이 질환은 연하곤란, 철 결핍성 빈혈, 식도막esophagel web을 특징으로 하는 매우 드 문 질환이다. 그러나 이 환자들에서 식도와 인두 편평상피세포암 발생 위험성이 높은 것으로 알려져 있기 때문에 정확한 진단이 매우 중요하다.

약물요법의 흐름도(❷)

먼저 증후성인지 진성인지에 따라 치료 내용이 크게 달라진다. 증후성의 경우는 외과적 치료, 방사선 치료가 우신되는 경우도 있으므로 약물요법 이외의 다양한 치료가 필요할 수 있다. 뿐만 아니라 모든 증후성에서 한약이 유용한 것이 아니며, 한약이 도움이 되는 것으로 생각되는 상황에 대한 흐름도를 ❷에 제시하였다. 물론 흐름도에 제시되지 않은 기타 상황에 대해서도 유용한 한약이 존재한다.

●●● 진성 인후두이상감

- 명확한 원인을 알 수 없는 진성 인후두이상감의 경우 예전에는 소염효소제(리조팀염산염)와 항불안제 병용요법을 시행하였으나 뚜렷한 효과는 없었으며, 이에 한약사용이 주목을 받고 있다.
- 대표적인 한약에는 반하후박탕[8)]과 시박탕(반하후박탕 합 소시호탕)[9)]이 있다. 반하후박탕은 항불안작용, 시박탕은 항불안작용과 항염증작용이 있는 것으로 보고되고 있다[10)].

●●● 증후성 인후두이상감

- 최근 증후성 인후두이상감 원인으로 위-식도역류질환에 관심을 가지게 되었다. 위-식도역류질환의 주요 서양 약물은 프로톤펌프 저해제와 H_2 수용체 길항제이다. 이의 효과가 불충분한 경우에 육군자탕이 유효하다[11)]. 육군자탕으로 효과를 얻을 수 없을 때는 반하사심탕이 좋다는 의견도 있다.
- 최근 인후두 알레르기도 인후두이상감의 중요한 원인으로 알려지게 되었다. 알레르기가 관련되는 증례에는 다음과 같은 한약이 추천되는데, 인후두 알레르기 진단기준에 따르면 항히스타민제가 유효하다. 한편으로 인후두 알레르기로 인한 기침에는 맥문동탕[12)]이 유용하고, 인후두이상감에는 마황부자세신탕이 유효하다고 한다[13)].
- 예전에는 인후두이상감의 가장 주요한 원인인 만성 부비동염으로 인한 후비루에는 점액용해제와 마크로라이드계 항생제의 소량 장기투여가 유효하다고 하였는데, 이를 통해 충분한 효과를 보지 못할 경우는 갈근탕가천궁신이를 추가하면 치료효과가 높아진다고 알려져 있다[14)].

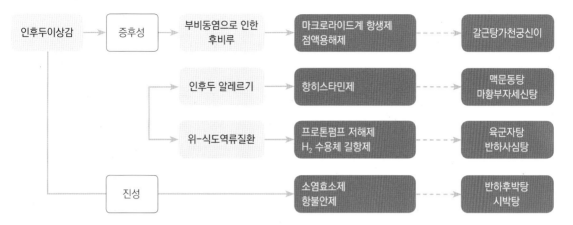

❷ **약물요법의 흐름도**

점선은 한방으로 변경할 수 있는 병용약물

처방 실제

●●● **진성 인후두이상감**

노이침®(라이소자임 염산염) 1정(90mL), 1일 3회
메이락스®(에틸 로플라제페이트) 1정(1mg), 1일 2회
이 약물로 효과가 충분하지 않으면 아래와 같이 변경 또는 추가한다.
반하후박탕 2.5g, 1일 3회
또는 시박탕 2.5g, 1일 3회

불안감이 심한 환자는 반하후박탕을 병용하고, 인후두의 만성염증이 지속된 경우는 노이침®에 추가하여 소염작용이 있는 시박탕을 병용한다. 이러한 치료로도 전혀 증상의 개선이 보이지 않는 경우는 다시금 정신질환을 포함하여 증후성 인후두이상감의 원인을 찾는다.

●●● **증후성 인후두이상감**

위-식도역류질환의 경우

파리에트®(라베프라졸) 1정(10mg), 1일 1회
이 약물로 효과가 충분하지 않으면 아래 약으로 변경 또는 추가한다.
육군자탕 2.5g, 1일 3회

위–식도역류질환의 원인에는 위산 분비가 과다하여 발생되는 역류와 소화관 운동기능 저하로 음식물이 위내에 정류하여 역류하는 두 가지가 있으며, 후자의 경우에는 육군자탕의 소화관 운동 촉진작용을 기대하여 처음부터 병용할 수 있다.

증례 75세 남성

6개월 전부터 인후두이상감이 있어서 속 쓰림, 탄산, 트림을 동반한 증상이 발생하였다. 증상 발생 전부터 취미로 정원일을 하였는데, 몸을 앞으로 굽히는 일이 많다고 한다. 모든 검사에서 명확한 이상은 발견되지 않았고, F 척도(문진표의 점수)에서 30점이었다. 위–식도역류질환으로 보고 파리에트®을 처방하여 증상이 약간 경감하였으나, 효과가 불충분하여 육군자탕을 추가하였더니 극적으로 개선되었다. 3개월 후에 파리에트®을 휴약하고 육군자탕을 단독 처방하였으며 증상이 다스려졌다.

인후두 알레르기의 경우

알레락®(오로파타딘) 1정, 1일 2회
이 약으로 효과가 충분치 않으면 아래 약물로 변경 또는 추가한다.
맥문동탕 3.0g, 1일 3회
또는 마황부자세신탕 2캡슐, 1일 3회

인후두 알레르기의 2대 증상인 만성 건성 기침과 인후두이상감 중 만성 건성 기침이 주요 증상인 경우는 맥문동탕. 인후두이상감이 우선인 경우는 마황부자세신탕의 병용요법을 권장한다. 인후두 알레르기는 위–식도역류질환을 합병하고 있는 경우가 있으므로, 치료효과가 정체된 경우는 위–식도역류질환의 치료를 병행하면 명확한 효과가 나타날 수 있다.

증례 37세 여성

수년 전부터 진드기에 의한 통년성 알레르기 비염이 있었으며, 6개월 전부터 후비루는 없이 인후두이상감과 건성 기침이 지속되어 내원하였다. 검사 상 명확한 이상은 없고 F스케일도 0점이어서 위–식도역류질환의 합병이 없는 인후두 알레르기 단독증례로 진단하여 알레락®을 투여하였더니 기침 증상은 빠르게 소실되었으나 이물감은 잔존하였다. 이에 마황부자세신탕을 병용한 결과 이물감도 서서히 가벼워지기 시작하여 3개월 후에는 소실되었다.

만성 부비동염 후비루의 경우

클라리스®(클라리스로마이신) 1정(200mg), 1일 1회
뮤코다인®(L-카르보시스테인) 1정(500mg), 1일 3회
이 약으로 효과가 충분치 못하면 아래 약물로 변경 또는 추가한다.
갈근탕가천궁신이 2.5g, 1일 3회

만성 부비동염으로 인한 후비루는 인후두이상감과 만성 습성 기침을 유발할 수 있으므로 문진을 통한 확인이 중요하다. 기침을 동반하고 있는 환자는 기관지 천식을 합병하고 있을 수 있으므로 클라리스®를 투여하기 전에 테오필린을 복용하지 않고 있는지를 확인해야 한다. 마크로라이드계 항생제는 테로필린의 혈중농도를 변화시키므로 혹시 테오필린을 복용하고 있다면 뮤코다인®과 갈근탕가천궁신이 병용만으로 먼저 치료해보는 게 좋다.

부작용, 주의사항

이번 장에서 소개한 한약은 비교적 안전성이 높지만 몇 가지 심각한 부작용도 있으므로 언급한다.

- 감초에 의한 가성 알도스테론증은 대표적인 부작용으로 이번 장에서 소개된 한약처방 중 갈근탕가천궁신이, 시박탕, 육군자탕, 맥문동탕, 반하사심탕에 감초가 포함되어 있다.
- 발생 가능한 위중한 부작용은 간질성 폐렴이다. 황금을 함유한 시박탕은 간질성 폐렴이 발생할 가능성이 있으므로 복용 중 기침이 발생한다면 주의하고, 장기복용을 하려면 흉부 엑스선검사를 해보는 것이 좋다.
- 마황을 함유한 한약(마황부자세신탕, 갈근탕가천궁신이)은 에페드린과 유사한 작용이 있으므로 고혈압이나 순환기 질환이 있는 환자에게 사용할 때는 매우 주의가 필요하다.

사전 설명과 동의

① 한약 사용 유무와 관계없이 인후두이상감 진료 시에 사전 설명과 동의할 내용에 대해 아래에 기술하였다[15].
② 인후두이상감은 원인이 명확하지 않은 진성 인후두이상이라는 병태가 있다는 사실을 이해해야 한다.
③ 증후성 인후두이상감의 원인에는 생명과 관계되는 국소 악성질환이 있으므로, 이를 지나치는 일이 없도록 반복해서 검사를 할 수 있다.
④ 증후성 인후두이상감 원인은 여러 가지가 있으므로 검사나 치료법이 여러 가지가 있다.
⑤ 국부의 병변이 명확히 있더라도, 이것이 이상감의 원인은 아닐 수 있기 때문에, 치료에 들어가기 전에 설명이 필요하다.

⑥ 위독한 전신질환(심부전, 심근경색, 철 결핍성빈혈 등)이나 정신과 질환(통합실조증)이 원인인 경우는 전문가의 협진이 필요할 수 있다.

나이토우 켄세이(内藤健晴)

●●● 참고문헌

1) 小池靖夫ほか. 咽喉頭異常感症に対する診断的治療. 耳鼻臨床 1979;72:1499-506.

2) 内藤健暗. 咽喉頭異常感症の漢方療法. 日本医事新報 2013;4641:51-4.

3) 内藤健晴. 咽喉頭異常感症. 総合臨林 2007;56:157-8.

4) 中西泰夫. 咽喉頭異常感症の臨床統計的観察. 藤田学園医学会誌 1989;8:39-71.

5) 山際幹和ほか. 咽喉頭異常感症の統計的観察. 耳鼻臨床 1986;79:1823-40.

6) 内藤健晴. 胃食道逆流症(GERD)と咽喉頭異常感症. 日耳鼻 2007;110:252.

7) 内藤健晴. 喉頭アレルギー患者における咽喉頭異常感. 日気食会報 2001;52:120-4.

8) 藤井一省ほか. 咽喉頭異常感症に対する「半夏厚朴湯」の臨床効果. 耳鼻臨床 1987;80:987-97.

9) 荻野 敏ほか. 咽喉頭異常感症に対する柴朴湯の使用経験. 口腔・咽頭科 1994;6:103-11.

10) 荻野 敏. 耳鼻咽喉科医が知っておきたい漢方薬のイロハ:咽喉頭異常感症. MB ENT 2010;110:43-6.

11) Tokashiki R, et al. Rikkunshito improves globus sensation in patients with proton-pump inhibitor-refractory laryngophar γ ngoeal reflux. World J Gastroenterol 2013;19:5118-24.

12) 内藤健晴ほか. 麦門冬揚を使用した持続性咳嗽症例. 漢方と免疫・アレルギー 2004;17:54-65.

13) 馬場 錬ほか. 喉頭アレルギー症例に対する麻黄附子細辛楊の有用性について. アレルギーの臨床 2001;21:640-4.

14) 山際幹和. 漢方薬の取り入れ方のコツ. 鼻・副鼻腔炎. JOHNS 2010;26:585-8.

15) 内藤健晴. 疾患からみたインフォームドコンセントの実際. 咽喉頭異常感症. JOHNS 2010;26:1964-6.

17 인후두 위산역류증

>> 이번 장에서 소개되는 한약

● 육군자탕(六君子湯)

서론

위 내용물의 역류에 의해 불쾌한 증상이 발생하거나 합병증이 생긴 상태를 위-식도역류 질환 (gastroesophageal reflux disease; GERD)이라고 하며, 증상은 속 쓰림, 탄산과 같은 식도증상과 식도 외 증상이 있다. 식도 외 증상에는 인후두이상감이나 만성 인후통, 쉰 목소리가 이비인후과 영역에서 많이 나타나는데 이를 인후두 위산역류증이라고 부른다. 일본에서는 위-식도역류질환으로 진단 후 치료를 받는 환자가 증가하고 있으며, 이비인후과에서도 인후두 위산역류증에 주목하고 있다.

인후두 증상이 나타나는 기전은 위산이 직접 인후두 점막에 역류하여 증상이 나타난다는 '직접장애 설'과 하부 식도로 역류한 위산이 미주신경반사를 통해 증상을 일으킨다는 '반사설', 그리고 두 가지가 모두 관여한다는 설명이 있다. 어떤 경우도 위산이 강하게 관여하고 있기 때문에 치료에서 위산분비를 억제하는 일이 중요하다. 그러나 인후두의 점막은 산에 약하고, 식도 증상보다 치료가 어려운 것으로 알려져 있다. 본 질환에 한약인 육군자탕을 도입한 뒤 인후두 위산역류증에 대처하는 것이 수월해졌다.

인후두 위산역류증의 치료 현황

환자가 인후두 증상을 호소하고, 인후두를 관찰하여 후두 피열부 점막의 종창이나 발적, 성대 후 방의 육아형성 등 인후두 위산역류증을 의심할 수 있는 소견이 있더라도, 확진을 내릴 수 있는 경우는 많지 않다. 따라서 항상 인후두 위산역류증과 다른 질환들을 염두에 두면서 치료하는 것이 중요하다[1].

최근 식생활의 서구화 등으로 위-식도역류질환이 증가하고 있기 때문에, 약물치료와 병행하여 부석설한 습관인 과식, 빠른 식사, 식후 바로 수면 등을 개선하도록 지도할 필요가 있다.

약물치료는 위산분비를 억제하는 프로톤펌프 저해제proton pump inhibitor;PPI와 H_2 수용체 길항제가 있으나 위-식도역류질환에는 프로톤펌프 저해제가 효과적이기 때문에 현재는 프로톤펌프 저해제가 약물 치료의 핵심으로 여겨지고 있다. 하지만 인후두 위산역류증에는 프로톤펌프 저해제의 효과가 불충분한 경우가 많은 것으로 알려져 있다. 인후두 영역은 위산에 노출되는 양과 빈도가 낮아도 증상이 나타나는 경우에는 인후두 증상의 개선을 위해 식도증상 개선보다 많은 프로톤펌프 저해제 투여량이 필요하다.

프로톤펌프 저해제 투여에도 증상이 개선되지 않는 경우는 추가적으로 위장관 신경에 작용하여 위장운동을 활발하게 하는 소화관 운동기능 개선제가 사용되고 있다. 또한 소화관 운동 항진작용이 있는 그렐린 분비를 촉진시키고, 효과를 증가시키며, 분해를 저해하는 육군자탕은 프로톤펌프 저해제와 병행치료를 통해 인후두 위산역류증의 증상을 개선한다[2,3].

위-식도역류질환에서 약물치료가 효과가 없을 때는 수술치료를 하는 경우가 있다. 일본에서 인후두 위산역류증이 경증인 경우가 많기 때문에 위산역류를 억제할 목적으로 수술적 치료를 시행한 보고는 거의 없다. 그러나 인후두 위산역류증의 증상 중 하나로 거론되고 있는 후두 육아종에 대한 절제술은 개별적 증례에 따라서 필요할 수도 있다.

약물요법 흐름도(❶)

● 인후두 증상이 확인되고, 인후두 위산역류증이 의심될 때 첫 선택제로는 프로톤펌프 저해제가 가장 효과적이다(진단을 위하여 2주간 정도 프로톤펌프 저해제를 투여하는 것을 프로톤펌프 저해제 테스트라고 한다).

● 프로톤펌프 저해제의 일반적인 사용량, 투여(프로톤펌프 저해제 테스트)로 증상의 개선을 보인 경우는 지속 투여여부, 약 용량의 감량, 약 사용의 중단 등을 환자와 상담하면서 시행한다.

● 프로톤펌프 저해제로 치료효과가 보이지 않는 경우는 다른 질환을 고려하거나 감별진단해야 한다. 그럼에도 불구하고 인후두 위산역류증이 의심되는 경우는 프로톤펌프 저해제를 배량투여하거나 소화관운동 개선제와의 병용이 유용하다.

● 육군자탕은 위장운동 촉진작용을 가지고 있어 식욕부진, 오심, 구토 등을 보이는 만성 소화관 기능저하 증례에 폭 넓게 이용되고 있는 한약이다. 인후두 위산역류증에 대한 프로톤펌프 저해제와

병용치료의 임상효과가 보고된 바 있다.

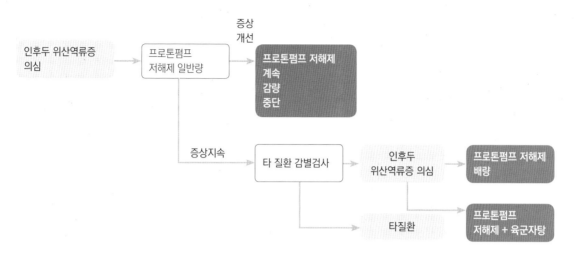

❶ 약물요법 흐름도

처방 실제

후두 소견을 보이는 경우(1)

에소메프라졸 20mg, 1일 1회
육군자탕 2.5g, 1일 3회 : 소화관 운동기능 항진을 통한 위 배출 촉진

증례 45세 남성(❷)

약 2개월 전부터 인후통증이 발생하였다. 항생제 내복 등으로도 증상이 개선되지 않아 내원하였다. 인후두 내시경검사에서 우성대 후방에 육아조직과 피열부 점막의 발적과 종창이 관찰되었다. 증상과 인후소견을 통해 인후두 위산역류증을 의심하였다.

초진 때 에소메프라졸(20mg, 1일 1회)을 투여하였으나 자각증상과 인후소견 모두 변화가 없어 육군자탕(2.5g, 1일 3회)을 추가로 투여하였다. 또한 상부소화기 내시경검사도 예약하였다. 상부소화관 내시경검사에서는 경도의 위역류성 식도염(Grade M) 이 외에 이상소견이 없었기에, 같은 약제를 계속 사용할 것을 권했다. 2개월 후부터 증상은 서서히 개선되었으며, 인후 관찰에서 성대 후방 육아조직도 축소되었다. 5개월 후에 자각증상도 없고 육아조직도 소실되어서 치료를 종료하였다.

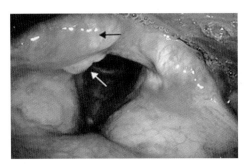

초진 시 후두소견

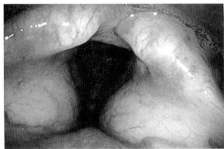

치료 후 후두소견

증례 45세 남성

초진 시에는 우성대 후방에 육아조직과(백색 화살표) 피열부(특히 우측)의 발적과 종창이 관찰되었다(흑색 화살표).

후두 소견을 동반한 경우(2)

라베프라졸 10mg, 1일 1회
육군자탕 2.5g, 1일 3회

증례 45세 여성

3개월 전부터 쉰 목소리와 인두 불편감으로 약물치료를 받았으나 개선되지 않아 내원하였다. 초진 시에 우성대 후방의 육아조직과 후교련부의 발적과 종창이 관찰되었다. 인후두 위산역류증을 의심하여 라베프라졸(10mg 1일 1회)을 투여하였으나 증상 개선이 보이지 않아 육군자탕(2.5g, 1일 3회)을 투여하였다. 또한 치료와 병행하여 시행한 상부 소화관 내시경검사에서 위−식도역류질환은 관찰되지 않았다. 육군자탕을 병용한 후부터 자각증상이 개선되었으며, 4개월 후에는 육아조직도 소실되고 후교련부의 소견도 개선되었다.

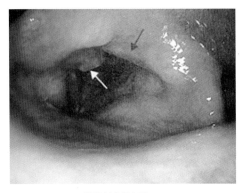

초진 시 후두소견

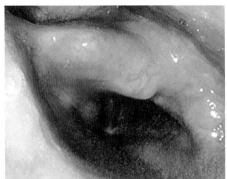

치료 후 후두소견

> ### 증례 45세 여성
>
> 초진 시에는 우성대 후방에 육아조직(백색화살표)과 후교련부 점막의 발적과 요철이 관찰되었다(흑색 화살표). 이와 같은 소견도 치료 후에는 소실되었다.

> ### 인후두 소견을 동반하지 않는 경우
>
> 란소프라졸 30mg, 1일 1회
> 육군자탕 2.5g, 1일 3회
>
> ### 증례 49세 여성
>
> 2개월 전부터 쉰 목소리와 인후에 조이는 느낌이 있어 가까운 병원에서 항생제 등을 복용하면서 쉰 목소리는 개선되었으나, 조이는 느낌은 개선되지 않아서 내원하였다. 초진 시에 인후두에 특별한 이상소견이 없었으며, 상부소화관 내시경검사를 시행하였다. 상부소화관 내시경검사에서 위저선 폴립 이외에 위–식도역류질환 등의 소견은 없었다. 검사소견을 설명하고 경과관찰을 하도록 했다. 그러나 증상이 개선되지 않고 재 내원하여 란소프라졸 (30mg, 1일 1회)을 처방하였다. 2주 후에도 자각증상이 개선되지 않아서 소화관 운동기능 촉진 효과를 기대하여 육군자탕(2.5g, 1일 3회)을 추가 처방하였다. 육군자탕 처방 후에 증상은 서서히 개선되기 시작했다. 그 후 란소프라졸은 15mg으로 감량할 수 있었다.

부작용, 주의사항

육군자탕은 부작용이 적으나 경미한 피부 발진, 발적, 가려움이 발생하는 경우가 있다. 다른 많은 약제처럼 간기능 장애 등을 일으키는 경우가 있어 혈액검사를 하는 경우가 있다.

중대한 부작용으로 감초에 의한 가성 알도스테론증(부종이나 혈압상승 등)이 발생할 가능성이 있다.

감초의 글리시리진은 요세관에서 칼륨배설 촉진작용이 있으므로 저칼륨혈증을 초래해서 그 결과로 근질환이 나타날 가능성이 있다.

사전 설명과 동의

① 현재 인후두 위산역류증을 확정 진단하기 위한 검사는 없다. 따라서 인후두 이상감각이나 통증 등의 다양한 증상을 진료할 때는 본 질환을 염두에 두면서 진단과 치료에 임할 필요가 있다.

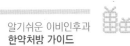

② 치료는 약물치료에만 의지하지 말고 생활습관 개선에 대해 제대로 지도하는 것이 중요하다.

③ 적절한 약물치료가 되고 있어도 사용 약제의 증감이나 다른 작용의 약제사용으로 인해 치료기간이 장기화되는 경우가 있다. 이를 염두에 두고 설명히는 것이 중요하다.

와타나베 쇼우지(渡邊昭二)

●●● 참고문헌

1) Oridate N, et al. Endoscopic laryngeal findings in Japanese patients with laryngeopharyngeal reflux symptoms. Int J Otolaryngol 2012;2012:1-4.

2) Tokashiki R, et al. Rikkunshito improves globus sensation in patients with proton-pump inhibitor-refractory laryngopharyngeal reflux. World J Gastroenterol 2013;19:5118-24.

3) Tominaga K, et al. Rikkunshito improves symptoms in PPI-refractory GERD patients: a prospective, randomized, multicenter trial in Japan. J Gastroenterol 2012;47:284-92.

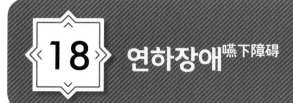

18 연하장애嚥下障碍

서론

연하장애嚥下障碍란 소화관에 들어가야 할 음식이 어떤 이유로든 잘못되어 기관 내로 들어가는 것을 말하며, 잘못 마시는 것誤飲과 구별된다. 연하기관의 손상과 장애, 의식장애가 원인인 경우와 때때로 입안에 있는 것을 잘못 삼켜서 발생되는 경우가 있다[1]. 연하장애는 흡인성폐렴의 원인이 되기도 하여, 특히 고령 환자에 있어서 예후에 영향을 미치는 경우가 있다. 폐렴은 고령자에서 주요 사망원인이고, 향후 고령자가 더욱 증가할 것이므로 폐렴과 그 원인의 하나인 연하장애는 가볍게 여길 수 없는 중요한 증후다. 최근에는 한약이 연하장애와 합병증인 흡인성폐렴 예방에 유효하다는 근거도 보고되고 있다. 이번 장에서는 한방치료법을 포함하여 치료법을 모두 소개하고 그 중에서 한약의 역할을 소개하고자 한다.

연하장애 증상

연하장애가 생기면 사레가 들리지만, 기도방어 반사가 저하된 경우는 연하장애가 생겨도 사레가 들리지 않고 흡인성폐렴을 일으키는 경우가 있다[2]. 물이나 차를 마실 때 자주 사레가 들리는 경우에 연하장애가 있을 가능성이 있다(❶)[3].

연하장애의 원인

연하반사에 문제가 생겨 음식물을 삼키는 힘이 약하거나 식도를 통과하지 못하는 상태가 연하장애를 일으킨다[2]. 뇌혈관 장애(뇌경색, 뇌출혈 등)에 의한 마비나 신경근 질환 또는 노화에 따른 근력저하가 주요 원인이다. 노화로 인한 생리적인 변화에 신경근 질환(뇌혈관 장애나 파킨슨병 등 각종 중추신경 변성질환)이나 근육병 초기증상이 복합된 경우도 있다. 또한 식도의 통과 장애, 인후두와 식도종양(인후두암이나 식도암 등)도 연하장애를 발생할 수 있다[2]. 반회신경마비에 의해 발생되는 경우가 있으며, 반회신경 경로에서의 문제로 인해 발생한다. 필자의 경험 중에는 흉부대동맥류 확대에 의해 왼쪽의 반회신경마비가 발생하고, 이후 성대마비에 의해 연하장애가 발생한 증례도 있다. 또한 다양한 의학적 처치(기관절개, 경비위 튜브설치, 위루형성술 등)나 약물(수면제, 정신안정제, 향신경제)도 원인이 된다. 약제의 영향으로 타액분비가 저하되어 삼키기 어렵게 되는 등 복잡한 원인들이 서로 얽히는 경우도 있다.

이 중에서 뇌혈관 질환은 섭식 및 연하장애의 큰 원인 중 하나로, 연하장애의 약 40%는 뇌졸중(뇌혈관질환)이 원인이라고 한다. 한편 뇌졸중(뇌혈관 장애)에 이환된 환자 중 약 30%는 급성기에 연하장애가 나타나고, 만성기까지 연하장애가 지속되는 환자는 전체의 약 5% 정도라고 한다[4]. 뇌혈관 질환 예방은 연하장애 발생에 큰 영향을 미친다.

❶ 연하장애가 의심되는 자각증상

- 식사 중에 자주 사레가 들린다(특히 걸쭉함이 없는 수분으로 사레가 들리는 일이 많다).
- 식사 중이 아니어도 갑자기 사레가 들린다. 기침 시(침으로 사레가 들리는 것)
- 음식이나 물을 삼킨 후에도 구강 내에 음식물이 남아있다.
- 밥보다 면류를 좋아하게 되거나, 씹는 힘이 부족 하거나, 치과적 문제로 씹지 않아도 되는 음식을 좋아하게 된다.
- 식사 후 목소리 괄괄하다.
- 식사 하게 되면 금방 피곤해져 전부 다 먹을 수가 없다.
- 체중이 서서히 감소된다.
- 매일 복용하던 약을 마시려하지 않는다.
- 수분을 섭취하려 하지 않는다.
- 발열이 반복된다(흡인성폐렴 의심).
- 야간에 기침을 한다.

(エルメッドエーザイ株式会社. 摂食嚥下障害 Q&A. http://www.emec.co.jp/swallow/07.html[3])

연하장애 진단검사

앞서 서술한 것처럼 직접적으로 인두와 후두부를 검사해야하나, 연하장애는 다양한 질환에 의해서 생기는 이른바 경계영역 질환이라 할 수 있으므로, 단순히 이비인후과 영역에서만 발생하지 않는다는 특징이 있다. 연하장애는 주로 호흡기내과나 이비인후과에서 전문적으로 하지만, 합병증인 흡인성폐렴은 종종 내과에서 진단을 받게 되는 경우도 있다. 게다가, 지역에 따라서는 신경과와 재활의학과에서 연하장애 검사를 하는 경우도 있다. 원인으로 후두암, 식도암이 있는 경우는 이비인후과나 소화기과에서 정밀검사를 한다.

진단검사로서 연하장애를 선별 검사하는 질문지(❷)[5]를 실시하고, 의심이 되는 경우는 다양한 선별검사를 시행하고, 정밀검사로 내시경을 사용한 연하기능검사(연하내시경검사)를 시행한다.

●●● 선별 검사[3,6]

- 반복 침 삼키기 검사(RSST): 30초간 몇 회 정도 침을 삼킬 수 있는지 측정한다. "가능한 여러 번 삼켜주세요'"라고 지시하고, 결후^{結喉} 근처에 손가락을 갖다 댄 뒤 연하유무를 확인한다. 30초간 2회 이하의 경우에 연하개시곤란, 연하장애가 의심된다. 3회 이상의 경우는 거의 문제가 없다. 단, 3회 이상이라도 연하장애가 의심되는 경우는 가능하면 모의 음식을 이용하여 섭식과 연하기능 검사를 시행하고 모의 음식이 잔류한 부위를 중심으로 비디오 투시를 시행한다.

- 물 마시기 검사: 부드러운 물(30mL)을 마시게 하고, 잘 마시는지를 검사한다.

- 검출력이 높은 검사이나 '사레가 들린다'고 하여 반드시 연하장애가 있다고는 할 수 없고 사레가 없는 연하(불현성 연하)를 놓치는 일도 있다.

> **❸ 연하장애 선별 검사**
>
> - 반복 침 삼키기 검사(RSST)
> - 물 마시기 검사
> - 수정 물 마시기 검사
> - 청진소견
> - 혈중산소포화도 모니터

- 구강을 일단 깨끗하게 한 뒤라면, 비록 물을 잘못해 흡인하더라도 깨끗한 물이기 때문에, 비교적 안전성이 높다고 생각되지만, 경우에 따라서는 심하게 사레들리는 경우도 있다.

- 그러나 30mL 물을 마시는 것이 위험하다는 이유에서 아래와 같은 검사들이 고안되었다.

- 수정 물마시기 검사: 냉수 3mL를 구강 전정에 부어 삼키게 한다. 아래의 5단계로 평가하여 ⑴~⑶의 경우에 연하장애가 있음으로 판정한다.

  ⑴ 연하 없음, 사레 또는 호흡급박

  ⑵ 연하 있음, 호흡급박(불현성 연하장애 의심)

  ⑶ 연하 있음, 호흡양호, 사레 또는 습성 쉰 목소리

  ⑷ 연하 있음, 호흡양호, 사레 없음

  ⑸ 상기 ⑷에 더하여 침 삼키는 것을 추가 지시하고, 30초 이내에 2회 침 삼키는 것이 가능

❷ 섭식·연하장애 선별을 위한 질문지

			일시
성명:		연령: 세	
		신장: cm 체중: kg	
		검사자: 본인 · 배우자 · ( )	

귀하의 연하(삼키기, 음식을 입으로 먹고 위까지 보내는 일) 상태에 대해 몇 가지 질문합니다.
최근 2, 3년에 있었던 일에 대하여 답해 주십시오.
모두 중요한 증상이므로 잘 읽고 A, B, C 가운데 해당되는 곳에 O표기를 해 주십시오.

폐렴으로 진단받은 일이 있습니까?	A. 반복	B. 한번 뿐	C. 없음
체중이 감소되고 있습니까?	A. 명확	B. 조금	C. 없음
물질을 삼키기 어렵다고 느낀 적이 있습니까?	A. 자주	B. 가끔	C. 없음
식사 중 사레가 들리는 일이 있습니까?	A. 자주	B. 가끔	C. 없음
차를 마실 때 사레가 들리는 일이 있습니까?	A. 자주	B. 가끔	C. 없음
식사 중이나 식후, 그 이외의 경우에도 목이 괄괄(가래가 걸려 있는 느낌) 한 적이 있습니까?	A. 자주	B. 가끔	C. 없음
목에 음식물이 남아있는 느낌이 들 때가 있습니까?	A. 자주	B. 가끔	C. 없음
먹는 것이 늦어집니까?	A. 자주	B. 조금	C. 없음
딱딱한 것이 먹기 힘듭니까?	A. 자주	B. 조금	C. 없음
입에서 음식물을 흘릴 때가 있습니까?	A. 자주	B. 가끔	C. 없음
입안에 음식물이 남아있을 때가 있습니까?	A. 자주	B. 가끔	C. 없음
음식물이나 위에서 신물이 올라올 때가 있습니까?	A. 자주	B. 가끔	C. 없음
흉부에 음식이 남거나 꽉 차 있는 느낌이 드는 일이 있습니까?	A. 자주	B. 가끔	C. 없음
밤에 기침으로 잠을 못 이루거나 깬 일이 있습니까?	A. 자주	B. 가끔	C. 없음
목이 쉰 적이 있습니까? (괄괄한 소리, 쉰 소리)	A. 자주	B. 조금	C. 없음

각 물음에 대하여 「A」라고 대답한 경우를 이상(연하장애 있음), 「B」「C」라고 대답한 경우를 정상(연하장애 없음)으로 판정. 질문 중 하나라도 「A」가 있는 경우는 「연하장애 있음」으로 판정.

(大熊るりほか. 日摂食嚥下リハ会誌 2002;6:3-8[8])

- 청진소견: 먼저 음수나 식사 전에 폐나 경부의 호흡음을 청진기로 확인한 뒤 식후와 비교한다. 호흡음에 변화가 있으면 연하장애를 의심한다.
- 혈중 산소포화도 모니터: 펄스옥시미터를 손가락에 장치하고, 산소포화도가 3% 이상 저하되거나, 산소포화도가 90% 이하이면 연하장애를 의심한다.

●●● 정밀검사

상기의 선별검사 후 실시하는 정밀검사에는 연하조영검사와 연하내시경검사(VE)가 있다. 연하장애를 가장 정확하게 평가 가능한 수단은 연하조영검사이다.

- 연하조영검사[7]: X-ray 투시 하에 조영제를 마시게 한 뒤 투시 화상으로 연하상태를 관찰하는 검사이다. 장점은 입에서부터 연하가 종료되기까지 과정을 직접 관찰할 수 있는 것과 증상을 수반하지 않는 소량의 연하장애도 관찰할 수 있다는 것이다. 연하장애의 중증도를 확인하거나, 연하시키기

힘든 음식물 또는 자세를 찾기 위하여 필요한 정보를 얻을 수 있다.

● 연하내시경검사(VE)[3]: 코로 비인강 후두내시경을 삽입하여 직접 관찰하면서 연하상태를 보는 검사이다. 장점은 음식물이나 타액의 인후 잔류 상태를 관찰이 가능한 것과 연하조영검사와 달리 간편하게 집이나 병상 옆에서 시행할 수 있다는 것이다. 또한 인후두와 성대마비가 진단되는 경우도 있다.

연하장애 합병증 - 흡인성폐렴에 대하여

급성기에 대량의 위 내용물을 폐로 잘못 흡인함으로 인해 연하장애가 발생하는 멘델슨증후군이 있다. 위산의 흡인에 의해 화학적 염증 발생하여 급성폐부종과 기도의 경련을 일으킨다. 증상은 분명한 호흡곤란과 과호흡, 저산소혈증에 동반한 청색증이다. 흉부 X-ray 검사에서 미만성 음영 증가를 보이기도 한다. 흡인성폐렴은 구강 내용물(타액을 포함)이나 역류한 위액이 폐에 흘러들어가서 발병한다. 고령자에 많고 노화나 신경근 질환(뇌혈관 장애, 파킨슨병 등)으로 인한 신경기능 장애로 인후두의 신경반사가 저하되어 발병한다[8]. 고령자의 예후에 영향을 미치는 합병증이다.

흡인성폐렴의 증상과 특징

흡인성폐렴은 식사 중에 사레가 들거나 기침, 가래, 발열, 호흡곤란이나 천식 증상을 일으킨다. 폐렴 때문에 발열이 발생하는 경우도 많지만, 고령자에서는 분명하지 않은 경우가 있다(❹). 또한 심한 기침과 농성 담을 동반하며, 산소분압 저하가 동반된 호흡곤란이 나타난다. 수개월 간격으로 발병하여도 치료하면 개선되지만, 음식물을 섭취한 뒤에 반복적으로 재발하는 특징이 있다. 청진에서 폐 잡음이 들리는 경우가 있다.

고령자에서 폐렴과 무관한 증상(❹)이 보이는 경우에도 흡인성폐렴 가능성이 있다[3]. 재발을 반복하면 내성균이 발생하여 항생제에 내성이 생기기 때문에 고령자 사망원인이 되기도 한다.

고령자나 신경근 질환 환자의 발열 정도는 경도이며 호흡기 증상도 경도인 것도 특징이다.

❹ 폐렴의 비전형적 증상으로 고령자 흡인성폐렴을 의심하는 증상

● 원기가 없다.
● 식사 시간이 길어진다.
● 식후에 피곤하여 늘어진다.
● 멍한 상태에 있는 일이 많다
● 실금(失禁)하게 된다.
● 입안에 음식물을 머금고 삼키지 못한다.
● 체중이 서서히 빠진다.
● 야간에 기침이 심하다.

(エルメッドエーザイ株式会社. 摂食嚥下障害 Q&A. http://www.emec.co.jp/swallow/07.html[3])

흡인성폐렴의 진단

멘델슨증후군처럼 대량의 위 내용물이 역류한 경우는 흉부 X-ray 상에서 미만성 음영이 나타날 수 있으나, 소량의 지속적인 식사, 타액, 수분의 연하상애로 인해 나타나는 흉부 X-ray 상의 폐렴 양상은 중증은 아니며, 다만 이에 비교하여 산소포화도가 저하되는 것이 특징적이다.

흡인성폐렴의 발병 기전

뇌혈관 질환, 파킨슨병 등에 의한 중추신경계의 도파민 저하는 미주신경 감각분지 경부 신경절의 서브스탠스 substance P의 저하와 이물질에 대한 역행성 방출 저하를 야기한다. 그 결과로 기침반사, 연하반사 등의 인후두 반사가 저하된다[4,9]. 기침반사나 연하반사가 저하되면 알지 못하는 사이에 세균이 타액과 함께 폐로 흘러들어가 증상이 나타나지 않는 불현성 연하장애가 생기거나, 위액이 음식물과 함께 식도로 역류해서 폐로 흘러들어가 흡인성폐렴을 일으키게 된다.

흡인성폐렴의 약물요법 흐름도(❺)

급성기 치료와 예방 치료를 나누어 생각한다. 한약은 주로 예방 치료에서 유효성이 보고되어 있다.

●●● 급성기 치료

- 급성기 흡인성폐렴에는 현대의학 치료를 시행한다. 항생제가 제1선택제이다. 또한 위액이 폐 속에 흡입되어 폐렴이 된 경우는 단기간 스테로이드를 사용하는 경우도 있다. 산소결핍에 의해 호흡부전이 발생한 경우는 산소흡입을 시행하고, 중증호흡부전은 인공호흡기 치료까지 시행하는 경우도 있다.
- 한약은 연하장애로 식사를 하지 못하는 증례에서는 필수적인 것은 아니다[7].

●●● 예방 치료

- 재발 예방에는 뇌경색 후유증에 사용되는 아만타딘이나 항혈소판작용을 가진 뇌경색 예방제(시로스타졸)가 유효하다[10]. 이러한 치료제는 기침반사나 연하반사를 개선하고, 뇌경색의 발병과 진행을 예방하여 흡인성폐렴을 예방한다. 에날라프릴 등의 ACE 저해제는 브래디키닌을 상승시켜 기

침반사를 항진시켜서 예방효과를 발휘한다[9,11~13]. 말하자면, 부작용을 이용한 효과이다. 그러나 ACE저해제는 과도한 혈압저하, 혈청크레아티닌 상승, 인후 불편감 등으로 중지하게 되는 경우가 많다[13,14]. 또한 위루를 설치한 환자는 위 운동을 개선하여 음식물의 위-식도역류질환을 예방하는 가스모틴®(모사프리드)의 유효성이 보고되어 있다[15].

● 한방치료에 있어서 어떠한 방제를 사용할 것인가 하는 논의가 있다. 연하장애는 전신상태 저하를 반영하는 경우가 많고(한의학에서 주로 기허), 이 경우는 전신상태의 개선을 꾀하는 치료를 우선한다. 전신상태가 안정되어 있는 경우는 국소치료를 우선한 치료가 주효하는 경우가 많다[8]. 반하후박탕과 청폐탕에 이와 같은 근거가 있는데, 육군자탕은 모사프리드를 사용할 때와 같이 위내 정체시간을 줄이기 위하여 소화관운동 개선을 목적으로 하는 약물요법이다[16].

처방 실제

●●● 반하후박탕[17]

● 처방구성: 반하, 후박, 자소엽, 복령, 생강.
● 목표: 전신상태가 안정되어 있고, 인후두이상감(가래가 낀 느낌)이 있고, 구강건조가 심하지 않은 환자.
● 운용법: 인후두이상감(매핵기, 인중자련咽中炙臠)에 대한 처방으로 유명하다. 이과나 비과적으로 기질이상이 없는 인두이물감을 치료하는 처방이다[6]. 한의학적으로는 인두부 기의 정체라고 생각해서, 기울氣鬱로 판단하여 치료한다. 향유, 자소엽은 기의 순환을 돕고, 반하는 기를 내린다. 또한 반하는 복령, 생강과 같이 수체를 개선하는 작용도 있다. 그래서 건조경향이 있는 사람은 오히려 상태가 악화하는 수도 있으니 주의가 필요하다. 질환의 병태중심은 반표반리이며, 맥은 부하지도 침하지도 않은 상태이다. 또한 아주 약하지도 강하지도 않은 상태가 많다.
● 근거: Iwasaki 등은 고령의 치매환자 95명을 대상으로 흡인성폐렴 및 폐렴으로 인한 사망에 대한 반하후박탕의 예방효과를 무작위배정 임상시험에서 평가하였다. 그 결과 반하후박탕은 고령 치매환자의 폐렴 및 폐렴과 연관된 사망을 감소시키는 것으로 확인되었다. 시험에서는 반하후박탕의 사용이 흡인성폐렴 뿐만 아니라 식사섭취량의 증가나 발열 기간 단축 등 전신상태 개선에 양호한 효과를 보이는 것으로 확인되었다. 다른 보고에서는 연하반사와 기침반사의 개선이 보고되어 있다(❻)[18,19]. 기전으로는 연하반사 경로 신경에서 서브스탠스 P의 증가가 추측된다[9,20]. 뇌혈관 질환 환자에게 에나라프릴을 반하후박탕으로 변경한 뒤 흡인성폐렴 횟수와 사례 횟수가 감소된 보고가 있다[14]. ACE저해제와 달리 혈압이나 신기능에는 아무런 영향 없이 극히 안전하게 사용할 수 있다[14].

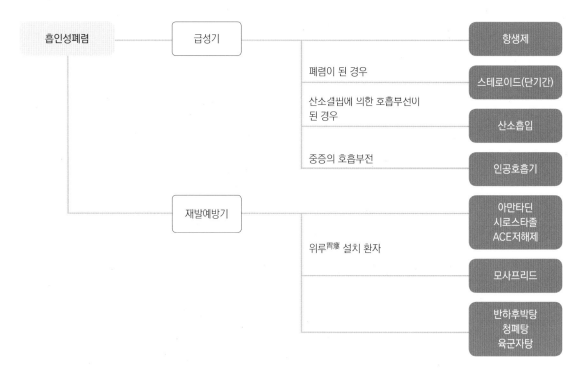

❺ 약물요법 흐름도

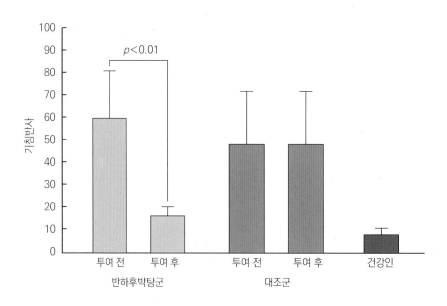

❻ 반하후박탕에 의한 기침반사의 개선

(Iwasaki K, et al. J Am Geriatr Soc 2001; 50: 1751−21[8])

경관영양(経管栄養) 중 폐렴의 예방

증례 65세 남성

- 현 병력: 뇌종양의 과거력이 있다. 병상에 계속 누워있으며 의식은 명료한 시간과 약간 흐릿한 시간이 있다. 약간 수면 경향을 보이며, 연하곤란으로 레빈튜브(경관영양)를 하고 있다. 가족이 전신상태 유지를 목적으로 O년 10월에 한방치료를 희망하여 내원하였다. 안색은 양호하고 침을 흘리고 있으며, 맥은 약하지도 강하지도 않았다. 타액분비도 많은 편이라 연하장애 예방을 목적으로 반하후박탕(1회 2.5g, 1일 3회 식전)을 처방하였다. O + 1년 5월에 흡인성폐렴으로 입원하여 기관절개술을 받았다. 다음 달부터 반하후박탕을 추가하고, 체력을 보완하기 위하여 인삼양영탕(1회 2.5g, 1일 3회, 식사 직후)을 개시하였다. O + 2년 2월에 한번 폐렴에 걸렸으나 수일간의 항생제 투여로 개선되었고, 그 후 O + 3년 2월에 사망하기까지 폐렴 재발은 없었다.
- 고찰: 반하후박탕은 연하장애에 대해 근거가 있다. 고전에는 비교적 컨디션이 좋고 탈수가 없는 환자에게 사용한다고 되어 있다. 병상에 계속 누워있는 환자의 체력이 저하되어 있는 경우에 반하후박탕을 장기간 투여하면서 체력을 보완하는 한약(보제)을 병용하면 보다 효과가 좋다.

●●● 청폐탕

- 처방구성: 당귀, 맥문동, 복령, 황금, 길경, 행인, 산치자, 상백피, 대조, 진피, 죽여, 천문동, 패모, 감초, 생강, 오미자의 16종류 약물로 구성되어 있다.
- 목표: 만성기에 비교적 끈끈한 가래를 배출하고 연하장애를 반복하는 환자, 만성 폐질환 등의 기저질환을 가진 경우가 많다.
- 운용법: 해열거담 작용이 있는 한약이 다수 포함되어 만성 하기도감염증과 만성 호흡기계 염증을 가진 고령자에서 연하장애를 반복하는 경우에 사용가능하다[21].
- 근거: 연하반사는 변화를 보이지 않는다[22]. 항염증작용을 가진 한약재가 많이 포함되어 있어, 활성산소를 안정화시키는 작용을 한다[8]. 기초연구에서도 기도의 점액섬모계를 개선하여 객담배출과 진해작용을 보인다[23].

●●● 육군자탕

- 구성: 창출 또는 백출, 복령, 인삼, 반하, 진피, 대조, 생강, 감초의 약물로 구성되어 있다.
- 목표: 전신상태의 신진대사 저하(기허)로 위−식도역류질환 등에 의한 연하장애가 의심되는 환자
- 운용법: 비교적 체력이 저하된 사람으로 속 쓰림, 위 더부룩함, 식후 팽만감, 오심, 구토, 식욕부진 등 상복부의 여러 증상을 동반한 환자. 비교적 부작용이 없어 사용하기 쉽다. 설태가 두꺼울 수가 있다.

● 근거: 상술한 바와 같이 연하장애 및 흡인성 폐렴에 유용하다는 증례 단계의 보고가 있다[24,25]. 기능성 위장질환 환자의 소화 운동 개선 효과, 즉 적응성 이완 촉진작용[26]과 위 배출 촉진작용[27]에 대한 보고가 있다.

(반복하는)발열, 기침, 객담

증례 50세 남성[21]

● 과거력: O년에 경부 종양(상세불명)으로 모병원에서 수술과 방사선치료를 받았다. 이후 쉰 목소리가 생기고 음식물 섭취 시에 사레가 걸리기 시작하였다. O년부터 4~5회, 기침과 발열이 나타나 항생제 투여로 낫기까지 치료에 7일 이상이 소요되는 일이 많았다.

● 현병력: O년 5월초 폐렴으로 입원하여 항생제로 개선되었으나, 상복부 불쾌감으로 정밀조사를 시행하였고, 상부 소화관 조영 검사 상에서 흡인성폐렴이 강하게 의심되었다. 이비인후과에서 양측 반회신경마비에 의한 연하장애를 확인하여, 반복된다면 기관절개가 필요하다는 진단을 받았다. O년 5월 말에 암브록솔과 반하후박탕(7.5g, 1일)을 처방했으나 O년 6월말에 다시 발열, 재입원하여 항생제로 나았다. 기관절개를 원하지 않아 퇴원 시에 기관에서 인후에 걸친 건조감과 쉰 목소리를 목표로 청폐탕(9.0g, 1일)을 처방하였다. 항생제와 함께 병용하며 점차 용량을 감소하면서 중지하여도 1년 이상 재발되지 않았다.

● 고찰: 건조감과 쉰 목소리에서 수분대사를 촉진하는 반하후박탕은 효과가 없었다고 생각된다.

뇌경색후의 만성 연하장애

증례 82세 여성[25]

● 과거력: 고혈압, 우울증

● 현병력: 원래 냉증이나 만성 무취성 설사가 있고 식욕이 저하되어 있다. 뇌경색이 발생하여 입원 중이다. 언어장애가 있으나 많이 약해서 알아들을 수가 없다. 구강 내에 끊임없이 타액이 저류하여 자주 타액 흡입이 필요한 상태이다. 타액에 의한 흡인성폐렴이 발생하여 항생제로 개선된 후에도 몇번이나 발열이 발생하였다. 냉증과 만성설사로 인하여 진무탕을 처방하였으나 설사와 연하장애가 지속되어 위루를 설치하였다. 위루관 설치 시에 상부 소화관 내시경에서 분명한 병변은 확인할 수 없었으나 위내용물 역류가 의심되었다. 오메프라솔이나 모사플리드 등을 투여하여도 개선이 되지 않아 육군자탕(1회 2.5g, 1일 3회)을 처방하였다. 복약 개시 다음 날부터 구강 내 타액저류가 현저하게 감소되고 언어도 조금 명료해졌다. 의욕이나 식욕도 분명하게 개선되었다. 그 후 발열도 없어졌다.

● 고찰: 몸이 차가워서 대사가 나쁜 상태(한방에서 말하는 음허증)에서 육군자탕이 주효하였던 증례이다. 단, 수분대사를 개선시키는 진무탕이 듣지 않았다는 것과 육군자탕으로 타액이 감소(수분대사의 개선)하였던 것으로 보아 기부족(기허) 병태가 중심이었다고 생각된다. 투여 전에는 어떠한 병태인지 몰랐다가 투여 후의 반응을 보고 판단할 수 있는 경우도 많다.

흡인성폐렴의 약물치료 이외의 예방법[2,3]

흡인성폐렴은 기저질환을 가진 전신상태가 저하된 환자에서 발병하기 쉽고, 일단 발병하면 치료가 곤란하고 사망률도 높으므로 예방이 매우 중요하다. 예방을 위해서는 연하장애를 일으키기 쉬운 병태의 개선이 중요하고, 각 기저질환에 대한 치료와 함께 구조적 요인의 제거가 필요하다.

●●● 생활습관 관리

- 고령자는 잇몸을 마사지하는 것으로도 연하반사가 개선되고 흡인성폐렴 예방에도 도움이 된다.
- 배변 시에는 복압을 가하지 않도록 하여, 음식물의 역류 또는 구토를 예방한다.
- 연하장애에 대비하여 석션기를 준비한다. 식사 전에 석션해 두는 것도 유용하다.

●●● 구강 위생

- 흡인성폐렴은 고령자에게 발병하기 쉽다. 특히 뇌경색 과거력이 있는 사람은 삼키는 것과 기침이 잘 관리되지 않으므로 주의가 필요하다. 병상에 계속 누워있는 사람은 타액이나 음식물의 연하장애나 위액의 역류가 생기기 쉽다.
- 충치나 치주질환이 있으면 구강 내 세균이 증가하므로 흡인성폐렴이 발생하기 쉽다. 치과와 구강외과를 중심으로 구강관리의 중요성이 인식되고 있으며, 흡인성폐렴이 반복적으로 발생되는 사람에게는 구강 내 세척으로 양치질이나 틀니의 손질을 하도록 하고 있다. 식사를 하는 사람은 식후와 취침 전 총 4회 시행한다. 위루 등이 있어서 식사를 하지 않는 경우에도 정기적으로 구강 내 세정을 실시한다. 또한 충치나 치주병 치료에도 유의한다.

●●● 자세 유지

- 식사 시: 식사 도우미는 일어나 앉은 자세 또는 상반신을 약간 높게 한 자세를 하여 환자의 연하능력에 맞추어 조금씩 시간을 두고 천천히 먹도록 한다. 식후에 반좌위 자세를 취하는 등의 노력을 통해 복압을 상승시키지 않는 것이 음식찌꺼기의 위식도 역류나 구토 방지에 유효하다. 이러한 자세는 식도열공食道裂孔 헤르니아가 있는 환자나 복부팽만으로 인해 구토하기 쉬운 환자에서 특히 중요하다.
- 취침 전: 흡인성폐렴은 대부분 수면 시에 발생하는 연하장애에 의해 발생한다고 한다. 수면 중에

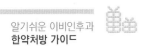
위액이 식도를 역류하여 기관에 들어가거나 타액을 잘못 삼키게 된다. 식사 중에 발생하는 연하장애는 사레가 들려 알 수 있는데 수면 중에는 알기가 쉽지 않다. 따라서 수면 중에 위액이 역류하지 않도록 각도 조절 기능이 있는 침대에서 상반신을 12~20도 정도 올려서 취침한다. 목이 구부러지지 않도록 하거나 장시간 같은 자세를 유지하는 것은 피하도록 하고, 식후에 바로 잠을 자지 않도록 하는 것도 중요하다.

●●● 식사법이나 식사에 대한 노력

● 후두유입[32]이나, 아주 경도의 연하장애라면 음식을 충분히 씹도록 하거나 한 번에 먹는 양을 약간 적게 한다.
● 바삭바삭한 음식은 물러질 때까지 잘 삶는다. 스프 등의 액체 음식은 걸쭉해지면 삼키기 어려워지는 경우가 있다. 액체에 증점제를 첨가한 보조식품을 사용하는 것도 좋다.

●●● 수술요법

● 연하장애 정도가 심한 경우는 전문병원에서 한층 더 정밀한 검사를 시행하고, 연하기능 개선 수술이나 연하장애 방지 수술도 고려한다. 상세한 것은 다른 책을 참고하기 바란다.

맺는 말

연하장애 급성기에는 현대의학 치료가 중심이 되지만 예방에서는 생활관리, 구강위생, 체위, 식사와 함께 병행하여 근거가 있는 한약치료도 많이 있어 선택의 하나가 된다고 생각한다.

나미키 타카오(並木隆雄), 타츠미 코우이치로우(巽 浩一郎), 카네코 타츠(金子 達)

●●● 참고문헌

1) 伊藤正男ほか総編集. 医学書院 医学大辞典. 医学書院;2003. p846.
2) 日本気管食道科学会. 誤嚥. http://www.kishoku.gr.jp/public/disease05.html

32. 음식물이 후두로 흘러가지만, 성문 이상 침입하지 않은 상태

3) エルメッドエーザイ株式会社. 摂食嚥下障害 Q&A. http://www.emec.co.jp/swallow/07.html

4) 日本脳卒中協会. 嚥下障害. http://www.jsa-web.org/jsanews/jn7/jn7a.html

5) 大熊るりほか. 摂食・嚥下障害スクリーニングのための質問紙の開発. 日摂食宜嚥下リハ会誌 2002;6:3-8.

6) サラヤ株式会社. 嚥下とは. http://www.eiyoshi-web.com/enge/engetoha/hyokaho.html

7) 嚥下造影の標準的検査法 (詳細版) 日本摂食・嚥下リハビリテーション学会 医療検討委員会案 作成に当たって. 日摂食嚥下リハ会誌 2004;8:71-86.

8) 巽 浩一郎, 伊藤 陵. 誤嚥性肺炎. 水野修一総編集. 漢方内科学. メデイカルユーコン;2007. p138-40.

9) 岩崎 鋼. 誤嚥性肺炎に対する半夏厚朴湯の咳反射改善メカニズム. 漢方医学 2012;36:2 82-3.

10) Yamaya M, et al. Interventions to prevent pneumonia among adults. J Am G eriatr Soc 2001;49:85-90.

11) Okaish K, et al. Reduction of risk of pneumonia associated with use of angiotensin I converting enzyme inhibitors in elderly inparients. Am J Hypertens 1999;12(8Pt1):778-83.

12) Arai T, et al. Inhibitors and pneumonia in elderly people. Lancet 1998;352:1937-8.

13) Arai T, et al. ACE inhibitors and symptomless dysphagia. Lancet 1998;352:115-6.

14) 内藤真礼. 脳血管障害に伴う誤嚥性肺炎に対する半夏厚朴湯の予防効果一ACE阻害薬との比較. 漢方と最新治療 2003;12:357-61.

15) He M, et al. Mosapride citrate prolongs survival in stroke patients with gastrostomy. J Am Geriatr Soc 2007;55:142-4.

16) 片桐伯真. 非経口栄養患者では誤嚥をどのように予防しますか? JOHNS 2012;28:1864-6.

17) 巽 浩一郎. 呼吸器疾患 漢方治療の手引き 改訂版. 協和企画;2010.

18) Iwasaki K, et al. A traditional Chinese herbal medicine, banxia houp tang, im proves cough reflex of patients with aspiration pneumonia. J Am Geriatr Soc 2002;50:1751-2.

19) Iwasaki K, et al. A pilot study of banxia houpu tang traditional Chinese medicine, for reducing pneumonia risk in older adults with dementia. J Am Geriatr Soc 2007;55:2035-40.

20) Iwasaki K, et al. The traditional Chinese medicine banxia houpo tang improves swallowing reflex. Phytomedicine 1999;6:103-6.

21) 萬谷直樹ほか. 反回神経麻痺により繰り返される下気道感染に対し清肺湯を試みた2例. 日本東洋医学雑誌 1999;50:455-60.

22) Mantani N, et al. Effect of Seihai-to, a Kampo medicine, in relapsing aspiration pneumonia-an open label pilot study. Phytomedicine 2002;9:195-201.

23) 山岡 稔, 福地義之助. 亜急性呼吸器感染症実験モデルにおける清肺湯の効果. 漢方と免疫・アレルギー 1991;5:54-9.

24) 山崎真理. 誤嚥性肺炎と漢方. 日経メデイカル 2007(別冊):24-5.

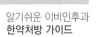

25) 谷尻 力. 繰り返す誤嚥に六君子とが奏功した例. 漢方と診療 2012;3:205.

26) Kusunoki H, et al. Efficacy of Rikkunshito, a traditional Japanese medicine (Kampo), in treating functional dyspepsia. Intern Med 2010;49:2195-202.

27) Tatsuta M, Iishi H. Effect of treatment with liu-jun-zi-tang (TJ-43) on gastric emptying and gastrointestinal symptoms in dyspeptic patients. Aliment Pharmacol Ther 1993;7:459-62.

19 암의 완화

▶▶ 이번 장에서 소개되는 한약

- 황련해독탕(黃連解毒湯)
- 계지복령환(桂枝茯苓丸)
- 우차신기환(牛車腎氣丸)
- 시호가용골모려탕(柴胡加龍骨牡蠣湯)
- 시호계지건강탕(柴胡桂枝乾薑湯)
- 시호계지탕(柴胡桂枝湯)
- 삼황사심탕(三黃瀉心湯)
- 자운고(紫雲膏)
- 사역산(四逆散)
- 작약감초탕(芍藥甘草湯)
- 십전대보탕(十全大補湯)
- 소건중탕(小建中湯)
- 소시호탕(小柴胡湯)
- 대시호탕(大柴胡湯)
- 도핵승기탕(桃核承氣湯)
- 당귀작약산(當歸芍藥散)
- 인삼양영탕(人蔘養榮湯)
- 맥문동탕(麥門冬湯)
- 팔미지황환(八味地黃丸)
- 백호가인삼탕(白虎加人蔘湯)
- 부자사심탕(附子瀉心湯)
- 부자말(附子末)
- 보중익기탕(補中益氣湯)
- 육미지황환(六味地黃丸)

서론

암 연구진흥재단의 '2013 암 통계'에 의하면 일본에서 2012년에 암으로 사망한 사람은 총 360,963명이며, 그 중 이비인후과 영역인 두경부암에 의한 사망자 수는 7,167명(2%)이고, 그 중 사망자의 1,000명 이상은 하인두암(1,538명), 설암(1,272명), 치육암(1,217명)으로 사망하였다.

최근에 두경부암은 수술치료, 방사선치료, 화학요법을 조합하여 집중적으로 시행하여 치료성적이 향상되고 있다. 그러나 두경부는 청각, 평형각, 미각, 취각, 촉각 등의 감각기와 더불어 언어장애, 구음장애, 호흡, 섭식, 저작 기능, 연하장애 등과 관련되어 있어 두경부암으로 인해 삶의 질이 크게 저하된다.

이번 장에서는 두경부암에서 발생하는 다양한 증상이나 기능장애를 '한약+α'를 사용하여 개선시키

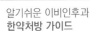
는 방법에 대해서 설명하고자 한다.

서양치료제의 표준 처방례

●●● 점막통증, 점막염, 점막궤양

구강, 인후두 통증이나 염증에는 국소치료와 전신치료를 병용한다. 국소치료는 스테로이드제나 국소마취제의 외용보다는 뮤코스타®(레바미피드) 수용액을 이용한 가글이 효과가 좋다. 전신치료는 비스테로이드성 진통소염제나 오피오이드제제를 경구 투여한다. 점막궤양을 동반한 중증점막염은 호중구의 이동을 억제하는 콜히틴이 유효한 경우가 있다.

●●● 타액분비 장애

방사선 치료에 의한 타액분비 장애는 인공타액(살리베트®)에 사라젠®(필로카르핀)을 함께 투여한다. 전자는 효과가 적고, 후자는 발한이나 설사 등의 부작용이 문제가 된다. 약국 처방용 히알루론산 수용액이 유용하다는 보고가 있다. 또한 타액분비 기능은 혈액 중 타액선형 아밀라제(총 아밀라제)로 평가할 수 있다. 이 수치는 타액분비가 개선되면 함께 증가하지만 처음부터 낮은 경우에는 타액분비가 개선되기 어렵다.

●●● 미각장애

미각장애는 구강건조나 미뢰의 정상적 기능을 위해 필요한 아연의 결핍으로 생긴다. 타액분비 개선 치료에 추가하여 프로맥®(폴라프레징크)의 상용량을 투여한다. 수개월 후에 혈청 아연을 측정하고 여전히 수치가 낮은 경우는 시판 중인 아연보충제를 복용한다.

●●● 방사선 피부염

방사선에 의한 피부염, 점막염, 점막궤양에는 스테로이드 외용제가 사용되나 효과는 낮다.

●●● 갑상선 기능저하증

두경부 종양에 대한 방사선 치료의 만기 장애로써 방사선 조사 수년 후에 갑상선 기능저하가 생기는 경우가 적지 않다. 갑상선 기능(T4와 TSH)을 정기적으로 체크하고, T4의 저하가 확인되면 티라딘 S®(레보티록신)을 적정량 투여한다.

●●● 우울, 불면, 불안

구강건조로 말이 원활히 전달되지 않고 타인과 의사소통에 어려움이 있어 우울, 불면, 불안, 긴장을 호소하는 환자가 많다. 그 때 항불안제와 수면제 등 항콜린 작용이 있는 약제를 투여하면 타액이 더 나오지 않게 되므로 주의가 필요하다.

●●● 전신권태감, 식욕부진, 빈뇨

방사선 치료 후의 전신권태감과 구강건조에 의한 연하장애 결과로 생기는 식욕부진과 체중감소, 수분섭취 증가에 의한 빈뇨는 서양 약물로 효과있는 것이 없다. 방사선 치료를 받는 환자 대부분은 치료 중에 섭식장애가 발생한다. 예정된 치료를 마치기 위해서 치료 전에 내시경적 위루조설술 Percutaneous Endoscopic Gastrostomy;PEG을 권장한다. 또한 수술이나 방사선치료 후의 연하장애는 언어치료사의 지도에 따르면 재활에 도움이 된다.

●●● 항암제에 의한 손발저림

두경부암은 항암제(화학요법)에 의한 다양한 부작용과 후유증이 문제가 되고 있다. 그 중에 두경부암이나 악성림프종에 사용되는 플라티나계, 탁산계, 빈카알칼로이드계 항암제에 의한 말초신경 장애는 환자를 매우 괴롭게 한다. 이 경우에 리리카®(프레가발린)가 사용되고 있으나 실제로는 부작용이 많고 효과가 부족하다.

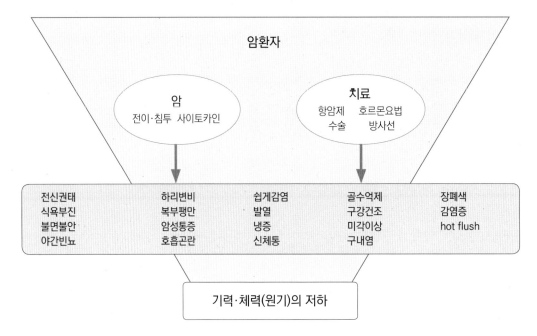

❶ 암환자에게 나타나는 기본적 병태 = 암증癌證

암 환자는 암과 치료에 따른 다양한 증상에 의해 기력과 체력이 저하되고, 원기가 없는 상태가 된다. 이러한 병태를 필자는 암증癌證으로 명명하였다.

한약의 적용법(한약단독, 한약과 서양 약물의 병용)

이비인후과 악성종양에서 한약의 투여목적은 환자의 체력회복과 암의 억제 및 치료 부작용의 경감이다. 암 환자는 암 자체에 의한 증상과 치료에 의한 부작용이나 후유증으로 기력과 체력이 저하되어 원기가 없다. 이러한 상태를 필자는 암증癌證이라고 이름을 붙였다. 암증의 특효약 중에 하나가 보제이며, 어느 처방이든 선택하여 투여하면 환자는 원기를 회복하고 삶의 질도 향상된다(❶).

대부분 암 환자는 부모에게 물려받은 생명에너지인 신기腎氣가 감소한 상태인 신허腎虛와 혈의 순환이 나쁜 어혈瘀血의 상태를 가지고 있다. 따라서 암환자 한방치료는 (1) 암증에 대한 보제를 추가하고, (2) 신허에 대해 보신제 (3) 어혈에 대해 거어혈제祛瘀血劑를 기본으로 사용하고 그 후 (4) 개별 증상에 대한 한약을 조합하여 투여한다(❷).

● ● ● 암증에 대한 보제補劑

암증癌證은 암치료에서 생긴 다양한 증상으로 인해 기력이나 체력이 저하된 암 환자의 상태이며 그

특효약은 보제補劑이다.

보제補劑란 기력이나 체력이 저하된 환자의 원기를 되찾게 하기 위한 한약을 말하며, 보중익기탕, 십전대보탕, 인삼양영탕을 3대 보제라고 부른다.

보중익기탕은 암을 진단받은 초기에 우울, 불면, 불안, 쉽게 피로함 등을 나타내는 '기허' 상태 환자에게 주효하다. 전신상태와 자율신경계 기능을 정상화하는 힘이 강하고, 불면이나 우울 증상 등에 추가하여 위 트림, 설사, 변비 등의 소화기증상도 개선한다.

십전대보탕은 암의 진행과 치료에 의해 기력과 체력이 저하한 '기허+혈허' 상태를 개선하고, 식욕부진이나 전신권태감이 심하고 피부가 건조한 환자에게 주효하다.

인삼양영탕은 체력이 저하되서 식욕부진과 전신권태감이 현저하고, 특히 기침, 가래, 헐떡거림 등의 호흡기 증상이 나타나는 환자에게 주효하다.

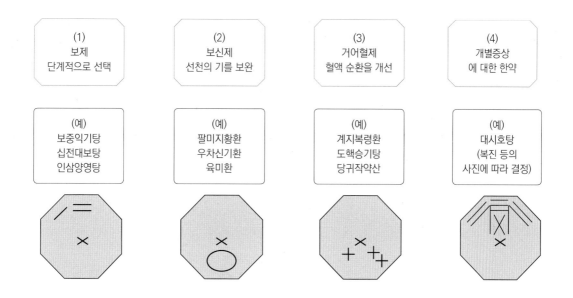

❷ **암의 한방치료 원칙**

암의 한방치료는 보제補劑, 보신제補腎劑, 거어혈제祛瘀血劑, 개별 증상에 대한 한약의 네 가지 범주에서 한약 몇 가지를 조합하여 치료한다.

●●● '신허'에 대한 「보신제」

부모에게 물려받은 생명에너지를 '선천의 기'라 하고, 이것이 감소한 상태를 '신허'라 한다. 암 환자는 정도의 차이가 있겠지만 거의 모든 환자가 신허를 나타내고 있으므로 일반적으로 보제와 동시에

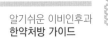
우차신기환을 투여한다.

●●● '어혈'에 대한 「거어혈제」

거어혈제祛瘀血劑란 많은 암 환자에게 나타나는 혈액순환을 개선하는 한약이다. 계지복령환, 도핵승기탕, 당귀작약산을 3대 거어혈제라고 하고, 일반적으로 취침 전에 복용하면 잠을 잘 이룰 수 있는 경우가 많으므로 필자는 '한방 수면제'라고 부른다. 도핵승기탕은 암 환자 변비에 현저한 효과를 보인다. 당귀작약산은 냉증, 변비, 부종 개선을 목적으로 사용한다.

암환자의 전신상태를 개선하는 역할을 하는 대표 처방은 다음과 같다.
a. (보중익기탕 1포 + 우차신기환 1포) X 3회
b. (십전대보탕 1포 + 우차신기환 1포) X 3회
c. (인삼양영탕 1포 + 우차신기환 1포) X 3회
※ 변비가 있으면, 상기처방에 [d. 도핵승기탕 1~2포 X 1회, 취침 전]을 추가한다.
※ 불면이 있으면, 상기처방에 [e. 계지복령환 1~2포 X 1회, 취침 전]을 추가한다.

●●● 개별 증상에 대한 한약

두경부암 서양의학 치료(수술·방사선치료·화학요법)의 부작용이나 후유증을 개선하기 위해서는 앞에서 서술한 서양 의학적 방법에 추가하여 한방치료를 병용하는 것이 유용하다.
여기서는 두경부암 치료 후에 문제가 되는 증상 중에 A. 방사선치료에 의한 타액분비장애, B. 화학요법에 의한 말초신경장애, C. 방사선피부염에서의 한방치료에 대하여 설명하고자 한다.

[A] 방사선 치료에 의한 타액분비장애

방사선 치료에 의한 타액분비장애, 구강건조증은 맥문동탕을 기본으로 한약을 조합한 '맥문동탕+α'가 유용하다. 맥문동탕은 금궤요략에 나오는 처방으로 맥문동, 반하, 갱미, 인삼, 대조, 감초의 6가지 한약으로 구성되어 서브스탠스 P를 개입시켜 타액분비촉진, 진해, 거담, 체력회복 작용이 있는 처방이다.
맥문동탕 효능은 금궤요략에는 '大逆上氣, 咽喉不利, 止逆下氣'에 사용한다고 되어 있고, 백일해와 같이 얼굴이 붉게 되고 기침을 하는 환자에게 주효하고, 방사선 치료에 의한 구강건조는 '인후불리'로 해석할 수 있다.
맥문동탕과 병용하는 α 한약의 선택은 복진에 의한 복후(복벽패턴, ❸)에 근거하여 결정하며, α에는 보중익기탕, 시호계지건강탕, 백호가인삼탕 등이 있다.

    a. 나른함이 심할 때 : (맥문동탕 1포 + 보중익기탕 1포) × 3회

    b. 정신증상이 심할 때 : (맥문동탕 1포 + 시호계지건강탕 1포) × 3회

    c. 음수량이 많을 때 : (맥문동탕 1포 + 백호가인삼탕 1포) × 3회

[B] 화학요법에 의한 말초신경 장애

  두경부 종양에 자주 사용되는 플라티나계(시스플라틴 등), 타키산계(파클리탁셀 등), 빈알칼로이드계(빈크리스틴) 등의 항암제 부작용이나 후유증으로 손발저림과 마비가 나타난다.

  본 증에 사용하는 처방을 아래에 표시하였다(부자말은 0.5g/회로 시작하여 냉증이 소실될 때까지 점점 늘린다). 또한 부자말에 의한 부작용인 동계, 입술 저림, 미각이상과 작약감초탕 중 감초에 의한 가성 알도스테론증(부종, 고혈압, 체중증가, 근무기력)에 주의한다.

    a. (우차신기환 1포 + 부자말 0.5~1.5g) × 3회

    b. (작약감초탕 1포 + 부자말 0.5~1.5g) × 3회

    c. (우차신기환 1포 + 작약감초탕 1포 + 부자말 0.5~1.5g) × 3회

    ※ 변비가 있으면, 상기처방에 [d. 도핵승기탕 1~2포 × 1회, 취침 전]을 추가한다.

    ※ 불면이 있으면, 상기처방에 [e. 계지복령환 1~2포 × 1회, 취침 전]을 추가한다.

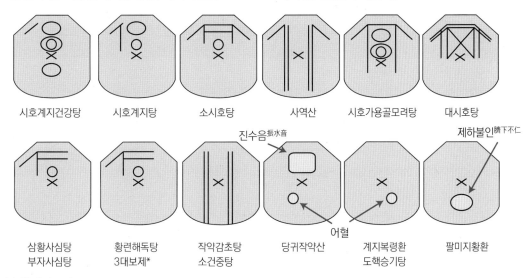

❸ 빈용한약의 복후

복벽의 패턴을 도표로 그린 것이 복후이다. 복후가 정해지면 유효한 한약은 저절로 결정되는 경우가 많다.

*3대 보제(三代補劑) : 보중익기탕, 인삼양영탕, 십전대보탕을 지칭함.

[C] 방사선 피부염

방사선 치료에 의한 피부장애는 보험에 등재되어 있는 유일한 한방 외용제인 자운고紫雲膏의 도포가 매우 효과가 좋다. 1일 1~2회 피부에 잘 문질러 도포한다. 자운고 적응증은 급성기 열상에 한정되지 않고 방사선 조사 후 방사선 조사로부터 장기간 경과 후에 발생하는 따끔한 불편감에도 유효하다.

증례

서양 약물과 한약을 병용한 세 가지 증례의 치료B 경과를 정리하였다. 증례를 통해서 두경부암에서 통합의료 치료가 유용하다는 것을 이해하기 바란다.

증례1 63세 남성 중인두암, 식도암

6년 전에 중인두암과 2년 전에 식도암으로 각각 방사선 화학요법 치료를 받았다. 2011년에 구강건조, 전신권태감, 구갈(음수량 3ℓ), 미각장애, 불면, 야간빈뇨(5회)를 주소로 내원했다.

[(보중익기탕 1포 + 맥문동탕 1포) × 3회와 (우차신기환 2포 × 1회, 취침 전)]을 투여 시작한 날부터 야간빈뇨는 1회로 감소하고 잠도 잘 수 있게 되었다. 3개월 후 미각이 회복되고, 타액이 나오게 되어 야간에 구갈 때문에 일어나서 물을 마시는 일은 없어졌다. 또한 10년 전부터 있었던 습진도 거의 소실되었다.

증례2 65세 남성 원인불명 편평상피암 경부림프절 전이

1년 전에 경부 림프절에 전이된 부위를 제거하고, 원인불명의 편평상피암으로 진단되어 수술후 방사선 치료와 화학요법 치료를 받았다. 2010년 타액분비장애에 의한 구강건조, 미각저하, 체중감소 15kg, 구음장애, 야간빈뇨 3회, 어깨 결림을 주호소로 내원했다.

[(백호가인삼탕 1포 + 맥문동탕 1포) × 3회, 매 식전, (우차신기환 2포 × 1회, 취침 전)]을 투여하였다. 미각장애와 혈청 아연수치를 위해 프로맥® 2정을 병용했다. 4개월 후 미각은 회복하고 체중은 2kg 증가했다. 말하는 것이 편해지고 어깨 결림은 없어지고, 야간뇨는 2회로 감소했다.

8개월 후 체중은 5kg가 늘었다. 2년 후에 타액선 아밀라아제[(총 아밀라아제) − (췌장형 아밀라아제)]는 초진 시의 8U/L에서 22U/L로 증가했다. 2년 8개월 후 갑상선기능이 저하되어(FT4 = 0.72ng/mL, TSH = 57.5μU/mL), 티라딘®S(0.5μg)을 투여했다.

증례3 32세 여성 고도진행 설근부 선양낭포암

1년 전부터 설근부 선양 낭포암으로 화학요법 치료를 받고, 6개월 전에 양자선 조사 병용으로 항암제(시스플라틴 + 도세탁셀) 동맥주사 치료를 받았다. 설근부 암은 거의 치유되었지만, 암의 붕괴부분이 궤양을 형성하고, 폐전이도 있었다. 2010년 구강건조, 미각저하, 냉증, 변비, 불면, 월경통을 주소로 내원하였다.

[(보중익기탕 1포 + 맥문동탕 1포) × 3회, 매 식전과 (도핵승기탕 1포 × 1회 취침 전)]을 투여하고 미각장애와 혈청아연수치가 낮아졌고, 철결핍성빈혈에는 프로맥® 2정과 페로미아® 1정을 병용하였다. 3주 후 숙면을 할 수 있었고, 변통도 좋아졌고 미각은 조금 개선되었다. 2개월 후 월경통이 없어지고 냉증이 개선되어 체온이 1도 상승하였다. 6개월 후 타액이 나오게 되고 체중이 4kg 증가하였다.

양측 폐엽에 최대 직경 5cm의 전이된 병소가 여러개 관찰된다. 폐전이가 확산되어 수상세포요법을 시작하고, 중국에서는 보험에 등재되어 있는 항암생약 '카이지과립'(일본에서는 건강식품)을 병용하기 시작하였다.

 1년 후 CT 상에서 폐전이는 서서히 증대하고 있었으나 호흡기 증상은 없었다. 2년 후 타액이 나오고, 미각은 거의 회복했다. 2년 후 폐의 다발 전이가 증대되어(❹), 종양의 신생혈관을 파괴하는 혈관 내 치료를 간헐적으로 받고 있다. 타액분비는 회복되었으나, 호흡기증상이 나타나서 보제는 보중익기탕을 인삼양영탕으로 변경하고, 맥문동탕을 우차신기환으로 변경하여 [(인삼양영탕 1포 + 우차신기환 1포) × 3회, 매식전 과(도핵승기탕 1포 × 1회, 취침 전)]을 투여하였다. 3년 반 후 현재까지 거의 평상적인 생활이 가능한 상태로 살고 있다.

❹ 증례3의 흉부 X-ray 사진

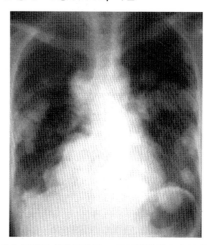

양측 폐엽에 최대 직경 5cm의 전이된 병소가 여러개 관찰된다.

맺는 말

두경부암 치료는 서양 의학적으로 다양한 치료법을 구사한 집중 치료가 유용하지만 이들의 부작용이나 후유증으로 환자는 괴로워한다. 그러나 서양 약에 한약을 잘 병용하면 증례 1이나 2와 같이 대부분 증상을 조절할 수 있다. 또한 증례 3과 같이 다발성 폐전이가 발생한 고도 진행암이라도 '한약+α'를 사용함으로써 환자는 암과 공존하며 가치 있는 연명이 가능한 경우도 많다.

두경부암 치료는 동서고금의 지혜를 모은 진정한 집중 치료가 필요하다. 상세한 것은 참고문헌을 참고하기 바란다.

호시노 에츠코(星野恵津夫), 후쿠모토 아키라(福元晃)

●●● 참고문헌

1) 星野恵津夫. 症例から学ぶがんの漢方サポート. 南山立;2014.

2) 星野恵津夫. がん研有明病院で今起きている, 漢方によるがん治療の奇蹟. 海竜社;2013.

3) 星野恵津夫. 漢方で劇的に変わるがん治療. 明治書院;2010.

4) 星野恵津夫. 漢方医学的視点からみたがん患者が呈する基本的病態. 北島政樹監修, 今津嘉宏編. がん漢方.
南山堂;2012. p26-35.

방사선 · 항암제 치료에 동반한
구강인두점막염증에 한약처방

>>> 이번 장에서 소개되는 한약

- 온청음(溫淸飮)
- 황련해독탕(黃連解毒湯)
- 황련탕(黃連湯)

- 소시호탕(小柴胡湯)
- 반하사심탕(半夏瀉心湯)

서론

현재 두경부암 치료에 있어서 화학요법, 방사선요법 혹은 화학방사선 동시 병용요법(CCRT)이 많이 사용되고 있다. 표준적 화학요법인 도세탁셀+시스플라틴+5-FU요법(TPF요법)으로는 약 30%, 최근 일본에서 두경부암에서 승인된 분자표적제 세툭시맙 Cetuximab으로는 약 50%, CCRT로는 정도의 차이는 있지만 100%에서 구강인두점막염증(이하, 구내염)이 발생하는 것으로 알려져 있다.

특히 CCRT에서 구내염은 가장 빈도가 높은 급성기 합병증이며, 통증과 연하장애 등을 일으켜 심한 삶의 질 저하를 초래하고 나아가 CCRT로 발생한 구내염으로 인해 병용화학요법을 중지하거나 감량, 방사선을 중단해야하는 경우도 적지 않다. 따라서 QOL 개선 뿐만 아니라 종양의 치료 성적을 좌우하는 중요한 과제이다. 이번 장에서는 암 치료에 동반된 구내염 치료에서 한약의 활용에 대해 설명하고자 한다.

암 치료에 동반된 구내염의 치료 현황

암 치료에 동반된 구내염은 일반적으로 적극적인 구강관리나 함수제, 스테로이드 함유연고의 국소도포, 클라이오테라피 등이 시행되고 있다. 통증이 심한 경우는 비스테로이드성 소염진통제(NSAID), 국소마취제, 오피오이드opioid 등이 사용된다. 그러나 효과는 제한적이며 충분히 조절된다고 하기 어렵다. 현재 미국에서 케라티노사이트 성장인자인 paliferamin의 정맥 내 투여에 의한 구내염 예방과 치료효과가 기대되고 있다. 그러나 ① 일본에서는 아직 승인되지 않았고 ② 약제가 고가이며 ③ 악성종양에서 성장인자를 사용하는 것에 대한 안전성 검증이 불충분하다는 것이 결점이라 할 수 있다.

한약은 극히 비용이 저렴하고 또한 일본에서는 장기간 사용되어 온 약제로서 안전성도 높다. 구내염 한방치료에는 반하사심탕, 황련탕, 소시호탕, 황련해독탕, 온청음 등이 사용된다. 그 중에서도 반하사심탕은 난소암이나 대장암의 화학요법 중에 발생한 구내염에 대한 유효성이 후향적 연구에서 알려져 있다[1,2]. 두경부암에서는 아직 정리된 보고는 없으나 필자들이 시행한 후향적 고찰에서는 Grade 3 이상의 방사선성 구내염이 유의하게 억제됨과 동시에 시스플라틴 병용 CCRT의 치료 완수율에도 기여하는 것이 관찰되었다.

한약의 작용기전

구내염 발생기전은 방사선이나 항암제에 의한 점막 상피세포의 DNA 손상, 사이토카인에 의한 세포자멸사apotosis의 유도가 알려져 있다. 또한 저영양, 골수억제 등의 면역저하에 따른 구강 내 이차감염에 의해 증상이 악화된다. 통증은 염증성 프로스타글란딘류에 의한 신경자극에 의해 발생한다.

구내염에 사용되는 대표 한약인 반하사심탕은 7종류의 한약(반하, 황금, 건강, 인삼, 감초, 대조, 황련)을 함유한다. 구내염에 대한 작용기전으로는 ① 건강乾薑에 의한 통증유발물질 프로스타글란딘 E_2의 생산억제 효과 ② 황련의 주성분인 베르벨린berberine의 강력한 항균작용을 통해, 세균으로 인한 세포독성을 억제함으로써 동반된 구내염 악화를 예방하는 효과 ③ 감초에 들어있는 사포닌이나 글리시리진에 의한 강한 항염증작용 ④ 황금의 항산화작용에 의한 점막장애 요인이 되는 활성산소의 불활성화작용 등이 알려져 있다.

그 외에 구내염에 사용되고 있는 한약들도 유사한 약제들로 구성되어 있다. 황련탕은 반하사심탕을 구성하는 한약 중에 황금이 계지로 바뀐 것이고, 소시호탕은 황련과 건강이 시호와 생강으로 바뀐 것이다. 황련해독탕이나 온청음도 구내염의 작용기전에서 중요한 황련과 황금을 포함한다.

한방치료의 실제

구체적인 투여방법은 먼저 100mL 정도의 국물 혹은 약간 따뜻한 물에 반하사심탕을 잘 용해시킨 뒤 식힌 후에 2~3회로 나눠서 복용한다. 반하사심탕은 구내염 국소부위에서 약제 접촉에 의한 효과가 있으므로 10초 이상은 구강 내에 머금거나 행군 뒤에 내복하도록 지도한다. 이를 매 식후 또는 식간에 1회 2.5g를 투여하고 그 후 30분은 음식을 금하도록 한다.

● ● ● 구내염에서 반하사심탕 처방례

반하사심탕 1회 2.5g(1일 3회, 매 식후 내지 식간)을 100mL 정도 따뜻한 물에 녹여서 10초 이상 구강인두에 닿도록 함수 후에 내복한다. 그 후 30분은 음식을 금한다.

●●● 증례: 44세 남성

상인두암으로 시스플라틴 병용 CCRT 70Gy를 시행하였다. 30Gy 및 시스플라틴 75mg/㎡을 1 코스 종료 시에 Grade 3의 구내염이 발생하여 반하사심탕 복용을 시작하였다. 그 후 방사선, 화학요법 모두 중단하지 않고 지속했음에도 불구하고 구내염은 한순간에 Grade 1까지 개선되었고 식사량도 늘고, 혈청단백치, 혈청알부민치도 모두 개선되었다. 반하사심탕의 병용이 화학방사선 치료 시에 영양상태 유지나 삶의 질 향상 뿐만 아니라 치료 완수에도 유용하였다.

부작용

● 감초를 포함한 반하사심탕, 황련탕, 소시호탕 등의 장기복용, 감초를 포함한 다른 한약과 병용, 글리시리진, 글리티론®을 포함한 약제와 병용으로 가성 알도스테론증을 초래할 수 있기 때문에 정기적인 혈청 전해질 검사를 시행할 필요가 있다.

● 빈도는 드물지만 반하사심탕, 소시호탕으로 인해 간질성 폐렴이 발생한 보고가 있다. 위독한 부작용이기 때문에 발열, 기침, 호흡곤란, 폐음 청취에서 염발음捻髮音이 나타난 경우는 즉시 사용을 중지한다.

사전 설명과 동의

● CCRT에 동반된 구내염에 대처하기 위해서는 치료 전부터 예방적으로 구강관리와 가글을 시행하는 것이 바람직하다. 한약은 구내염이 발생한 뒤에 사용해도 효과를 기대할 수 있지만, 방사선 조사를 시작할 때부터 사용하면 보다 큰 효과를 기대할 수 있다.

● 반하사심탕을 비롯한 한방치료는 구내염 국소부위에 직접적으로 작용하는 바가 크므로 먼저 한약이 용해된 용액으로 구강 내에서 함수하는 것이 중요하다. 그 후에 내복하는데, 연하곤란이 있는 경우는 뱉어내도 효과는 기대할 수 있다. 또한 소량을 물에 녹인 액을 환자에게 면봉으로 직접 도포해도 효과가 있다.

야마시타 타쿠(山下 拓) 시오타니 아키히로(塩谷彰浩)

●●● 참고문헌

1) Kono T, et al. Topical application of Hangeshashinto in the treatment of chemotherapy-induced oral mucositis. World J Oncol 2010;1:232-5.

2) 武市和之ほか. 卵巣癌に対するドキソルビシン塩酸塩療法による口内先発症に対するツムラ"半夏潟心湯"の効. 果産婦人科漢方研究のあゆみ 2012;29:66-70.

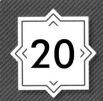

⟨20⟩ 소아의 처방

>>> **이번 장에서 소개되는 한약**

- 월비가출탕(越婢加朮湯)
- 황기건중탕(黃芪建中湯)
- 황련해독탕(黃連解毒湯)
- 갈근탕(葛根湯)
- 갈근탕가천궁신이(葛根湯加川芎辛夷)
- 감맥대조탕(甘麥大棗湯)
- 형개연교탕(荊芥蓮翹湯)
- 오호탕(五虎湯)
- 오령산(五苓散)
- 시호계지탕(柴胡桂枝湯)
- 시호청간탕(柴胡淸肝湯)

- 시박탕(柴朴湯)
- 시령탕(柴苓湯)
- 삼황사심탕(三黃瀉心湯)
- 십전대보탕(十全大補湯)
- 소시호탕가길경석고(小柴胡湯加桔梗石膏)
- 소청룡탕(小靑龍湯)
- 신이청폐탕(辛夷淸肺湯)
- 맥문동탕(麥門冬湯)
- 마황탕(麻黃湯)
- 억간산(抑肝散)
- 영계출감탕(苓桂朮甘湯)

서론

한약이 유효한 소아 이비인후과 질환은 대단히 많다.

① 기립성 조절장애 및 자율신경실조에 의한 청각 및 평형장애: 영계출감탕, 시호계지탕, 억간산, 감맥대조탕 등을 구분하여 사용한다.

② 외래치료가 길어지고 있는 삼출성중이염, 만성 부비동염, 알레르기 비염

③ 화분증: 대증요법 이외에 개인에 맞춰서 예방과 체질개선 효과까지 기대할 수 있다.

④ 지속되는 기침(만성 기침, 지연성 기침, 기침 천식), 기관지 천식

⑤ 체질개선이 필요한 상태: 쉽게 감기가 걸림, 쉽게 피곤함, 냉증, 알레르기 체질, 만성 편도염 등을 개선할 수 있다.

⑥ 서양의학 치료가 확립되어 있지 않지만 한약과의 병용으로 상승 및 부가효과를 기대할 수 있는 질환(감기, 급성중이염, 급성인후염, 경부 림프절염)이다.

소아이비인후과 질환의 빈용 15처방

외래에서 운용할 수 있는 한약 처방을 나열하고, 각각의 특징과 처방 요령에 대해 설명한다.

1일 2회 복용으로 만족한 효과를 얻을 수 있는 경우가 많다. 예외의 경우는 나중에 설명한다. 소아의 용량은 ❶에 정리하였다. 또한 정제로 처방 가능한 것은 처방명에 *표를 붙였다.

❶ 소아의 처방 용량

15세 미만 7세 이상 : 성인 용량의 2/3
7세 미만 4세 이상 : 성인 용량의 1/2
4세 미만 2세 이상 : 성인 용량의 1/3
2세 미만 : 성인 용량의 1/4 이하
체중환산
　성인의 1일량 7.5g의 방제는 0.15g/kg/일
　　　　　1일량　9g의 방제는 0.18g/kg/일
　단, 황기건중탕(성인 1일량 18g)은 0.36/kg/일으로 한다.

(후생성 약무국 감수)

❷ 발한요법의 요점

- 끓인 물에 녹여 복용하면 발한효과를 얻기 쉬우나, 여의치 않은 경우는 한약을 따로 먹고 뜨거운 물이나 물을 먹는다. 소아는 젤리나 쥬스에 섞어서 먹여도 좋으니 그런 식으로도 복용하도록 지도한다.
- 첫날은 2시간 간격으로 체온을 측정하고, 38℃ 이하가 될 때까지 추가 복용한다. 1일에 5∼6회 복용해도 좋다. 단 환자가 잠들었을 때는 무리하게 깨워서 복용시키지 않는다. 체온이 37℃ 대로 내렸다면 정상체온이 되기까지 1일 3회 복용하도록 한다. 정상체온으로 돌아온 후 전혀 문제가 없으면 복용을 중지시킨다.
- 한약을 복용 후 일단 체온이 상승하고 나서 해열 되는 일이 적지 않으므로 당황하지 않도록 미리 지도해 둔다.
- 우동에 생강을 넣어 먹는다. 이불을 덮어쓰거나, 몸을 따뜻하게 하는 것도 중요하다. 땀이 흘러서 셔츠를 1∼2장 갈아입는 정도의 느낌이 이상적이다.

●●● 갈근탕*

감기 초기에 급한 발열의 기본 처방이다. 두통은 물론 복통을 동반한 경우에도 사용한다. 37℃ 정도에서는 1/2로 처방해도 좋으나, 38℃ 이상 발열이 있는 경우는 1/3로 처방하여 발한요법의 요점(❷)에 따라 복용시키면 효과적이다. 처음에는 설명이 귀찮을지 모르지만 금방 보호자가 알아서 하게 된다.

●●● 갈근탕가천궁신이*

감기 초기에 점액성에서 농성의 콧물을 동반한 환자에게 사용한다. 통비^{通鼻}작용과 배농작용이 있어 낭분산 계속해서 처방해도 좋다.

●●● 시호계지탕*

감기에 이환된 지 수일이 지나도 상태가 좋지 않을 때의 기본처방이다. 열이 오르락 내리락^{寒熱往來} 하거나 식욕저하가 있는 경우에 좋다. 설태가 백태이거나 황백태인 경우가 힌트가 된다. 시호제는 항염증 작용과 면역조절 작용을 기대할 수 있다.

시호제는 자율신경조절 작용이나 항스트레스 작용도 있다. 시험 전에 두통을 호소하는 소아에게 유용하다. 기능성 난청이나 이명이 있는 경우에 처방하고 싶은 방제이다. 오령산과의 병용도 고려해 보도록 한다.

초등학교 고학년 이후 환자의 알레르기 비염이나 기관지 천식 본치로서 활용할 수 있다. '돌봄 교실에 다니기 시작하더니 발열을 반복하게 되었다'고 하는 경우에 효과적이다. 1개월 정도 계속 복약하면 좋다.

●●● 황련해독탕*, 삼황사심탕*

소아 코피는 코 질환에 의해서 코를 후벼서 생기는 지성비출혈^{指性鼻出血}이 많고, 원인질환의 치료가 중요하지만 이와는 달리 봄~여름에 걸쳐 잘 생기는 역상^{逆上}에 의한 경우에 한약 치료가 유효하다. 약이 써서 마시기 힘들지만 코타로우 한방주식회사에서는 캡슐제제를 시판하고 있어 황련해독탕 2캡슐, 1일 2회나 삼황사심탕 1캡슐, 1일 2회는 복용하기가 대단히 편리하다. 전기로 응고시키는 아픈 경험을 시키기 전에 시도해보는 것이 좋다. 삼황사심탕에는 사하제인 대황이 함유되어 있어 설사가 발생하는 경우도 있지만, 이득과 손해 효과를 생각해본다면 이를 우선적으로 사용하는 것이 좋다.

●●● 오령산*

소아는 전반적으로 수체^{水滯}와 수독^{水毒}에 빠지기 쉬운 경향이 있다. 본 처방은 감기에 동반한 부종, 오심, 구토, 두통 등에 놀랄만한 속효를 보인다. 50mL의 끓인 물에 녹여서 얼음 조각이나 50mL 물을 더해 차갑게 한 후에 스푼으로 떠서 천천히 마시도록 한다. 단, 위에 소화되지 않은 음식물이 있으면 도중에 심하게 구토를 하는 경우가 있다. 그러나 15분 후에 다시 복용시키면 토하지 않는다. 따라서 외래에서 시음시켜 볼 것을 권장한다. 그 때는 축 늘어져 있던 환자가 10분도 채 지나지 않아서 눈에 생기가 돌아오고 갑자기 움직임이 활발해진다. 본 약은 둘로 나누어 처방하는 것보다 돈용으로 3회분을 처방하는 경우가 많다.

차나 배를 탈 때 발생하는 멀미에도 효과적이다. 예방적으로 복용해도 좋다.

●●● 소청룡탕*

감기 초기에 맑은 물과 같은 콧물이 있는 경우에 사용한다. 물 같은 가래를 동반한 기침에도 유효하다. 통년성 알레르기 비염이나 화분증에서 기본처방으로 사용한다.

●●● 마황탕

인플루엔자 초기에 기본 처방으로 사용한다. 감기에 처방해도 좋다. 발한요법의 요점(❷)에 따라 복용하도록 하면 효과적이다.

●●● 월비가출탕

염증성 부종을 제어할 수 있다. 알레르기 비염이나 화분증의 비폐색에 사용한다. 또한 유아의 비폐색에도 유용하다. 코 부위나 안면 습진에도 효과를 발휘한다. 아데노이드 비대로 밤에 코를 고는 증상에도 대증요법으로 응용가능하다.

●●● 맥문동탕

건성 기침의 특효약이다. 서양 약물로는 대체할 수 없는 자윤 작용이 있다. 정제타입은 아니지만 맛이 달고, 녹여 마시기에도 좋다.

●●● 영계출감탕

현기증, 신체동요감, 기립성 현훈을 호소하는 경우에 사용한다. 맛이 아주 달고 사춘기 학생이나 소아의 현기증에 사용하기 좋다. 기립성 조절장애에도 대단히 효과가 좋다.

●●● 형개연교탕

정말 잘 듣는 항알레르기제로, 항상 코가 안 좋다는 모든 사람에게 한 번쯤은 시험해 보길 권유하고 싶은 약이다. 17가지 한약으로 구성되어 있고, 속효성은 없으나 12가지 한약이 항염증 작용을, 8가지의 한약이 항알레르기 작용을, 4가지 한약이 항균 작용을, 2가지 한약이 진해거담 작용을, 3가지 한약이 면역증강효과를 제각기 가지고 있다. 모리도우 하쿠(森道伯) 선생이 생각해 낸 멋진 약속처방이다. 따라서 알레르기와 관련된 만성 부비동염에 유효하다. 물론 다양한 증상을 호소하는 통년성 알레르기 비염이나 계절성 화분증의 근본치료에도 사용된다. 시호청간탕과 같이 만성 편도염, 림프절염이 재발하는 선병체질을 개선하는 작용이 있다. 또한 아토피피부염, 여드름 등의 피부질환이 동시에 낫는다. 거친 피부, 여드름이 눈에 띄거나 피부가 거무스레하거나 혹은 편도에 염증을 일으키기 쉬운 경우에 사용하면 좋다. 단점은 아주 쓴데 정제가 없다는 점이다. 그리고 속효하지 않고, 수개월 단위의 복용이 필요하다.

●●● 오호탕*

마행감석탕에 상백피를 추가한 처방이며, 상백피는 소염, 이수작용이 있다. 항염증 작용에 뛰어난 진해제로서 가래를 동반한 기침에 매우 효과적이다. 감기 외에 천식발작에도 사용된다. 화분증의 비폐색과 인후증상에 소청룡탕과 병용하면 좋다(호롱탕이라고 한다). 속효성이 뛰어나다.

●●● 신이청폐탕

청열작용, 배농작용 외에 자윤작용을 가지고 있다. 신이청폐탕만을 사용해도 뛰어난 임상효과를 얻을 수 있으나 마크로라이드 소량 장기요법과 병용하면 상승 및 시너지 효과를 기대할 수 있다. 쓴 맛이 있어 젤리와 같은 제형을 활용하는 등의 복약 지도가 중요하다. 신이청폐탕의 활용법을 ❸에 표시한다.

❸ 청폐사열·윤조자음의 묘약인 신이청폐탕 활용법

- 정말로 강력한 소염효소약 이미지로 가능
- 끈끈한 점액성 및 농성 콧물에 유효 또는 비폐색에도 유효
- 급성 염증에 사용하기 좋다.
  급성 부비동염: 갈근탕가천궁신이 + 신이청폐탕
  상기도염: 오호탕 + 신이청폐탕
- 만성 부비동염: 마크로라이드 소량 장기투여로 병용
- 난치성질환에 병용하면 효과적(표본동치標本同治)
  호산구성 부비동염: 시령탕 + 신이청폐탕
  부비동 기관지염: 시박탕 + 신이청폐탕
  통년성 비염: 황기건중탕 + 신이청폐탕

어린이에게 복용시키는 방법 ①

생후 2세 이하

2세 이하 유아는 쓴맛에 대한 미각이 아직 잘 발달되어 있지 않아서 의외로 복용시키기 쉽다.

예를 들면, 아기의 코막힘에 아주 잘 듣는 한방약이 있는(아기라도 마실 수 있다.) 반면에 병원에서 처방해주는 달콤한 항생제의 드라이시럽에 익숙해진 4, 5세의 어린이가 한약 먹는 것을 싫어하는 경우도 있다. 그러나 방법에 따라 금방 마실 수 있게 된다.

생후 2개월~10세 유아 100명(평균 연령: 4세)에게 설문 조사를 한 결과, 한방약 복용이 가능한 어린이는 90명이었고 나머지 10명은 복용하지 못한다고 하였다. 한방약을 복용할 수 없어도 문제는 없다. 그 경우에는 이비인후과 의사라면 당연히 서양약만으로 치료를 한다. 하지만 여기서 유의할 점이 있다. 오래도록 낫지도 않고 통원을 지속적으로 하는 어린이는 대개 한방약을 복용하지 않는 어린이들이다. 인플루엔자나 바이러스성 위장염, 그리고 아무리 지독한 감기라도 한방약을 복용하는 어린이는 금방 낫는다. 다음 날 아무렇지도 않았던 것처럼 좋아지는 어린이가 많다.

예를 들어, 수족구병에 걸려 열이 나고 입안에 구내염이 생겨 엉엉 울면, 소아과 의사는 일반적으로 「특효약은 없습니다만 일주일 정도 지나면 자연스럽게 낫습니다.」라고 말한다. 이비인후과 의사도 1~2개의 구내염이라면 약을 발라주기도 하지만 입안 전체가 그렇다면 손을 들게 된다. 그러나 한방약을 아이스크림에 녹여서라도 복용시키면 3배 빠른 속도로 낫는다. 이외에 본원의 로고마크가 들어있는 호랑이의 이름인 오호탕(五虎湯)은 기침에 대해 바로 듣는 특효약이다. 어머님들께서는 어떻게 하든 조금 더 힘을 내서 아이에게 한방약을 복용시켜 주셨으면 한다. 자녀들을 건강하게 하는 것은 어머님들의 노력에 달려 있다.

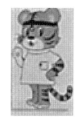

생후 2~7개월의 경우

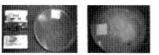

1. 수저 뒷부분으로 분말을 갈아 잘게 분쇄한다.
2. 소량의 뜨거운 물을 떨어트려 질게 녹인다.
3. 손을 깨끗하게 씻은 후 걸쭉하게 녹인 한방약을 입안 쪽의 볼에 발라준다.
4. 아기가 입안에서 우물거려주면 다소 뱉어낸다고 해도 그렇게 해서라도 체내에 흡수되므로 괜찮다. 배가 고프지 않게 모유나 우유 등을 먹여주면 좋다.
5. 젖병에 넣어서 복용시켜도 괜찮지만 우유와 같이 먹이는 경우에는 우유를 싫어하게 되는 걱정도 있다.
6. 녹인 것을 스포이드로 복용시켜도 된다.

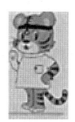

※ 비염에 사용되는 신이청폐탕은 맛이 쓰고, 소청룡탕은 시고 쓴 시큼한 맛이 나는 약이다.
한편, 황기건중탕은 달고 오호탕도 마시기 쉬운 맛을 가진 약이다.
갈근탕이나 시호계지탕은 중간 정도이다.

어린이에게 복용시키는 방법 ②

생후 8개월~6세의 경우

열이 날 때는 가급적이면 따뜻한 물에 녹여서 복용시키고, 몸을 따뜻하게 하여 발한을 촉진하는 것이 기본이다. 갈근탕이나 마황탕을 사용하는 경우가 많다. 「한 때, 땀을 흠뻑 낸 후에 옷을 갈아입고 푹 잤더니 금새 나았다」는 경험은 자주 듣는 이야기이다.

그러나, 따뜻한 물에 녹여 마실 수 없는 경우에는 다음과 같은 방법으로 복용시키면 된다.

① 일단 「약을 마시게 하는 젤리」를 이용하여 복용시킨다. 이 젤리는 설탕을 사용하지 않음. 서로 맛이 다른 4종류가 있는데 마음에 드는 것으로 선택한다.

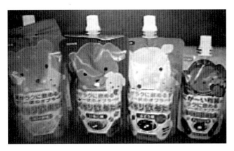

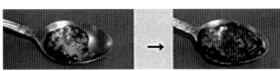

초콜릿 맛이 쓴 맛을 가장 잘 감추게 하지만 포도 맛이 가장 인기가 있다. 젤리는 휘저어서 섞지 말고 어디까지나 과립을 감싸는 정도로 한다.

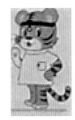

② 좋아하는 쥬스 등과 같이 복용시켜 본다.
③ 쵸콜릿 페이스트로 감싸거나 피너츠버터로 감싼다.
④ 좋아하는 아이스크림을 섞거나 샤베트나 요쿠르트에 섞는다.
⑤ 딸기잼에 섞거나 마요네즈에 섞는다.
⑥ 다시 말해서, 그렇게 해서라도 마시는 것이 중요하다. 모처럼 좋은 한약처방 받아도 마시지 못하면 듣지 않는다. 삶은 고구마를 잘게 갈아서 페이스트 모양으로 한 것과 섞으면 마실 수 있다는 어린이도 있다. 여러분들도 어떤 좋은 방법이 있으면 알려주시기 바란다.

7세 이상의 경우

분말을 그대로 입안에 넣어서 물을 마시게 한다. 오블라토를 사용해도 좋다.
따뜻한 물에 녹이기 쉬운 경우는 별도로 지시한다.
정제를 복용할 수 있다면 정제로 된 한약도 있으니 상담이 필요하다.
예를 들면, 10세인 어린이의 경우에 오호탕은 아침. 저녁에 3정씩. 소청룡탕은 아침 저녁에 6정씩 복용한다.
기침이 심한 어린이는 오호탕 정제도 좋으니 착실히 마시도록 한다.

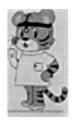

● ● ● 황기건중탕

장기화되는 비염과 부비동염에 사용한다. 비염과 부비동염이 지속되는 이유는 폐기허, 즉 호흡기 기능의 미발달에 의한 것으로 생각된다. 오장론五臟論의 보토생금補土生金(補脾는 補肺에 연결된다) 사상에 근거하여, 비脾(비장이 아니라 소화기능을 의미한다)를 보충하는 것이다. 현대 의학적으로 말하면 소화관 면역을 정비하고, 전신의 면역능력을 높이는 것으로 설명할 수 있다. 항생제에 의해 설사나 묽은 변의 부작용이 나타나는 환아에게 사용하기 좋다. 구성 한약인 교이는 맥아당이므로 장내 세균의 영양이 되고 장내 세균총 조정에도 작용한다. 즉, 프리바이오틱스prebiotics의 작용을 한다. 황기건중탕은 달고 시나몬차와 같은 맛으로 마시기가 아주 좋다. 소아 특히 젖먹이 유아는 혈허를 수반하는 일은 적으므로 약간 쓴맛이 있는 십전대보탕을 처방할 필요성은 느끼지 못한다.

단, 황기건중탕과 십전대보탕은 모두 표허表虛를 보충하는 황기와 계피를 구성 한약으로 포함하고 있다는 공통점이 있다. 황기는 보기승양補氣升陽, 고표지한固表止汗, 탁독생기托毒生肌, 이수소종利水消腫의 작용이 있다. 다키 모토후미(多紀元簡) 선생의 약성제요藥性提要에 '표를 튼튼하게 하여 한汗을 멈추게 하고, 중을 보충하여 원기를 더하고 농을 배출하여…'라고 표현되어 있는 탁독托毒(배농) 작용이 있다. 서양 약리학에서는 말초혈관 확장 작용, 항알레르기 작용, 장관수축 작용, 배뇨 작용, 성주기性周期에 대한 작용, 강장 작용, 인터페론 유도 작용, 면역부활 작용이 보고되어 있다. 따라서 소건중탕이 아니라 황기가 가미된 황기건중탕을 사용한다. 황기건중탕을 인내를 갖고 1~3개월 복용시킴으로써 약제내성균의 증가나 모락셀라 카타랄리스균Moraxella catarrhalis의 간접적 병원성에도 대처할 수 있다. 반대로 화농성 이루가 오래된 경우나 만성 중이염이 반복적으로 나타나는 경우는 십전대보탕의 훌륭한 면역조절 작용이 필요하다.

● ● ● 소시호탕가길경석고

인후두나 경부는 흉부와 같이 소양병기 즉, 반표반리에 위치하며 소시호탕 등의 시호제가 적당하다. 본제는 인후두 통증에 더욱 유효하다. 또한 '한기는 거의 없고 인후통이나 기침이 심한 급성열성질환(온병)'인 여름철 온병에는 본래 은교산을 처방해야 하지만 보험적용이 안되므로 갈근탕 합 소시호탕가길경석고로 대용한다.

편도염은 급성기에 항생제 합 소시호탕가길경석고로 대처하고, 만성기에는 시호청간탕을 수개월에서 반년간 복용시킨다. 구개편도절제술이나 아데노이드절제술을 피할 수도 있으며, 이 경우 혈청

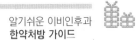
ASLO 수치[33]도 정상화된다. 약간 맛이 쓴 소시호탕가길경석고나 시호청간탕을 도저히 복용할 수 없을 때는 정제인 시호계지탕이나 황기건중탕으로 대체하여 효과를 볼 수 있는 증례가 있다.

복약 지도

한약의 복약지도 문제는 피해갈 수가 없다. 필자는 처음으로 한약을 복용하는 소아에게는 반드시 보호자를 동반시켜서 복약지도를 하고 있다. 설문 조사를 한 결과에서 약 90% 환아가 한약을 마실 수 있다고 대답했다. 그래도 실제로 보면 '아무래도 가루약은 어렵다', '써서 마실 수 없다'고 하는 환자를 만나게 된다. 따뜻한 물에 녹여서 전자레인지(500W)로 20~30초 가열하면 완전한 액체가 되지만 맛까지는 바꿀 수가 없다. 그 경우는 복약 팁 등을 포함하여 병원에서 설명용으로 주고 있는 복약지도 안내를 ❹에 제시한다.

처방 실제

증례 4세 7개월 여아 (체중 16kg)

- 주소: 오래된 비루鼻漏
- 현병력: 2012년 6월 4일에 급성 중이염으로 내원하였다. 초진 후 21일 간 통원하였다. 11월 20일부터 2주 간 통원하였다. 금번에는 2013년 1월 7일(5세 2개월 시)에 급성중이염으로 내원하였다. 1월 9일에는 심한 두통과 협부통頬部痛을 호소하였다. 부비동 X-ray 검사에서 양측 사골동에 혼탁, 양측 상악동에 현저한 혼탁이 나타나 있었다. 항생제를 2주 간 점적 주사하고 경쾌하고 있었으나 2월 1일에 재발되어 3일 간 점적 주사하였다. 이로 인해 귀 소견은 분명하게 개선되었으나 비루는 그치지 않아서 마크로라이드계 항생제의 장기투여를 계획했다. 그러나 2주 후에 급격히 악화되어 메이액트MS® (Cefditoren Pivoxil)를 5~7일 간 내복하였고, 농성 비루는 나왔는데 조금 지나 농성 비루가 재발하는 경과를 매달 반복하였다. 몇 번이나 한약 복용을 권했으나 본인이 강하게 거부하였다.
- 검사소견: 혈액검사에서 RAST 음성. 비강 분비물 세균검사(2013년 12월 24일 시행)에서 폐렴구균2+, *Branhamella catarrhalis* 2+, 약제 감수성 검사에서는 페니실린계와 마크로라이드계 항생제에 내성(+).

---

33. A군 연쇄상 구균감염증의 혈청학적 진단법으로 사용되는 연쇄상구균 항체의 하나

- 임상경과: 계속해서 통원하고 있다가, 12월 2일 갑자기 모친이 '우리 아이의 친구들은 다 나은 것 같은데 제 아이에게도 한약을 처방해 주세요'라고 의뢰하였고, 아이의 체중이 18kg이였으므로 황기건중탕 6g을 둘로 나누고, 신이청폐탕 2.7g를 둘로 나눠서 함께 복약하도록 처방하였다. 컵에 끓인 물을 넣고 한약을 녹여서 코를 막고 복용한다고 하였다. 한약 투여 개시 6주 후 드디어 비루가 나타나지 않게 되어 신이청폐탕을 중지하고 황기건중탕만 처방하였다. 2014년 3월 7일(한약 투여 12주 후), 부비동 X-ray 검사에서 정상을 확인하고 치료를 종료했다.
- 포인트: 본 증례처럼 본치로써 황기건중탕 수 개월 복약과 병행하여 표치로써 신이청폐탕을 일정기간 병용하는 것은 '장기화된 점액성 비루'에서 필승인 처방이 된다.

신이청폐탕은 써서 마실 수 없는 아이가 4명 중 1명 정도 된다. 그 경우는 염증 제어를 하지 못하고 다소 멀리 돌아서 가는 것은 부정할 수 없지만 끈기 있게 황기건중탕만 계속해도 그 만한 가치가 있다. 모친으로부터 '어쩐지, 우리 아이, 코가 튼튼해진 것 같아요' 라는 칭찬을 들을 수 있는 것은 한방치료에서만 가능할 것이다.

이마나카 마시사(今中政支)

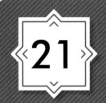

21 노화의 대응

▶▶ 이번 장에서 소개되는 한약

- 온청음(溫淸飮)
- 월비가출탕(越婢加朮湯)
- 황련해독탕(黃連解毒湯)
- 가미귀비탕(加味歸脾湯)
- 우차신기환(牛車腎氣丸)
- 오령산(五苓散)
- 산조인탕(酸棗仁湯)
- 칠물강하탕(七物降下湯)
- 사물탕(四物湯)
- 십전대보탕(十全大補湯)
- 진무탕(眞武湯)
- 소경활혈탕(疏經活血湯)
- 조등산(釣藤散)
- 당귀음자(當歸飮子)

- 인삼양영탕(人蔘養榮湯)
- 맥문동탕(麥門冬湯)
- 팔미지황환(八味地黃丸)
- 반하후박탕(半夏厚朴湯)
- 반하백출천마탕(半夏白朮天麻湯)
- 보중익기탕(補中益氣湯)
- 마황탕(麻黃湯)
- 마황부자세신탕(麻黃附子細辛湯)
- 육군자탕(六君子湯)
- 영감강미신하인탕(苓甘薑味辛夏仁湯)
- 영계출감탕(苓桂朮甘湯)
- 육미지황환(六味地黃丸)

서론

한의학에서 노화로 인한 소화기 기능이나 면역력 저하상태 치료는 옛날부터 중요시되었으며, 고령자 전용이라고도 할 수 있는 처방이 몇 가지 있다. 이번 장에서는 노화에 대한 한의학 사고에 대해 소개하고자 한다.

신허腎虛에 대하여

전한前漢시대의 중국 최고 의학서적 '황제내경'에서는 노화에 의한 변화를 '신허'라는 개념으로 설명하고 있다. 여기서 말하는 신腎은 서양의학의 신장을 뜻하는 것이 아니다. 한의학에서 신을 이해하기 쉽게 설명한다면 사람의 기氣(에너지) 저장고이며, '신은 정精을 저장하고 생장, 발육, 생식을 담당한다'고 설명할 수 있다. 서양 의학적인 내장기능에 빗대어 설명하자면 내분비계, 비뇨기, 생식기계, 면역계, 중추신경의 일부 기능을 말할 수 있다. 뿐만 아니라 신은 귀와 밀접하게 관계된다고 생각하여, '신기腎氣는 귀를 통하고, 신화腎和하면 오음五音을 들을 수 있다'고 한다. 신기腎氣란 신에 있는 정기精氣를 말하고, 사람의 일생은 그 성쇠盛衰에 따라 노화가 진행되면 신기가 쇠퇴함에 따라 '신허'라고 하는 상태가 된다. 신허는 피곤해지기 쉽고, 허리가 뻐근해지고 뼈의 통증이 생기며, 사지에 힘이 없어지고, 성욕이 쇠퇴하며, 사고가 둔해지고, 건망과 현기증 등을 호소하며, 이명, 시력저하, 백발 및 탈모 등 노화현상을 나타낸다.

신허를 조금 더 설명하자면, 신양과 신음의 균형이 맞지 않는 상태 중에 상대적으로 신양이 부족한 신양허와 상대적으로 신음이 부족한 신음허가 있다. 신양이란 몸을 따뜻하게 하는 기능 에너지를 말하는데, 신양허에서는 발, 허리의 냉증, 권태감, 이명, 난청, 야간 빈뇨, 배뇨의 끊김이 나쁨 등 증상이 나타난다. 신음이란 몸을 촉촉하게 하고 영양을 주는 에너지를 말하는데, 신음허에서는 상역감, 눈이 피곤해지기 쉽고, 눈의 침침함 등 증상이 발생한다.

고령자의 노화현상, 즉 신허에서 가장 많이 처방되고 있는 팔미지황환은 단순하게 팔미환, 신기환 또는 팔미신기환[1])이라고도 부른다. 현대적으로 말하면 항노화anti-aging를 위해 만들어진 처방이다. 에도막후 초대장군인 토쿠가와 이에야스는 스스로 한약을 조합하여 팔미지황환 변방을 복용하였다고 하고, 평균 40세가 수명이었던 에도시대에 75세까지 장수하였다. 이 일화는 한의학이 신체기능 유지에 큰 영향을 주고 있음을 시사한다.

보신제補腎劑의 목표 증상

신음허를 보충하는 처방인 육미지황환은 수족의 열감, 상역감, 눈의 피로 등이 처방의 목표가 된다. 육미지황환에 몸을 따뜻하게 하는 부자, 계지를 배합한 것이 신양허를 보충하는 팔미지황환이며, 허리나 발의 냉증, 이명, 난청, 배뇨장애, 야간 빈뇨가 처방의 목표가 된다. 부자는 신양腎陽을 따뜻하게 하여 한사寒邪를 제거하고, 계지는 신양腎陽을 따뜻하게 하여 신기腎氣를 높인다. 이 모두는 고령자의 신腎을 따뜻하게 하는 것을 목표로 하는 처방으로 자주 사용된다. 그리고 신양허 증상이 심해진 경우 즉, 하지 저림, 추위를 잘 타는 것, 냉증과 설사를 하기 쉬운 증상을 호소하는 경우는 우차신기환을 사용한다. 우차신기환은 팔미지황환에 우슬, 차전자를 가미한 처방이다.

보신제를 처방할 때 감별점은 몸이 피곤해지기 쉬운 권태감이라고 하는 증상은 신허가 원인이므로 상역감과 열감이 있으면 육미지황환, 냉증과 배뇨장애가 있으면 팔미지황환으로 판단하여 처방해도 될 것으로 보인다. 냉증이 심하고 하지 저림이나 부종, 설사 경향이 있는데, 팔미지황환 효과가 약한 경우는 우차신기환을 선택한다. 특히 이비인후과에 내원하는 환자는 상역감, 열감, 현기증, 미열로 내원하는 경우가 있으므로 이비인후과에서 명확히 진단되는 질병이 없는 경우에는 육미지황환 증證에 일지하는지를 한번 생각하면 좋다. 난청과 이명을 호소하는 증례 중에는 야간 빈뇨에 의한 불면을 합병하고 있는 경우가 있고, 이 경우 팔미지황환이 야간 빈뇨와 이명에 분명한 효과가 있을 수 있다. 따라서 노인성 난청에 동반한 이명으로 진단한 경우에는 이명증 이외의 불면, 냉증, 눈 침침함 등 단순한 노화현상으로 여겨지기 쉬운 증상을 문진으로 확인하여 한약 처방의 결정에 참고하는 것이 중요하다.

보신제를 처방할 때 주의할 점은 숙지황이 위장장애를 초래하는 일이 있으므로 위장증상이 나타나는 경우는 평위산과 합방하는 방법으로 처방하면 좋다. 기초대사가 저하된 초고령자는 일반적인 상용량이 아닌 2/3 정도로 감량해서 처방하는 편이 낫다.

●●● 이명

이명은 한의학에서 기역氣逆, 수체水滯, 어혈瘀血에 의해 생기는데, 고령자는 수독水毒, 어혈瘀血, 혈허血虛로 인하여 생기기 쉽다. 또한 고령자에서 고혈압에 동반된 두통과 이명을 호소하는 경우는 조등산이 좋은 적응증이 된다. 사이토우(斎藤)[2] 등의 증례군 연구에 의하면 두통과 고혈압이 없는 A군과 두통과 고혈압 중에 한 가지가 있는 B군, 조등산(7.5g/일)으로 1개월간 대증치료를 시행한 C군의 경과를 비교 관찰한 결과, 이명의 개선율이 A군 46.2%, B군 50%, C군 76.5%이었으며, 모든 군의 평균 개선율은 60.0%였다. 또한 A군과 B군에 유의한 차이가 있지는 않았으므로, 두통과 고혈압 유무가 치료효과에 유의한 영향을 주지 않았음을 확인하였다. 70세 이상과 70세 미만을 비교하였을 때는 개선 이상이 각각 84.7%, 48.1%로 70세 이상의 고령자에서 유의한 효과를 보였으며, 고령일수록 개선 효과가 기대되는 듯하다.

신허가 의심되는 이명은 팔미지황환과 우차신기환으로 효과를 기대할 수 있고, 그 외의 노화현상에서도 노화의 진행을 늦추는 효과를 기대할 수 있다.

고령자 수면장애가 동반된 이명을 호소하는 경우가 많다. 수면장애 원인이 야간 빈뇨라면 앞서 설명한 팔미지황환 또는 우차신기환이 좋지만, 빈뇨가 없는 수면장애, 즉 입면장애나 중도각성이 있는 경우는 서양 약물 중 수면유도제를 먼저 병용하고 산조인탕 또는 가미귀비탕을 처방하는 것이 좋다.

여하튼 이명 증상만으로 처방을 결정하지 말고, 이와 동반된 증상에 따라 보제를 선택하고 신체의 불균형을 교정해야 이명증을 감소할 수 있다고 생각한다.

●●● 백발, 탈모

'황제내경 소문 상고천진론'에 여자가 35세가 되면 백발이 시작되고, 49세에는 월경이 멈춘다고 되어 있고, 남자는 40세에 탈모가 시작된다며 모발에 관한 기술이 있다. 16세기 이시진의 '본초강목'에는 숙지황은 혈맥을 통해 수염과 머리카락을 검게 한다고 쓰여 있다.

흰 머리에 효과가 있는 한약은 숙지황과 하수오가 알려져 있다. 하수오가 포함된 엑기스제제는 당귀음자가 유일하며, 이는 혈허^{血虛}, 혈조^{血燥}를 치료하는 사물탕 가미방이다. 숙지황 외에도 보신^{補腎}, 보혈^{補血}, 기혈쌍보^{氣血雙補}, 자윤^{滋潤} 작용이 있는 한약이 백발을 개선하고 흑발이 나게 하는 효과가 있었다는 보고가 있다. 백발환자에서 흑발이 증가한다는 보고는 많지만, 일부 문헌에서 효과를 확인하기 까지는 적어도 2~3개월 기간을 필요로 한다. 치험례 중 최고령은 94세 여성으로 비허^{脾虛}, 기허^{氣虛} 증상으로 보중익기탕을 처방하였더니, 1개월 후 스스로 경구 섭취가 가능하게 되었고, 3개월 후부터 새하얀 두발에서 검은 머리가 증가하기 시작하였다. 한의학에서 머리카락은 혈액에서 만들어진다고 생각하기 때문에, 백발이나 탈모증은 보혈제 처방으로 증상의 경감을 기대할 수 있다.

흰머리, 탈모 개선 효과로는 팔미지황환, 육미지황환, 당귀음자, 보중익기탕, 소경활혈탕^{疏經活血湯}, 맥문동탕, 사물탕가미방과 관련된 보고가 있다.

●●● 알레르기 비염, 혈관운동성 비염

중고령자의 맑은 콧물에 마황탕과 월비가출탕은 마황의 에페드린양 작용이 강하고, 심계항진이나 급성 요폐^{尿閉}를 초래하는 경우가 있어서, 고령자는 마황부자세신탕을 제1선택제로 고려한다. 마황부자세신탕은 마황량을 줄이고, 고령자와 허증 환자에게 쓸 수 있도록 온제^{溫劑}로 계지, 부자가 배합되어 있고, 부작용 발현빈도는 다른 마황제에 비해 비교적 적다. 고령자가 비염으로 식사 시 맑은 콧물을 호소하는 경우에는 점비 스테로이드제나 항히스타민제는 효과가 크지 않고, 마황부자세신탕이 콧물 증상에 속효한다.

마황부자세신탕으로 동계 등 마황의 부작용이 발생하는 경우는 영감강미신하인탕 적응증이 된다. 냉증의 맑은 콧물에 건강, 세신이 몸을 따뜻하도록 작용하고 있다.

고령자의 코 증상 중 알레르겐이 명확하지 않고 따뜻한 것을 마실 때 맑은 콧물이 생기는 것은 온도에 대한 과민증으로 생각되며, 마황부자세신탕, 영감강미신하탕이 좋은 적응증이 된다.

●●● 현기증

현기증 원인은 수체水滯, 수독水毒으로 설명하고, 대표적 한약처방에는 오령산과 영계출감탕이 있다. 특히 고령자가 현기증과 고혈압을 합병하고 있는 경우는 소등산 또는 칠물강하탕의 효과를 기대할 수 있다. 칠물강하탕은 일본 한방의 대가인 오오츠카 케니세쯔(大塚敬節;대총경절)가 고안한 처방이다.

고령자의 휘청거림, 기립 시 발생하는 현기증은 기허氣虛와 비허脾虛가 기본이며, 보중익기탕이나 육군자탕의 보기제가 현저한 효과를 보이는 경우가 많다. 육군자탕의 변방인 반하백출천마탕은 현기증과 위장증상이 있으면 광범위하게 적용될 수 있으며 고령자에서도 사용하기 좋다. 고령자의 현기증에 냉기冷氣을 수반한 경우에는 진무탕이 좋고, 신진대사가 저하되어 냉冷한 연변경향과 하리를 호소한 현기증 경우에도 진무탕이 현저한 효과가 있는 경우가 있다.

현기증과 함께 원기가 없다거나 식욕부진, 냉증의 유무를 문진에서 섬세하게 확인하면 처방 선택이 쉬워진다.

●●● 노인성 피부소양증

고령자가 외이도 가려움을 호소하는 경우는 원인이 혈허血虛, 신허腎虛와 같은 허증인지, 반대로 염증에 의한 열증熱證인지를 감별할 필요가 있다.

혈허를 보이는 경우는 가려움에 의한 삼출액이 있다면 온청음을, 건조증상만이라면 당귀음자가 적응증이 된다. 하지의 냉증, 야간빈뇨를 동반한 신허腎虛에는 팔미지황환과 우차신기환이 적응증이다. 상역감逆上이나 국소 열감이 있는 열증에는 황련해독탕이 좋다.

노인성 피부소양증에 대한 다기관 무작위배정 비교 임상시험[3]에서 우차신기환의 전반적인 개선도는 72.0%, 항히스타민제는 55.2%였다.

●●● 노화현상으로써 연하장애

일반적으로 고령자가 되면 인후두 기능이 저하된다. 특히 연하에 필요한 근력이 저하되어, 인후두의 지각 역치가 저하되는 것으로 알려져 있다. 이와자키(岩崎) 등은 반하후박탕의 투여로 인해 연하반사가 개선되고[4], 폐렴 이환율이 저하된다[5]고 보고하였다. 필자의 경험으로는 연하반사의 개선이 보이기까지 2~4주가 걸렸다. 단, 연하장애가 진행되어 경구 섭취에 위험성이 있는 증례는 한약 내복은 가능한 삼가고, 경관 투여를 시행하는 등 투여 방법에 유의한다. 기능보조 목적으로 반하후박탕을 경증례에 처방하는 것을 권장한다.

❶ 기허 점수

몸이 뻐근하다	10	눈빛과 목소리에 힘이 없다	6
기력이 없다	10	혀가 담백홍, 종대^{腫大}	8
피곤해지기 쉽다	10	맥이 약하다	8
낮 중의 졸림	6	복력이 연약	8
식욕부진	4	내장의 위약증상	10
감기에 걸리기 쉽다	8	소복불인^{小腹不仁}*	6
쉽게 놀란다	4	설사경향	4

판정기준: 총점 30점 이상을 기허로 한다.

* 제하부^{臍下部} 복벽긴장 저하를 말한다.

(寺澤捷年. 症例から学ぶ和漢診療学. 第2版. 医学書院;1998. p5−56[6])

❷ 혈허 점수

집중력 저하	6	안색불량	10
불면, 수면장애	6	모발이 잘 빠진다	8
눈 피로	12	피부 건조와 거침, 튼살	14
어지러움	8	손톱의 이상	8
쥐가 남	10	지각장애	6
과소월경, 월경불순	6	복직근 연급	6

판정기준: 총점 30점 이상을 혈허로 한다.

(寺澤捷年. 症例から学ぶ和漢診療学. 第2版. 医学書院;1998. p5−56[6])

노화 치료에서 유의할 점

●●● 문진^{問診}의 핵심

노화 현상으로 의심되는 증상을 호소하여 내원한 환자에 대해 충분한 문진을 시행하고, 주소가 생기는 원인 병태를 추정하는 일이 매우 중요하다. 고령자는 기본적으로 허증이므로, 허증 치료가 가능하다는 것은 고령자의 노화현상도 치료할 수 있다는 것이다. 유명한 기혈수론은 고대 중국철학에서 일본한방으로 전해졌다. 허실을 판정할 때 기혈수의 이상을 확인하기 위한 문진을 기본으로 하면 좋다. 테라사와(寺澤)[6]의 기혈수 진단기준에서 발췌한 내용을 ❶~❸에 정리하였으므로 문진 때 참고가 되길 바란다.

기허 문진으로 몸이 뻐근하고, 기력이 없으며, 피곤해지기 쉬움 등 자각증상에 더하여 타각증상도 참고로 한다.

혈허 문진은 집중력이 저하되고, 눈이 쉽게 피곤해지며, 불면/수면장애 등의 자각증상에 더하여 타 각증상으로 안색이 나쁘고, 모발이 잘 빠지며, 손톱이 부러지고 쉽게 갈라지는 증상이 있다.

수체 문진으로는 박동성 두통, 현기증, 일어날 때 생기는 현기증 등이 자각 증상이지만 맑은 콧물, 타액 분비 과다, 포밀상 객담 등을 비인후 진찰 때 타각소견으로 확인할 수 있다.

●●● 처방선택 핵심

대략적으로 기혈수氣血水 중에 어디에 해당하는 증상이 발생했는지에 대한 경향파악이 가능하다면 제1선택제가 저절로 결정된다.

❸ 수체 점수

몸이 무거운 느낌	3	오심/구토	3
박동성 두통	4	장 연동음 항진	3
두중감	3	관절의 조조강직	7
차 멀미하기 쉽다	5	부종경향, 위진수음	15
현기증	5	흉수, 심낭수, 복수	15
기립 시 현기증	5	제상계*	5
맑은 콧물(수양성 비즙)	3	수양성 설사	5
타액분비과다	3	요량감소	7
포말상 객담	4	다량	5

판정기준: 총계점 13점 이상을 수체로 한다.
주) 정도가 가벼운 것은 해당 점수의 1/2을 부과한다.
* 복부를 가볍게 눌렀을 때 촉지되는 복부대동맥의 박동항진

(寺澤捷年. 症例から学ぶ和漢診療学. 第2版. 医学書院;1998. p5-56[6])

기허 제1선택제는 보중익기탕이다. 처방명으로 설명하면 중초中焦(소화기 기능)를 보해서 기를 유익 하게 하는 처방이다. 제2선택제는 육군자탕이 사용하기 좋다. 육군자탕은 사군자탕을 기본으로 한 보 기제로 구토, 설사 등의 담음痰飮 증상에도 적용이 가능한 범용성이 높은 처방이다.

고령자 혈허 제1선택제는 십전대보탕이고, 제2선택제는 인삼양영탕이다. 이 두 가지는 기혈쌍보제 로 기혈양허 병태를 치료한다. 이 두 가지 처방의 구분은 담(상기도증상)이나 불면(정신증상)이 있으 면 인삼양영탕을 선택한다. 십전대보탕은 병용했을 시에 항암제를 복용하고 있는 환자의 백혈구 감 소에 예방효과가 있다고 보고되어 있다[7].

수체와 수독 제1선택제는 오령산이다. 오령산은 날씨 변화에 따라 생기는 두통이나 두중감이 있는

경우에 효과가 있다. 현기증과 복부 냉증에 의한 설사, 몸이 무거운 등의 증상이 있으면 부자가 포함되어 있는 진무탕이 좋다. 현기증과 함께 상역감逆上, 동계 증상이 있으면 영계출감탕을 제1선택제로 해도 좋다.

한약 부작용과 그 대응

●●● 부작용

신기능이 저하된 고령자가 감초가 함유된 처방을 내복하면 하지 부종이 생기는 경우가 있다. 감초에 의한 다리 부종은 감초를 장기적으로 사용하고 있는 한 개선되지 않으므로, 감량하기보다는 중지하는 것이 좋다. 하지 부종의 악화를 피하기 위해서 감초가 들어있지 않은 처방으로 조속히 대체할 필요가 있다.

이외에 허약한 고령자는 지황이나 마황 등 위장장애를 초래하기 쉬운 한약을 주의한다. 위장장애가 있는 환자에게 대체할 처방이 없는 경우는 평위산이나 인삼탕과 병용하여 처방하는 것이 좋다.

●●● 명현瞑眩

명현은 부작용과는 다른 의미의 부정적인 반응으로 알려져 있는데, 이것은 한방 특유의 반응이라고 해도 과언이 아니다. 어떤 증상에 한방치료를 시행하면 증례에 따라서는 일시적으로 증상이 악화되고 그 후 급속히 회복하는 현상이 나타나는 경우가 있는데 이것이 바로 명현이다. 쉽게 말하면 호전반응이다. 본래의 장기가 가지고 있는 기능이 정상화될 때, 병인이 되는 물질이나 사이토카인 등이 일제히 배출 또는 방출될 때 나타나는 현상이라고 한다. 부작용과 명현의 큰 차이는 목표하는 증상이 있는 장기에 부작용이 생겼는지 아닌지 차이이다.

명현이 심한 경우는 한약 감량을 검토해도 좋지만 내복을 계속하면 한층 더 증상개선이 기대되므로 이를 중지해서는 안 된다.

진노우찌 오사무(陣内自治)

●●● 참고문헌

1) 小曽戸洋. 漢方一話:処方のいわれ6:八味地黃丸(八味腎氣丸). 漢方診療 1994;13:37.

2) 斎藤 品. 頭痛・高血圧を指標とした釣藤散の耳名治療. 耳鼻臨床 1998;補98:28-30.

3) 五大学共同研究班. 老人性皮膚瘙痒症に対するTJ-15. TJ-107の使用経験. 西日皮膚 1991;53:1234-41.

4) Iwasaki K, et al. The traditional Chinese medicine banxia houpo tang improves swallowing reflex. Phytomedicine 1999;6:103-6.

5) Iwasaki, K et al. A pilot study of Banxia Houpu Tang, a traditional Chinese medicine, for reducing pneumonia risk in older adults with dementia. J Am Geriatr Soc 2007;55:2035-40.

6) 寺澤捷年. 症例から学ぶ和漢診療学. 第2版. 医学書院;1998. p5-56.

7) 藤原道久, 河本義之. 婦人科痛化学療法における骨髄抑制に対する十金大補湯の有用性. 産婦中四会誌 1999;47:153-7.

22 합병증 · 동반증상이 있는 환자의 처방

>> 이번 장에서 소개되는 한약

- 안중산(安中散)
- 위풍탕(胃風湯)
- 위령탕(胃苓湯)
- 월비가출탕(越婢加朮湯)
- 황기건중탕(黃芪建中湯)
- 황금탕(黃芩湯)
- 황련해독탕(黃連解毒湯)
- 갈근가출부탕(葛根加朮附湯)
- 갈근탕(葛根湯)
- 갈근탕가천궁신이(葛根湯加川芎辛夷)
- 가미귀비탕(加味歸脾湯)
- 가미소요산(加味逍遙散)
- 감초사심탕(甘草瀉心湯)
- 감맥대조탕(甘麥大棗湯)
- 귀비탕(歸脾湯)
- 형개연교탕(荊芥蓮翹湯)
- 계지가작약대황탕(桂枝加芍藥大黃湯)
- 계지가출부탕(桂枝加朮附湯)
- 계지인삼탕(桂枝人蔘湯)
- 계지복령환(桂枝茯苓丸)
- 계비탕(啓脾湯)
- 향소산(香蘇散)
- 오호탕(五虎湯)
- 오적산(五積散)
- 우차신기환(牛車腎氣丸)
- 오수유탕(吳茱萸湯)
- 오령산(五苓散)
- 시호가용골모려탕(柴胡加龍骨牡蠣湯)
- 시호계지건강탕(柴胡桂枝乾薑湯)
- 대청룡탕(大靑龍湯)
- 죽여온담탕(竹茹溫膽湯)

- 시호계지탕(柴胡桂枝湯)
- 시호청간탕(柴胡淸肝湯)
- 시박탕(柴朴湯)
- 시령탕(柴苓湯)
- 삼황사심탕(三黃瀉心湯)
- 산조인탕(酸棗仁湯)
- 자음강화탕(滋陰降火湯)
- 사역산(四逆散)
- 사군자탕(四君子湯)
- 칠물강하탕(七物降下湯)
- 사물탕(四物湯)
- 작약감초탕(芍藥甘草湯)
- 십전대보탕(十全大補湯)
- 수치부자말(修治附子末)
- 윤장탕(潤腸湯)
- 소건중탕(小建中湯)
- 소시호탕(小柴胡湯)
- 소승기탕(小承氣湯)
- 소청룡탕(小靑龍湯)
- 신이청폐탕(辛夷淸肺湯)
- 신비탕(神秘湯)
- 진무탕(眞武湯)
- 청폐탕(淸肺湯)
- 천궁다조산(川芎茶調散)
- 소경활혈탕(疏經活血湯)
- 대황감초탕(大黃甘草湯)
- 대건중탕(大建中湯)
- 대시호탕(大柴胡湯)
- 대승기탕(大承氣湯)
- 조위승기탕(調胃承氣湯)
- 조등산(釣藤散)

통도산(通導散)	방기황기탕(防己黃芪湯)
도핵승기탕(桃核承氣湯)	방풍통성산(防風通聖散)
당귀건중탕(當歸建中湯)	보중익기탕(補中益氣湯)
당귀사역가오수유생강탕(當歸四逆加吳茱萸生薑湯)	마황탕(麻黃湯)
당귀작약산(當歸芍藥散)	마황부자세신탕(麻黃附子細辛湯)
당귀탕(當歸湯)	마행감석탕(麻杏甘石湯)
이출탕(二朮湯)	마행의감탕(麻杏薏甘湯)
여신산(如神散)	마자인환(麻子仁丸)
인삼탕(人蔘湯)	목방기탕(木防己湯)
인삼양영탕(人蔘養榮湯)	의이인탕(薏苡仁湯)
맥문동탕(麥門冬湯)	억간산(抑肝散)
팔미지황환(八味地黃丸)	억간산가진피반하(抑肝散加陳皮半夏)
반하후박탕(半夏厚朴湯)	육군자탕(六君子湯)
반하사심탕(半夏瀉心湯)	입효산(立效散)
반하백출천마탕(半夏白朮天麻湯)	용담사간탕(龍膽瀉肝湯)
백호가인삼탕(白虎加人蔘湯)	영감강미신하인탕(苓甘薑味辛夏仁湯)
복령음합반하후박탕(茯苓飮合半夏厚朴湯)	영강출감탕(苓薑朮甘湯)
복령사역탕(茯苓四逆湯)	영계출감탕(苓桂朮甘湯)
부자이중탕(附子理中湯)	육미환(六味丸)

서론

이비인후과 영역에서 한방치료라 해도 한의학은 기본적으로 몸의 상태에 따라 고유의 증證을 고려하여 치료해야 한다. 즉, 귀에만 듣는 한약은 없고 코에만 듣는 한약도 없다. 사실 이것은 서양 약물에서도 할 수 있는 말이지만, 서양 약물에서는 그런 말을 잘 하지 않는다.

예를 들면, 한약 사용이 질환의 개념과 관계가 있을 때도 있지만, 요통이나 하지냉증 등이 동반된 신허에 의한 이명을 치료하는 경우에 우차신기환을 사용하여 이명과 함께 요통까지 개선되는 일은 매우 많이 경험하는 현상이다.

다시 말해서 한의학적인 질환 개념의 파악과 현대 의학적 이비인후과 영역과의 관련에 대해 알 필요가 있다. 그 후에 사용한 처방의 효과나 문제점, 발생 가능성이 높은 심각한 부작용 등을 고려해야 한다.

이비인후과 의사가 한의학을 공부하려고 해도 주위에 한의학의 대가(전문의 · 지도의사 등)가 있어서 상세하게 배울 수 있는 환경은 거의 없는 편이다. 특히 필자가 한의학 공부를 시작할 때는 그러한 환경이 아예 없었다. 오히려 개업하고 난 후에야 공부할 기회가 많이 있었다. 이번 장에서는 이비인후과 의사로서 한의학에 열중할 때에 곤란한 일이나 참고가 되는 일 등을 몇 개의 항목으로 나눠서 설명하고자 한다.

순환장애를 가진 환자

●●● 순환장애의 한의학적 질환 개념

순환기 질환은 서양의학이 발달해 있고, 치료의 기본이 확립되어 있는 영역이므로 한의학이 참여할 수 있는 측면은 적을지도 모른다. 질환으로는 고혈압이나 심질환, 부정맥 등이 대표적이다.

고혈압 등도 동반 증상의 감소에는 한의학이 도움이 되지만, 수치적으로 고혈압을 개선시키는 점에서는 서양 약물을 이길 수는 없다.

한의학에서 동맥경화·허혈 병변은 어혈 또는 혈허와 관련되어 있고, 증상이 악화되어 심부전이 되면 부종이 발생하며 수水의 이상과 관련되고, 심장신경증과 관련된 부정맥이나 흉통은 기역氣逆, 기울氣鬱과 같은 기의 병변과 관련되어 있다고 생각된다. 중추성 문제의 경우는 이러한 방식으로 파악하는 것이 좋을 것으로 생각한다.

심장신경증은 검사에서 이상이 없는 흉통이나 동계 등의 부정맥 등을 일으키는 상태를 말하며, 한의학으로 치료하기 좋은 적응증이라고 생각한다. 기제氣劑를 중심으로 필요에 따라서 거어혈제祛瘀血劑를 병용한다. 실증의 경우는 시호가용골모려탕이 많이 사용된다. 약간 허증으로 냉증이 심한 경우는 시호계지건강탕이 많이 사용된다[1]. 이비인후과 영역에서 인후두이상감 등에 자주 사용되는 반하후박탕은 매핵기나 인후부 이물감 등으로 표현되는 인후두부의 불편감 증상이 있을 때 고려되는 처방이다. 위-식도역류질환도 심장신경증의 원인이 되는 증상의 하나가 아닐까 생각된다.

저혈압도 어지러움, 기립성 현훈 등의 이비인후과 질환과 관련이 있으나 처방에 대해서는 뒤에서 서술하도록 한다.

한의학은 말초혈관 장애에서도 적지 않은 효과가 있고, 폐색성 동맥경화증에서는 순환개선을 목표로 하여 당귀사역가오수유생강탕이나 거어혈제인 계지복령환, 혹은 변비가 있으면 도핵승기탕도 처방할 수 있다. 말초신경 장애는 냉증이라는 서양의학적으로는 해결할 수 없는 부분이 있고, 이 분야는 한의학으로 치료하기에 매우 좋은 분야이므로 뒤에서 서술하도록 한다.

●●● 순환장애와 이비인후과의 관련

순환장애와 관련된 이비인후과 영역에서 자주 보는 질환에는 혈압 변동에 의한 현기증, 기립성 현훈, 난청, 이명 등이 있다.

[A] 고혈압

앞서 설명한 바와 같이 한의학으로 항고혈압제처럼 수치적으로 혈압을 내리는 것은 어려우므로, 고혈압에 의한 증상의 감소나 혈압 변동을 줄이는 의미에서 한약사용을 고려한다. 한약과 항고혈압제와의 병용은 일반적으로 문제가 없다. 항고혈압제 대부분은 부작용으로 현기증이 있으므로 주의할 필요가 있다. 갑작스러운 혈압 변동이 현기증을 일으키기 때문이라고도 생각된다. 참고로 이전에 필자는 현기증이 발병했을 때 부교감신경 억제가 발생하는 경우를 일본현기증학회에서 발표한 적이 있다.

● 실증 고혈압에 많이 사용하는 방제
- 황련해독탕: 소양병기少陽病期, 기혈수 병변이 있고, 상기逆上氣로 안면홍조, 눈 충혈, 구강건조가 있고, 초조해하는 경향이 있다. 현기증이나 두통, 이명 등의 증상이 발병하는 경우에 사용한다.

❶ 저혈압·기립성 현훈의 한방치료

처방명	사용목표
영계출감탕	기립성 현훈을 주호소로 현기증이 있고 위장장애는 적다.
반하백출천마탕	중간~허증으로, 식욕저하, 위장장애, 두통 등이 있다.
보중익기탕	식욕부진, 위장장애, 피곤해지기 쉬움 등의 기허가 주 증상이다.
진무탕	체력이 저하, 전신의 냉기가 심하고 신진대사 저하, 설사 등

- 삼황사심탕: 소양병기, 기증과 혈증 위주, 황련해독탕과 거의 같은 증상을 나타내는 경우에 사용한다. 황련해독탕증으로 약간 변비경향이 있을 때 적합하다.
● 허증(중간증) 고혈압에 많이 사용하는 방제
- 조등산: 소양병기, 기증과 수증 위주, 만성두통(두중감, 두모감), 고혈압, 현기증, 난청, 이명, 눈 충혈, 어깨 결림, 불면, 손발 떨림 등 전신의 습담濕痰 관련된 중추신경계 실조를 개선하는 약이다.
- 칠물강하탕: 소양병, 기증과 혈증 위주, 쉽게 피곤해지고 최저 혈압이 높은 자, 어깨 결림, 이명, 두중감, 눈 충혈, 신장애, 단백뇨, 지혈止血과 순환개선 효과가 있다.

[B] 저혈압

기립성 저혈압으로 휘청거림이나 현기증이 생기는 일이 많으므로 이런 경우는 한의학으로 치료하기 좋다. 필자는 메치로딘®(미도드린) 등과 동등한 효과가 있지 않을까 생각한다. 사용처방의 특징을 ❶에 정리하였다.

효과는 빠르면 수 일안에 나타나는 경우도 있으며, 개선되면 적절히 감량하지만 바로 중지할 필요는 없고, 당분간 계속 복용해도 괜찮으며 줄이더라도 조금씩 감량하는 것이 좋다.

[C] ACE 저해제와 기침

ACE 저해제 부작용으로 반드시 기침이 나타나는 것은 아니지만 원래 인후두이물감이 있는 환자에게 많다. 물론 ACE 저해제를 다른 약으로 변경하면 상관없지만, 원인이 명확하지 않을 때에는 반하후박탕 등의 사용도 고려하면 좋다.

[D] 냉증에 대해서

한약을 사용하고 있는 의사로서 냉증을 치료해보지 않은 의사는 적을 것이라 생각한다. 이비인후과 질환과도 관련이 있고, 두통 등도 냉증과 밀접하게 관련되어 있다. 냉증에 관해서 한의학 초심자 혹은 이비인후과 의사라도 한약을 사용했으면 한다.

또한 기본적으로 한약을 선택할 때는 차갑게 하는 것이 좋을지, 따뜻하게 해야 좋을지를 항상 생각해야 한다.

폐색성 동맥경화증이나 버거씨병, 교원병 등 기질적 질환을 제외한 냉증에 대해서 약간 다루지만 기질적 질환에서도 마찬가지로 서양 약물과 한약을 병용할 수 있다.

냉증이라는 병태에 대해서 시바하라(柴原) 등은 환자들을 대상으로 한 설문 조사를 통해 '냉증이란 통상의 사람이 고통을 느끼지 않는 정도의 온도에서 요부, 배부, 사지말초, 양하지, 반신 혹은 전신에 이상한 냉감을 자각하고, 이 이상이 일반적으로 일 년 내내 계속되는 병태를 말한다. 대부분의 경우에 이 이상에 관한 병식을 가진다'고 정의하고 있다[2]. 또한 야스무라(安井) 등은 냉증, 화끈거림, 상역감은 혈관운동 증상으로 여성호르몬이 변동하는 시기, 즉 사춘기와 갱년기에서 많이 발생하는 것으로 에스트로겐, 프로게스테론 감소가 원인의 하나이고, 갱년기 증상에는 일반적으로 호르몬 보충요법(HRT)을 사용하지만 HRT를 시행할 수 없는 경우나 HRT 이외의 치료를 희망하는 경우는 한방치료를 시행하도록 하고 있다[3].

냉증환자 중 허증은 당귀작약산, 당귀사역가오수유생강탕, 인삼양영탕을 사용하고, 실증은 계지복령환을 사용하는데, 그 중에 냉증에는 당귀사역가오수유생강탕이 효과가 높다고 보고되고 있다[4]. 말초순환 장애로 인한 냉증에 주로 활용되는 처방은 당귀사역가오수유생강탕, 당귀작약산, 계지복령환이 있으며, 이들은 어혈 병태에 활용되는 방제이다. 어혈이란 울혈, 말초순환장애, 미세순환장애 및 동반된 혈액유동성 변화, 혈액응고 및 혈소판기능 변화 등을 포함한 병태로 추정된다[4].

냉증 환자 중에서 대사가 저하되어 있거나 저체온 경향이 있는 경우는 음증陰證일 경우가 많다. 이럴 때는 부자를 사용하는 것이 좋으며 진무탕, 팔미지황환, 우차신기환 등을 사용한다.

냉증의 분류에 대한 또 다른 의견이 있다. 시바하라(柴原) 등은 주로 사지말초의 냉증을 호소하지만 체간부에는 이상이 없는 경우는 당귀작약산, 당귀사역오수유생강탕, 가미소요산, 계지복령환을 사용하면 좋고, 하반신에 냉증을 호소하는 경우는 영강출감탕이나 팔미지황환이 좋다고 하였다[2].

냉증은 한방치료로 호전되는 경우가 매우 많고, 환자에게 감사의 인사를 받는 일이 많은 병태이다.

[E] 한약의 부작용으로 발생하는 순환기장애

부작용으로 순환기장애를 일으키는 한약에는 이비인후과 영역에서 자주 사용되는 마황과 부자가 있다.

마황은 심장이 두근두근거린다, 맥이 빠르다, 부정맥이 있다, 오심, 구토, 불면, 초조, 다량의 발한, 배뇨장애 등의 순환기 증상을 중심으로 하는 부작용을 유발할 가능성이 있다. 이러한 부작용 대부분은 교감신경 항진작용을 가지고 있는 에페드린에서 비롯된다. 교감신경이 항진된 상태이거나 천식으로 교감신경 자극제, 크산틴 유도체, 항콜린제를 복용 중인 환자에게 생기기 쉽다. 협심증, 심근경색 등의 과거력이 있는 경우에도 신중하게 사용할 필요가 있다. 서양 약물 중에서는 펙소페나딘과 푸소이드에페드린 배합제인 디레그라®도 비슷한 부작용이 일어날 가능성이 있다.

부자는 독성이 있는 투구꽃 뿌리를 수치해서 사용하며, 주 성분은 아코니틴이다. 진통, 온열작용을 가지고 있으며, 부작용으로 동계, 상역감, 혀나 입 주위 저림, 오심, 구토, 호흡곤란 등이 있다. 용량을 지켜서 사용해야 하며, 염증성 질환 등 발열이 있는 환자에서는 사용을 피하는 것이 좋다.

호흡장애를 가진 환자

● ● ● 호흡장애의 한의학적 개념

호흡은 기氣 개념과 강하게 연계되어 있다. 기는 한의학에서 이르는 '기'이기도 하지만, 기분의 '기'이기도 하다. 기가 정체한다는 것은 기울氣鬱, 기체氣滯라고 하는 상태가 되어, 기분이 우울하여 울적인 증상을 나타내는 경우와 눈에 보이지 않는 기의 정체감, 폐색감으로 나타나는 경우가 있다. 이비인후과 영역에서 기와 관련된 많은 연관 증상이 있다. 예를 들면, 매핵기 또는 인후 불편감과 이물감, 천식, 귀가 막히는 느낌, 복만감 등이다.

기의 역류가 있는 기역氣逆, 기상충氣上衝의 증상은 얼굴이 붉고, 발이 차고, 현기증 등이다.

기의 기능저하는 기허氣虛라고 하는 병태가 되어, 기력이 없어지고 의욕이 없어지는 느낌이다. 동시에 소화기능도 저하되어 비허脾虛라고 하는 병태가 동반되는 경우가 많다. 즉, 한의학에서 비기허脾氣虛라고 하는 상태이다.

● ● ● **호흡장애와 이비인후과의 관련성**

호흡장애는 범위가 넓고, 만성기침은 '15장 지연성·만성기침'에서 다루었기 때문에 이곳에서는 호흡과 관련된 질환을 중심으로 하고 기침은 간단히 언급하도록 한다. 호흡장애가 발생하는 질환 중에는 폐암도 있지만 여기서는 기관지 천식과 만성 폐색성 폐질환(COPD) 등을 중심으로 설명하고자 한다. 나아가 노인성 흡인성폐렴도 한약치료의 유용성이 높으므로 함께 설명하고자 한다.

[A] 기관지 천식과 알레르기 비염

기관지 천식은 흡입 스테로이드제나 류코트리엔 수용체 길항제가 기본 치료제인데, 발작 자체의 발생을 적게 만드는 한방치료를 받고 싶은 환자나 흡입 스테로이드제가 그다지 유효하지 않은 경우(예를 들어, COPD 합병례에서 최대 호기량이 저하된 경우), 알레르기 비염 합병된 경우, 발작을 재발하는 경우에 한방치료를 시행한다.

기본적으로는 '천식 진료의 한약처방 가이드라인'에 따라(❷), 발작기에는 마황제, 마른 기침이 심한 경우는 맥문동탕, 만성기에는 시호제 또는 보제를 사용한다. 마황제 중 더위를 타거나, 땀을 많이 흘리는 열증에는 마행감석탕을, 추위를 많이 타고 재채기를 하는 한증에는 소청룡탕을 사용한다. 보제는 비허증에는 보중익기탕, 신허에는 팔미지황환을 사용한다[5].

비염 치료는 증상의 중증도에 따라 처방 선택이 달라진다. ❸에 정리된 바와 같이 비염 치료에서 사용하는 마황의 양은 환자의 허실과 관련되어 있다[5]. 난치성 비염에 자주 사용되는 마황제 중에는 마황량이 많은 월비가출탕이 있지만 적응증에 비염이 없으므로 진단명에 두드러기나 아토피피부염을 추가해야한다. 천식과 비염 환자 중 신경질적인 환자는 기침과 비염 모두 신비탕을 사용한다.

필자는 천식 유지기에는 신비탕을 사용한다. 이 처방은 반하후박탕과 소시호탕의 합방이며 반하후박탕의 효능에 항염증, 항알레르기 효능이 더하여 있다. 발작기에는 오호탕을 사용하는 경우가 많다. 오호탕은 마행감석탕에 상백피를 가미한 처방으로 필자는 기침을 멈추게 하는 효과가 강한 느낌이 들어 자주 처방한다. 요점은 일상적으로는 시박탕, 발작기에는 오호탕으로 관리하고, 증상이 심할 때는 스테로이드제와 기관지 확장제가 같이 있는 약제를 흡입하도록 한다. 이 후 발작이 감소하면 스테로이드제 단독 흡입으로 변경하는 것이 바람직하다.

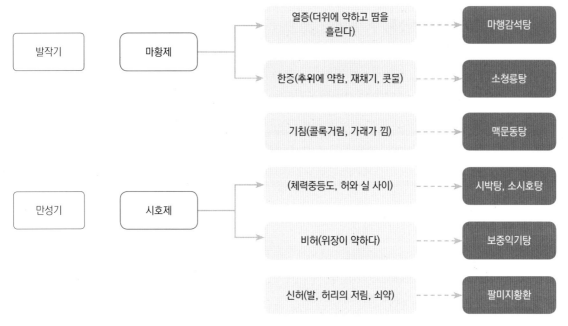

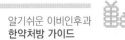

❷ **천식 진료의 한약처방 가이드라인**
(牧野莊平ほか監修, 喘息予・防管理ガイドライン1998, 協和企画通信:1998, p72를 근거로 작성)

❸ **비염에 사용되는 한약에서 마황량과 허실관계**

증	←보다 실증			보다 허증→
처방 마황	대청룡탕 > 많다	월비가출탕 > 많다	소청룡탕 > 적다	영감강미신하인탕 없다

호흡곤란은 이비인후과에서 별로 관여하지 않으나, 순환기계 질환에 사용되는 목방기탕의 사용으로 개선되는 경우가 있다. 심인성이 강한 환자는 억간산이나 억간산가진피반하도 고려할 수 있다. 기침을 포함한 부비동염의 한방치료에 대해서는 ❹에 정리한 내용을 참고하길 바란다.

[B] 고령자의 호흡기 질환

후생노동성 인구변화 통계(2012년의 연간추계)에 의하면 일본인 사망자의 사망 원인 중에는 암이 가장 많고, 다음이 심장 질환, 폐렴, 뇌혈관 질환 순이다. 이 상위 네 개 질환이 전체 사망자수의 60%를 차지한다. 폐렴은 고령화 시대에 따라 2011년부터 상위 사망원인 Top 3로 부상하였고, 감염증에 취약했던 1951년 이래 60년만에 3위가 되었다. 특히 고령자에서는 폐렴 중에서도 흡인성폐렴이 차지하는 비율이 증가하였다.

흡인성폐렴은 구강 내 관리를 통해 미리 예방하는 것이 중요하며, 연하재활 훈련도 중요하다. 흡인성폐렴의 한약 치료는 반하후박탕과 보기제補氣劑, 기혈쌍보제氣血双補劑(보중익기탕, 십전대보탕, 인삼양영탕 등), 보신제(팔미지황환, 육미지황환 등)가 유효하다고 알려져 있다[6]. 흡인성폐렴에 관한 자세한 내용은 '18장 연하장애'를 참고하기를 바란다.

흡연 중인 고령자에서 많은 만성 폐색성 폐질환(COPD)의 한약 치료는 초기에 기침과 가래를 조절하는 맥문동탕, 청폐탕, 자음강화탕 등을 사용한다. 중기에서 진행기의 COPD에는 보제 중 보기제(사군자탕, 육군자탕, 보중익기탕 등)와 보신제(육미환, 팔미환, 팔미지황환 등)를 사용한다. 보제를 사용하는 목적은 식욕 개선, 면역력 회복 등 전신상태 개선에 있다.

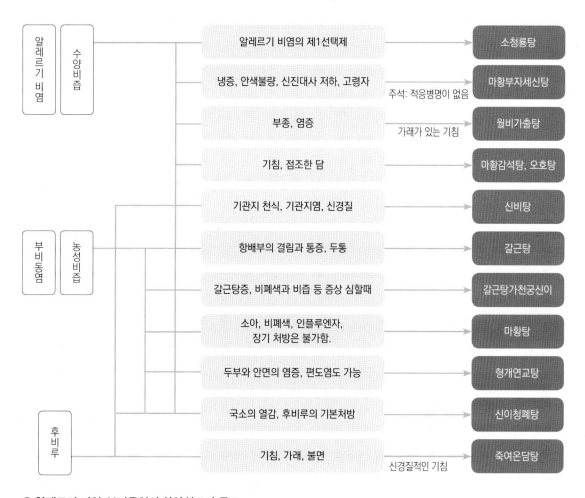

❹ 알레르기 비염·부비동염의 한약치료 흐름도

[C] 미만성 범세기관지염

부비동염과 관련 있는 미만성 범세기관지염diffuse panbronchiolitis; DPB은 부비동 기관지증후군의 한 병태이다. 전형적인 특징은 만성 부비동염, 수 년에서 수 십년에 걸친 기침, 가래, 가쁜 호흡, 한냉응집소

34 수치의 지속적인 상승, 흉부 X-ray 검사에서 특징 있는 미만성 입상영^{粒狀影}, 폐색성(때로는 구속성) 호흡장애를 보인다.

미만성 범세기관지염은 세균성 간염을 반복하고 악화되며 난치화되이 최종적으로는 호흡부전으로 사망하는 예가 많았다. 그러나 쿠도우(工藤) 등의 연구 결과에 따라 에리스로마이신 소량 장기투여로 예후가 현저하게 개선되었다[7]. 그 후에 이 방법이 일반화되고 이후 마크로라이드계 항생제인 클라리스로마이신 등의 활용으로 계승되었다. 이 치료에 한약을 병용하면 보다 양호한 치료효과를 거둘 수 있다.

주로 사용된 한약에는 보중익기탕, 시박탕, 청폐탕, 갈근탕가천궁신이 등이 보고되어 있다. 이러한 처방들의 목적은 체력증가에 의한 병태개선, 거담작용, 항염증 및 항균작용의 증가가 있는데 이 중에도 원기가 없는 환자에게는 보중익기탕[8], 증상이 심하며 마황제를 사용할 수 있는 체력이 있으면 갈근탕가천궁신이의 작용[8]이 좋다고 필자는 생각한다. 이러한 한약의 처방 목적을 보면 미만성 범세기관지염에서 한약이 유효할 가능성이 높다고 생각한다.

❺ **소시호탕에 의해 간질성 폐렴이 발생한 증례 분석**

- 기초질환으로써 만성간염, 간경변이 있는 경우가 대부분이다(c형간염 바이러스 항체 양성인 경우가 약 76%).
- 폐질환의 병발이나 기왕력이 있는 환자가 많다.
- 투여개시 2개월 이내 발병이 많다(평균 79일).
- 연령층은 50~70대에 많다(평균 64.5세, 남녀비 69:31).

(木村容子. 漢方と最新治療 2013;22:281-4[10])

❻ **간질성 폐렴의 예후불량 인자**

- 특발성 폐섬유증 등 기존의 폐질환을 가지고 있다.
- 고도의 저산소혈증이 있다.
- 항 HCV항체 양성
- 비대상성 간경변(사망례는 50%가 간경변)

(木村容子. 漢方と最新治療 2013;22:281-4[10])

[D] 수면무호흡증후군

수면무호흡증후군은 이비인후과와 내과에서 주로 진료하는 질환이다. 이비인후과에서는 상기도 폐색을 개선하여 코골이를 포함한 증상을 개선시키려고 한다. 그래서 염증을 제거하고 귀와 코의 개선 작용이 있는 갈근탕가천궁신이 등을 검토한다. 내과에서는 비만이 중요한 요인이라고 생각한다. 일반적으로 수면무호흡증후군 위험인자에는 남성, 노령, 비만, 알콜 섭취 등이 있다. 그 중에서도 BMI가 25 이상인 비만에서 발생하기 쉬우나, 고령자는 반드시 비만과 관계되지는 않는다.

수면무호흡 원인이 비만인 경우에 한약은 뚱뚱한 환자에게는 방풍통성산(변비가 있는 것이 필수)이나 대시호탕, 어혈증에는 도핵승기탕(변비가 있는 것이 필수)이나 계지복령환을 사용하고, 물렁살 경향의 환자에게는 방기황기탕을 사용한다.

---

34. 사람의 혈청 중에 존재하는 자기항체이고 IgM에 속해 0~4℃를 반응의 가장 적절한 온도로 하는 냉식항체이다. 건강한 사람의 응집소 수치는 낮은데, 마이크플라스마성 폐렴과 전염성 단핵증, 용혈성 빈혈, 레이노 병 등에서 상승한다.

[E] 간질성 폐렴과 한방

간질성 폐렴은 1990년대 간 보호 작용으로 많이 사용되던 소시호탕의 부작용으로 최초로 보고되었으며(칼럼 '소시호탕과 한약의 부작용' 참고), 이후 한약에도 위중한 부작용이 있다는 것이 널리 알려지게 되었다. 한약을 많이 사용하는 의사들 사이에서 부작용이 출현할 가능성이 있는 처방으로 알려져 있지만, 다행히도 필자는 아직 한 번도 경험하지 못했다(또는 모르고 있었는지도 모르지만).

간질성 폐렴은 건성 기침, 발열, 노작 시 숨이 찬 증상, 호흡곤란 등의 증상이 나타난다. 숨이 찬 증상은 감기에서는 보기 어려우므로 이 경우는 청진을 시행하고 동맥혈 가스분석을 통해 산소포화도가 저하되지 않는지를 검사할 필요가 있다. 이러한 증상들은 간질성 폐렴 초기에 발생하고, 진행되는 경우에 호흡부전으로 사망하는 수가 있다. 혈액검사에서는 백혈구 증가, 혈청 CRP 상승, LDH 상승, KL-6 상승 등이 나타난다. 흉부 X-ray 검사도 시행해 볼 필요가 있다. 간질성 폐렴이 의심될 때는 한약을 곧바로 중지하고 적절한 치료를 실시해야 한다.

소시호탕에 의한 간질성 폐렴(❺)은 100례 중 90례는 후유증 없이 개선되었지만, 10례는 호흡부전으로 사망하였다. 또한 이상을 인지하고 소시호탕을 중지하기까지 기간이 오래 소요되었다고(사망례 약 16일, 개선례 6일) 보도되어 있으므로 조기발견과 조기치료가 중요하다. 인터페론 투여 중이거나, 간경변 및 간암 환자, 간질환으로 혈소판수가 10만/mm^3 이하인 환자는 소시호탕 복용 금기증이다 (❻).

예전에는 간질성 폐렴을 일으키는 한약으로 황금을 의심하였다. 그러나 테라다(寺田) 등은 의심되는 한약 사용한 35례 중의 33례는 황금을 포함한 처방이었으나, 간질성 폐렴과 한약과의 사이에 특징적인 경향은 나타나지 않았다고 보고하였다[11].

많은 간질성 폐렴 증례에서 여러 약제를 병용하고 있었기 때문에, 상호작용도 고려하지 않으면 안 된다. 소시호탕 이외에 간질성 폐렴 보고가 있었던 처방은 황련해독탕, 을자탕, 온청음, 형개연교탕, 우차신기환, 오림산, 시호가용골모려탕, 시호계지탕, 시호계지건강탕, 삼황사심탕, 삼물황금탕, 시박탕, 작약감초탕, 윤장탕, 소청룡탕, 소시호탕, 신이청폐탕, 청심연자음, 청폐탕, 대건중탕, 대시호탕, 이출탕, 반하사심탕, 방기황기탕, 방풍통성산, 보중익기탕, 맥문동탕, 억간산, 용담사간탕, 육군자탕 등이다(2014년 4월 현재). 그 외에도 가능성이 있는 약제는 있으나 확인되지 않았으므로 생략한다.

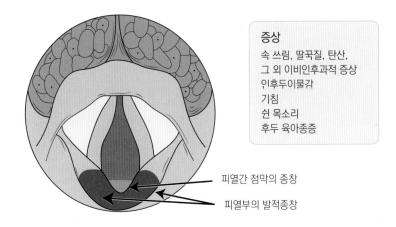

증상
속 쓰림, 딸꾹질, 탄산,
그 외 이비인후과적 증상
인후두이물감
기침
쉰 목소리
후두 육아종증

피열간 점막의 종창

피열부의 발적종창

❼ 위-식도역류질환의 대표적 증상과 간접 후두경의 체크 포인트

소화장애를 가진 환자

●●● 소화장애의 한의학적 개념

한의학에서 소화기능은 아주 중요한 역할을 한다. 한의학 고전에 기재된 내용을 보면, '황제내경 소문'에는 "비위를 보충하면 허약한 근육의 질과 양이 개선된다"고 하였고, 또한 명나라 시대 금원 사대가 이동원의 '비위론'에는 "사람의 모든 병은 모두 비위 허약에서 비롯되므로 이 내용을 알고 있어야 한다"라고 하며, 비위 허약은 만병의 근원이라고 지적하였다. 또한 소화기 질환에는 암과 함께 주로 기능적인 질환이 많은 편이다. 위-식도역류질환, 변비, 설사도 그 중 하나이다.

●●● 소화장애와 이비인후과 영역의 관련성

[A] 위-식도역류질환('17장 인후두 역류질환' 참고)

위-식도역류질환은 기본적으로 양약 프로톤펌프 저해제가 제1선택제이며, H_2 수용체 길항제가 제2선택제가 된다. 현재로써는 이들을 사용할 수 없는 경우나, 효과가 불충분한 경우에 한방치료를 고려한다. 필자의 환자 중에도 프로톤펌프 저해제나 H_2 수용체 길항제로 연변軟便 증상이 나타나서 복용이 어렵게 되어, 육군자탕만으로 위-식도역류증을 조절하고 있는 환자가 몇 명있다. 그 외에는 증상을 경감시킬 목적으로 한약을 사용하고 있다.

❼에 위-식도역류질환의 대표 증상과 간접 후두경에서의 체크포인트를 정리하였고, ❽에는 한약

처방을 정리하였다.

❽ 위-식도역류질환의 빈용 한약 처방

프로톤펌프 저해제 대신이나 보조제로서 병용할 때	육군자탕(허중, 비교적 많음), 반하사심탕(실)
기침이나 초조감이 강한 경우	반하후박탕: 기울로 기침이 있다. 인후두이물감 시박탕(반하후박탕 + 소시호탕): 흉협고만, 염증이나 알레르기에 관여 복령음 + 반하후박탕: 트림, 위가 약하고, 설백태
정신적인 요인과 관련된 호흡곤란을 호소하는 경우	억간산, 억간산가진피반하

증상의 허실판단에 따라 치료
  속 쓰림 · 트림
  속 쓰림 · 트림+하부식도 이완 개선
	반하사심탕 (중), 안중산 (허)
	보중익기탕 (허)

그 외(보제 등)	보중익기탕, 인삼양영탕

[B] 복부팽만감

임상에서 의외로 많은 호소를 하는 증상이 복부팽만감이고, 이와 함께 복통을 동반한 환자들이 있다. 이 경우에 실증은 대승기탕이나 소승기탕으로 내리면 좋다. 허증의 환자도 많으며, 이 경우는 복부 외과수술 후에 많이 사용되는 대건중탕이나 소건중탕, 계지가작약산, 단독 한약으로도 효과가 불충분한 경우는 중건중탕(대건중탕 + 계지가작약탕)을 사용하면 유효성이 높다.

[C] 변비, 설사

다이어트를 위해 방풍통성산을 처방받기 위해 내원하는 환자가 많다. 그러나 이는 변비 경향이 있으면 매우 유용한 한약이지만 설사 경향이나 부드러운 대변 경향이 있는 사람에게는 처방해서는 안 된다. 방풍통성산은 원래 대변을 보기 쉽도록 하는 것이므로 이급후중裏急後重과 같이 변을 무르게 만드는 경우가 있다. 이것은 당연히 한약의 부작용이라기보다는 오용하는 경우이다. 이와 같이 어혈 치료제(거어혈제)에도 일반적으로 변비를 치료하는 성분이 들어있는 처방이 많으므로 주의가 필요하다.

플루제니드®(센노시드)를 변비환자에게 사용하는 의사도 많은데, 이는 한약의 센나旃那를 사용하는 것이라고 생각해도 좋다. 그러나 습관성이 되어 효과가 감소할 수 있으므로 주의가 필요하다. 나중에 설명하겠지만 자궁수축 작용이 있기 때문에 임신 중에는 사용을 피해야 한다.

변비에 쓰이는 한약은 아라이(新井)[12]가 작성한 표(❾)에 대부분 정리되어 있다. 특히 실증 변비 이외에 증상이 특별하게 없는 변비의 경우에 제1선택제가 대황감초탕인데, 이 처방으로 효과가 불충분한 경우는 연하작용이 있는 조위승기탕을 사용한다. 다른 합병증을 동반한 경우는 다른 약제를 고려한다. 허증의 경우는 변비 이외의 증상이 없으면 마자인환을 사용하며, 이 경우 환자의 대변 양상은 토끼 똥 모양이다. 약간 건조한 정도가 심한 경우는 윤장탕을 사용한다. 보다 허증이 심한 경우는 대황이 들어있지 않은 대건중탕을 사용하는 것이 좋다. 가스에 의한 복부팽만이나 냉증이 심한 증례에서 유효한 경우가 많다. 모든 경우에서 가스 유무 등을 고려해서 처방을 선택하면 유효성이 증가할 것이다.

　근래에는 변비가 있는 사람들도 많으나 설사를 호소하는 사람들도 많다. 설사에는 만성 설사와 세균이나 바이러스에 의한 급성 설사가 있다. 만성 설사는 맑은 수양성 대변을 자주 배출한다. 대부분은 이급후중을 동반하지 않으며, 이한증裏寒證으로 수독을 농반한다고 생각되며, 인삼, 건강, 부자, 출朮(백출, 창출) 등이 배합된 처방을 사용한다. 이러한 설사의 제1선택제는 진무탕이나 인삼탕이 좋다. 새벽녘의 설사鷄鳴瀉,五更瀉가 있고, 위증상이 약하면 진무탕, 강하면 인삼탕을 사용한다. 진무탕으로 설사치료를 할 때는 특히 따뜻하게 하여 온복하는 것이 좋다고 한다. 제2선택제로는 저하된 신진대사를 고려하는 처방을 한다. 각종 합병증을 함께 고려하여 처방하는 것이 좋다. 아라이(新井)의 처방선택법을 ❿, ⓫에 정리하였다[12].

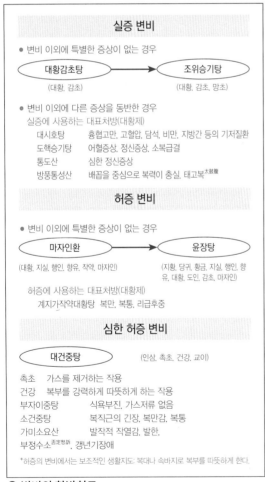

❾ 변비의 한방치료

(新井 信. 消化器領域と漢方医学. ラジオNIKKEI 漢方トゥデイ. 2008. p13-5[12]에서 일부개변)

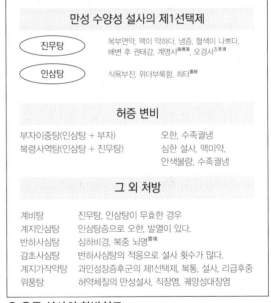

❿ 음증 설사의 한방치료

(新井 信. 消化器領域と漢方医学. ラジオNIKKEI 漢方トゥデイ. 2008. p13-5[12]에서 일부개변)

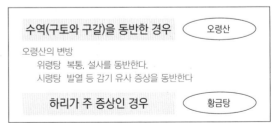

⓫ 음증 설사의 한방치료

(新井 信. 消化器領域と漢方医学. ラジオNIKKEI 漢方トゥデイ. 2008. p13-5[12]에서 일부개변)

⓬ 기혈수 이상으로 발생할 수 있는 신경증

기혈수	신경증
기허	권태감, 기력저하, 쉽게 피로함, 안광^{眼光}과 목소리에 힘이 없음, 쉽게 놀라고 무서워함
기울	억울경향, 두중감, 머리가 뒤집어 쓴 것 같은 느낌, 인후두 불편감, 잔뇨감, 트림이 많음
기역	상역감, 동계, 두통, 실신발작, 지각장애, 저림, 근연축^{筋攣縮}
혈허	수면장애, 현기증, 쥐남, 지각장애, 저림, 근연축
어혈	두통, 어깨 결림, 불면, 정신불안, 근통, 요통, 월경장애
수체	권태감, 박동성두통, 현기증, 기립성저혈압, 이명, 요감소, 다뇨

[D] 구내염('10장 구내염·설통' 참고)

구내염은 여러 가지 질환 또는 자극에 의해 생기는데, 정신적인 원인이 많이 관련되어 있다. 이전에 쇼우와대학 이비인후과를 내원한 환자를 대상으로 기혈수 상태를 조사한 결과, 기와 가장 관련이 많은 질환이 구내염이었다. 따라서 구내염을 치료 또는 재발을 막기 위해서는 기^氣, 즉 정신적인 안정이 필요하다.

신경장애를 가진 환자

●●● 신경장애의 한의학적 개념

기혈수는 원만하게 체내를 순환해야 하며, 순환이 부족할 때(기허, 허혈)나, 순환에 정체나 불순이 있을 때(기울, 기역, 어혈, 수체) 질병이 생긴다. 기혈수 순환이 나빠져서 정체가 되면 그 부위의 신경장애로 통증, 저림, 마비가 발생한다. '황제내경 소문'의 거통론^{擧痛論}에는 "소통이 안 되면 통증이 생기고 소통이 잘되면 통증이 없다(不通則痛, 通則不痛)"이고 하여 순환과 통증과의 관계에 대한 이론이 제시되어 있다. ⓬에 대표적인 관련 증상을 정리하였다.

●●● 신경장애와 이비인후과 영역과 관련성

[A] 현기증('5장 현기증(어지러움)' 참조)

현기증은 서양 의학적 관점에서는 주로 이비인후과 영역에서 다루지만, 한의학적으로는 수독^{水毒} 뿐만 아니라 기^氣와의 관계가 깊다. 이전에 쇼우와대학 이비인후과를 내원한 현기증 환자를 대상으로 환자들의 기혈수 상태를 설문조사를 한 결과에서 수^水 뿐만 아니라 기수^{氣水}가 함께 관여하는 유형이 가장 많았다.

[B] 두통('6장 두통' 참조)

서양 의학적 관점에서 두통은 이비인후과와 관련이 깊지만 한의학적으로 두통은 감기 등의 외사外邪가 몸속 깊숙이 침투하거나 위장허약(비허) 또는 냉증(이한裏寒)을 일으켜서, 기혈수의 흐름이 원만하지 않게 되면 '불통즉통不通則痛'의 상태가 되어 두통이 발생한다고 생각한다. 원인이 외감인 경우는 갈근탕이나 천궁다조산 등이 유효하고, 비허 등의 내부 이상이 원인인 경우는 조등산, 계지인삼탕, 반하백출천마탕, 오수유탕 등이 유효하다[13].

[C] 어깨 결림·목 결림

한의학으로 접근할 때는 표치로 어깨 결림을 풀어줄 뿐만 아니라 원인을 생각하면서 치료할 필요가 있다. 어깨 결림만을 진료하는 것이 아니므로, 의외로 복증腹症이 중요하다. 기혈수에서 수와 관련이 가장 깊으나, 기혈과의 관련도 매우 깊다. 냉증이 원인인 경우도 많아 갈근탕이 제1선택제이지만 필자의 경험상 따뜻한 형태의 온포溫布가 잘 듣는 사람은 갈근탕류보다 갈근탕가출부탕이 잘 듣는 경우가 많았다. 이는 부자가 따뜻하게 하는 작용을 가지고 있기 때문이라고 생각한다. 기허와 관련된 어깨 결림에는 보중익기탕이나 계지인삼탕의 투약도 고려할 수 있다. 스트레스와 관련되어 있거나 진전振戰이 있는 경우는 가미소요산이나 억간산도 고려된다. 결림 이상으로 통증이 함께 있는 오십견에는 이출탕二朮湯이 아주 유효하다.

[D] 요통

이비인후과에서 난청을 호소하는 노인환자의 경우에 요통을 동반하고 있는 경우가 많다. 요통도 한방치료에서 중요한 증상이다. 요통을 일으키는 한의학적인 주된 요인은 풍한습風寒濕, 신허腎虛, 어혈瘀血 등이 있다[12].

풍한습에 의한 요통은 한냉이나 온도가 높은 상황에서 외사外邪가 흉부에 침입하여 기혈수가 정체되는 것이 원인이다. 여기저기가 아프고, 무겁고, 뻐근한 요통의 경우는 의이인탕이 사용되고, 냉증이 심하고 빈뇨를 동반한 경우는 영강출감탕, 전신이 심하게 차갑고 복통까지 있는 경우는 당귀사역가오수유생강탕, 상반신이 역상하고 하반신은 냉증이 심하면서 비허가 있는 경우는 오적산을 사용한다.

신허에 의한 요통은 이비인후과 영역의 난청과 이명을 합병하고 있는 경우가 많다. 요통은 사지에 냉기가 있고, 특히 하지의 냉기가 심하고 야간 빈뇨, 구갈, 하지부종 등이 있는 경우는 팔미지황환이나 우차신기환을 사용한다. 이명이나 난청 환자 중 신허가 원인이라고 생각되는 경우는 저림을 없애는 작용이 강한 팔미지황환에 우슬과 차전자를 가미한 우차신기환을 많이 사용한다. 수족의 화끈거림이나 상역감이 있는 경우에는 육미지황환을 고려한다.

어혈에 의한 요통은 같은 부위가 아픈 일이 많고 그 증상이 주간에는 가볍고 야간에는 무거운 경향이 있다. 이비인후과 영역에서 자주 볼 수 있는 어혈 소견인 설하정맥(설심정맥)의 울혈, 노창怒張이나 혀 아래의 검붉은 점상 반점을 확인한다. 당연히 복진에서도 어혈 소견이 나타나는 경우가 많다. 변비 경향이 별로 없는 경우는 계지복령환, 변비경향이 있는 경우는 도핵승기탕을 사용한다. 이외에 일반적으로 야간통이 심한 빈혈이나 부종이 심한 경우는 소경활혈탕을 사용한다.

일반적으로 냉증이 특히 심한 경우는 부자말을 가미하거나, 요통이나 월경통 등 통증이 심한 경우는 작약감초탕이 유효하다. 그러나 작약감초탕은 감초의 배합량이 많으므로 가성 알도스테론증 발병이 예상되어 운용에 주의가 필요하다. 돈용 또는 몇 일, 또는 밤에만 복용하도록 제한적으로 사용하는 것이 안전하다.

[E] 뇌혈관ㅓ1질환과 인지장애

뇌혈관질환서 실증부터 허증의 순서로 잘 사용되는 순환개선 작용이 있는 처방은 다음과 같다. 황련해독탕(실증), 계지복령환, 조등산, 팔미지황환, 당귀작약탕, 진무탕(허증).

인지장애는 간실조肝失調에서 오는 경우가 많다. 또한 이상행동도 유사한 원인에 의한 것으로 생각된다. 이런 증상에는 억간산을, 만약 위장장애가 있으면 억간산가진피반하가 좋다. 가벼운 손떨림 역시 같은 처방들로 호전되는 경우가 있다. 또한 조등산도 인지장애에 잘 사용된다. 순환개선 작용으로 인해 인지장애가 개선되는 것으로 보인다. 억간산과 조등산 모두 조구등釣鉤藤이 들어 있다. 조구 등은 평간平肝, 지경止痙의 효능이 있고, 고혈압에 동반된 증상이나 흥분, 경련, 현기증, 불면 등에 사용된다.

[F] 3차신경통

3차신경통은 외인으로 풍한열, 내인으로는 기혈양허, 담습痰濕, 어혈, 간담의 울열鬱熱 등에 의한 기혈의 소통장애로 일어난다.

외인에 의해서는 일반적으로 발작성 심한 통증이 발생한다. 또한 한랭자극에 의해 악화되고, 따뜻하게 하면 증상이 가벼워지는 경우가 많다. 이 경우는 두통에 자주 사용하는 천궁다조산을 사용하면 좋다. 이 외에 오한, 발열, 경부통, 두통과 따뜻하게 하면 증상이 가벼워질 때는 갈근탕가출부탕이 유효한 경우가 많다. 필자도 온습포가 유효했던 어깨 결림, 목 결림 환자에게 갈근탕가출부탕의 유효성이 높은 것을 토치기현에서 열린 일본동양의학회 학술대회에서 발표한 적이 있다. 단순한 냉증으로 감기 양상이 강한 경우는 마황부자세신탕을 선택한다. 또한 위장증상이 강하여 이 두 처방을 사용하기 어려울 때는 계지가출부탕을 선택한다.

내인으로 온담이나 수족냉증이 있을 때는 오령산을 사용한다. 간담의 울혈, 발작성, 작열성 안면통증의 경우는 용담사간탕을 사용할 수 있다. 장기화된 3차신경통은 보중익기탕에 사물탕을 추가하거나 통증이 강한 경우는 부자말을 가미해야 할 경우도 있다.

의외로 3차신경통에 효과가 있는 처방으로 발치 후 통증에 사용하는 입효산이 있다. 입효산은 치과 영역에서 자주 사용되지만 구강악안면 영역의 급성 동증, 지통, 발치 후 통증, 설통, 삼차신경통, 설인신경통까지 적응범위가 넓은 처방이다. 사용 목표는 표한실증으로 허실은 그다지 관계되지 않는다. 구성된 한약재를 살펴보면 진통, 항염증 작용, 항알레르기 작용이 추측된다. 효과는 비교적 빠른 편이다. 치과 신경 이상으로 인한 통증에 특히 유효성이 높다고 생각된다. 잠시 동안 입에 약을 머금고 있으면 치아와 관련된 통증이 감소한다.

[G] 대상포진 후 신경통

대상포진 후 신경통은 대상포진 바이러스가 외인이 되고, 내인으로는 비위실조나 습열, 간담의 문제를 생각할 수 있다. 이 경우 실증과 허증으로 나누어 생각하는 것이 좋다[14].

(1) 병인별 한방치료
- 실증의 대상포진 후 신경통 치법과 처방
  - 청열사화淸熱瀉火: 용담사간탕
  - 소간해울疏肝解鬱: 사역탕 (+ 계지복령환)
                       시호청간탕 (사역산 + 향소산 + 사물탕)
  - 자음滋陰 또는 보음補陰: 육미지황환, 맥문동탕
  - 활혈活血: 도핵승기탕, 통도산, 계지복령환
- 허증의 대상포진 후 신경통 치법과 처방
  - 산한제습散寒除濕: 계지가출부탕, 당귀사역가오수유생강탕
  - 소간이기해울疏肝理氣解鬱: 가미소요산, 가미귀비탕, 향소산
  - 기혈양허氣血兩虛: 인삼양영탕
  - 활혈活血: 당귀작약산
  - 자음보기滋陰補氣: 맥문동탕

(2) 기간별 한방치료[15]
- 대상포진 발병 시 통증 치료
  - 오령산: 가능한 조기에 투여함으로써 신경통 악화를 피할 수 있다.
  - 시령탕: 진통제를 사용하지 않아도 유효하고, 안면이나 요부 등 각 부위에 걸쳐 관련 보고

가 있으며, 부위에 관계없이 유효하다.

- 황련해독탕: 두경부에서 흉부에 걸친 대상포진에 유효하다. 야간 불면에도 유효하다.
- 마황부자세신탕: 추위에 악화되는 신경통에 유효하고, 상완신경총 영역 대상포진에서 유효성 보고가 있다.

● 대상포진 후 신경통으로 이행방지를 목적으로 하는 한방치료
- 시령탕: 항바이러스제와 병용으로 약 90%에서 예방효과를 보인다. 상반신이나 하반신보다는 안면에서의 예방효과가 높다고 한다.
- 팔미지황환: 하지의 대상포진에서 항바이러스제와 병용으로 약 82%의 예방효과를 보였다.
- 갈근탕: 어깨 결림이 있는 두경부 대상포진에서 약 66% 예방효과를 보였다.
- 조등산: 고혈압으로 두통이 있는 두경부 대상포진에서 효과를 기대할 수 있다.
- 보중익기탕: 단독으로도 유의한 예방효과가 있고, 스테로이드제제와 병용 역시 예방효과가 높다고 한다.
- 월비가출탕: 항바이러스 작용이 있으며, 대상포진 후 신경통에 예방효과가 있는 것으로 보고된 바 있다.

● 대상포진 후 신경통 한방치료
- 시령탕: 제1선택제로 좋다는 의견이 많다. 발생 후 시간이 경과된 경우에도 유효하다는 보고도 있다. 소양병기, 유소년에서 수체가 있는 경우에 유효성이 높다.
- 계지가출부탕: 시령탕과 같이 유효한 처방이다. 여기에 수치한 부자말을 가미한 처방도 유효성이 높다고 한다. 허증으로 수체가 심한 경우에 유효성이 높다.
- 오령산: 부종을 동반한 대상포진 후 신경통에 유효하다고 되어 있다.
- 마황부자세신탕: 온욕溫浴 후 통증이 감소하는 어깨의 대상포진 후 신경통에 유효하다.
- 마행의감탕: 흉추의 대상포진 후 신경통에 유효하다. 피부건조와 무한無汗, 추위에 증상이 악화되는 경우에 사용한다.
- 당귀사역가오수유생강탕: 지각장애로 저린 증상이 남아있으나, 따듯한 물에 들어가면 증상이 완화되고 추운 날에는 증상이 악화되는 경우
- 당귀탕: 위성 협심증의 흉배부통에 유효하고, 흉부의 대상포진 후 신경통에도 유효하다.
- 보중익기탕: 항염증제로 효과가 없는 증례에서도 유효한 경우가 많다. 전신증상이 가벼워질 수 있다.
- 십전대보탕: 허증의 대상포진 후 신경통에 쓴다. 통증 이외에 일상생활 수행능력의 개선도 기대할 수 있다. 또한 부자와 병용도 유효하다.

(3) 이환 부위별 한방치료

이환 부위별 한방치료를 ⓭에 표시하였다[15].

⓭ 대상포진 이환 부위별로 본 한방치료

안면부	마황부자세신탕, 시호계지탕, 시령탕
삼차신경(제1지, 두통을 동반)	마황부자세신탕
두경부(두통을 동반)	조등산
두경부, 상반신(결림을 동반)	갈근탕
사지말초(한습寒濕성)	계지가출부탕, 당귀사역가오수유생강탕
체간부	당귀탕, 계지가출부탕, 마행의감탕
하반신	팔미지황환

(濱口眞輔, ペインクリニック 2009;30;S445-5215))

이 밖에 억간산도 정신신경계에 영향을 미쳐 통증을 경감시킬 수 있어, 초조감이 동반된 신경장애성 통증에 유효한 경우가 있다. 또한 마찬가지 이유로 삼차신경통이나 대상포진 후 신경통에 유효한 경우가 있다.

정신장애를 가진 환자

● ● ● 정신장애의 한의학적 개념

이비인후과는 감각기를 다루는 진료과로 한방에서 말하는 기와 관련된 경우가 아주 많다. 억울적인 기분이 되는 기울이나 두통, 어지럼, 상역감 등의 기의 상충上衝, 의욕장애가 생기는 기허가 그 대표적인 예이다.

혈의 이상으로 어혈로 인해서는 우울, 두통 등이 생기며, 혈허血虛로 인해서는 건망, 불안감이 생기며, 혈열血熱로는 불안과 초조감, 쉽게 분노함, 수독水毒으로 인해서는 현기증, 두통, 동계가 발생한다.

특히, 최근에는 향정신제의 부작용 문제 때문에 한약 처방이 필요할 때가 많다.

정신과 영역에서 한약 치료 적응증은 통합실조증이나 조병躁病은 원칙적으로 어렵고, 다만 다른 질환의 경우는 시기에 따라 한약 치료가 유효한 경우가 많다. 한약은 1일 2~3회 투여가 원칙이지만, 불면증은 개선되면 취침 전 1회 복용으로 감량해도 효과가 있는 경우가 많다. 또한 한약으로 변경하기 위하여 급히 서양 약물을 중지하지 않도록 한다.

●●● 정신장애와 이비인후과 영역과 관련성

[A] 불면증과 한방

이비인후과를 내원하는 환자 중에 불면을 호소하는 경우가 많다. 이명을 앓고 있는 환자도 불면으로 고통을 겪고 있는 경우가 있다. 서양 약물 중 수면제는 아침에 기상 후에도 멍한 증상 등 부작용이 있어서 한약 치료가 필요한 경우가 많다.

⓮ 불면증 형태와 한의학적 분류와 처방

불면증의 형태	한의학적 분류	한방처방
입면장애	심열(흥분)	허~중: 억간산, 억간산가진피반하, 가미소요산, 감맥대조탕, 산조인탕 중~실: 황련해독탕, 여신산, 대시호탕
중도각성 · 숙면장애	담허(불안)	허~중: 억간산, 억간산가진피반하, 귀비탕, 시호계지건강탕, 죽여온담탕 (담을 따뜻하게 한다) 중~실: 황련해독탕, 시호가용골모려탕
입면장애 · 중도각성	허로(심신피로)	산조인탕(일반적 불면)

(杵渕 彰. 精神科領域と漢方医学. ラジオNIKKEI漢方トゥデイ. 2005. p4−516))

⓯ 향정신제로 인한 부작용 경감에 도움이 되는 한약 처방

부작용	처방
삼환계, 사환계 항우울제에 의한 구갈	백호가인삼탕, 오령산
삼환계, 사환계 항우울제에 의한 변비	대건중탕
설피라이드^{Sulpride}에 의한 고프로락틴	작약감초탕(용량에 주의)
SSRI와 SNRI에 의한 구토감, 위부불쾌감	육군자탕, 반하사심탕
항우울제, 향정신제에 의한 기립성저혈압과 현기증	반하백출천마탕, 영계출감탕

SSRI: 선택적 세로토닌 재흡수 억제제, SNRI: 세로토닌®노르아드레날린 재흡수 저해제

정신병성 불면(통합실조증, 조병, 울병)이나 신체질환으로 인한 불면(몸의 통증이나 가려움 등에 의한)에서는 효과를 보이기 어렵지만 신경질성 불면(신경질)이나 신경증적 불면(불안장애) 등 심리적 불면이나 원인불명의 불면에서는 유효한 경우가 있다(⓮).

한약 중에는 서양 약물 수면제에 상응하는 것은 없으며, 대부분 속효를 기대하기는 어렵고 수 주간 사용해야 효과를 보인다. 또한 감량할 때에도 1일 2~3회에서 취침 전 1회 등으로 조금씩 감량하는 것이 좋다.

고령자 불면증은 대부분은 난치이며, 낮잠을 오래 자는 것을 주의해야 한다. 가미귀비탕, 귀비탕, 산조인탕, 억간산, 억간산가진피반하 등을 사용하는 경우가 많다.

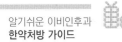

알기쉬운 이비인후과
한약처방 가이드

[B] 향정신제제와 한약 병용에 대한 주의

많은 한약이 사이토크롬 P450 (CYP3A4, CYP2D6) 저해작용을 지닌 것으로 알려져 있다. 사이토크롬이 저해되면 정신과 영역에서 많이 사용되는 벤조디아제핀계 항불안제의 혈중농도가 상승할 가능성이 있어 주의가 필요하다.

강한 저해작용이 있는 한약에는 목단피와 계피가 있다. 이 둘은 계지복령환이나 팔미지황환에 포함되어 있다. 이 외에 가미소요산도 주의가 필요하다.

반대로 향정신제제 부작용 감소에 도움이 되는 한약 처방을 ⑮에 정리하였다.

⑯ 보제

보제의 종류	몸에 체력을 더한다	처방명
보기제	기허 개선	인삼제: 인삼탕, 사군자탕, 육군자탕 삼기제^{夢耆劑}: 보중익기탕 건중탕류: 소건중탕, 당귀건중탕, 황기건중탕 보신제: 육미지황환, 팔미지황환, 우차신기환
보혈제	혈허 개선	사물탕, 칠물강하탕
기혈쌍보제	기혈 양허 개선	삼기제: 십전대보탕, 인삼양영탕

(今津嘉宏. 外科領域と漢方医学. ラジオNIKKEI漢方トゥデイ. 2007. p4-517))

⑰ 보중익기탕, 십전대보탕과 인삼양영탕의 사용구분

보중익기탕	병 후 체력회복에 사용한다. 식욕, 의욕저하, 미열, 도한, 권태감
십전대보탕	안색이 좋지 못하고, 체력이 소모되어, 피부가 건조하다
인삼양영탕	기혈양허로 건기침, 불안과 불면 등이 있다

(今津嘉宏. 外科領域と漢方医学. ラジオNIKKEI漢方トゥデイ. 2007. p4-517))

수술 후 환자의 한약 처방

●●● 한의학적 개념

수술 후에 많은 증상을 호소하는 경우나 감염증 예방, 수술 후 체력저하 개선을 목적으로 한약을 사용할 수 있다. 이비인후과에서는 수술을 시행하는 외과 못지않게 문제가 되고 있는 시술 후 반흔 형성을 예방할 목적으로도 한약이 사용된다.

소화기외과에서 상부소화관은 육군자탕을 중심으로 한 처방이 사용되고, 복부(특히 대장)의 수술 후에 연동운동을 개선하는 역할을 한다. 변비 경향이 있는 경우는 대건중탕이나 제2선택제로 십전대보탕이 있고, 설사의 경우는 진무탕이나 인삼탕, 반하사심탕, 계지가작약탕이 사용된다.

●●● 이비인후과 영역과 관련성

체력증가가 필요한 경우는 주로 보제를 사용한다. 보제는 서양의학에는 없는 개념으로 비허(소화기능)를 개선하여 영양 상태나 면역기능을 회복하여, 최종적으로 생체방어 기능을 정상화하고, 질병을 개선할 목적으로 하는 한약 처방이다(❶⑥, ❶⑦).

수술 후 뿐만 아니라 암 환자에서 보신제(우차신기환)와 기혈쌍보제(십전대보탕)의 병용으로 증상의 유지나 개선이 가능한 경우가 있다. 덧붙여 설명하면, 필자가 대학병원에서 종양외래를 담당했을 때 보제를 가장 많이 사용하였다.

[A] 두경부 수술 후 반흔치료

시령탕이 유효하다는 보고가 많다. 반흔에는 리자벤®(트라니라스트)이 많이 사용되고 있으나, 시령탕도 동등하거나 그 이상의 효과를 보인다고 보고되어 있다[18].

⓲ 산부인과 질환에서 기혈수 이상에 최초로 사용하는 한약

기혈수 이상	대표적 증상	한약처방
기허	쉽게 피곤해짐, 졸림, 왠지 모르게 힘이 없다	보중익기탕
기울	목이 멤, 복부팽만, 울뿔, 두중감	반하후박탕, 여신산
기역	냉증의 역상, 동계, 초조, 오심	가미소요산
혈허	현기증, 안색이 나쁨, 집중력 없음, 피부건조	당귀작약산
어혈	냉증의 역상, 성기출혈, 어깨 걸림, 두통, 변비	계지복령환, 도핵승기탕
수독	현기증, 두통, 오심, 부종, 왠지 모르게 몸이 무거움	당귀작약산, 오령산

(石野尚吾. MB ENT 2013;151:79-873))

[B] 그 외의 수술 후 한약처방에 대해서

수술 후 정신 안정작용을 목적(특히 고령자 등 수술 후의 섬망 등)으로 억간산이 효과가 있었다는 보고가 있다[19].

또한, 인플루엔자나 대상포진 등 감염예방이나 악화방지에 보중익기탕이 이용되는 경우도 있다[20].

갱년기장애를 가진 환자

갱년기장애는 "질환 특성상 워낙 낫기 어렵다"고 한 마디로 일축하는 경우가 많지 않을까 생각된
다. 그러나 한의학에서는 아주 좋은 치료대상이 된다. 또한 이비인후과 질환과 관련이 깊은 영역이기
도 하다.

●●● 갱년기장애의 특징

갱년기장애란 50세 전후의 폐경기에 발생하는 기질적 질환이 분명하지 않는 증상을 호소하는 증후
군이다. 내인성 인자로는 난소 기능저하, 에스트로겐 분비량 감소 등이 있고, 외인성 인자로는 가정
환경의 변화 등 사회문화적 요인과 관련이 있다.

갱년기장애의 특징은 호소하는 증상이 명확하지 않으며, 호소가 많고, 날씨나 가정환경의 변화에
영향을 받기 쉽고, 호소하는 증상이 쉽게 바뀌는 점 등이 있다. 산부인과적으로 내분비 변동과 관계
가 분명한 경우나 심한 증상이 단기간에 발생한 경우에는 일반적으로 호르몬 보충요법(HRT)을 시행
한다.

●●● 한의학 사고방식과 적응

갱년기장애 병태는 기혈수 개념에 따라 판단하기 쉽고, 비교적 장기내복으로도 부작용이 발생하지
않으며, 다양한 주소를 단일 처방으로 대응할 수도 있다는 등의 이유로 한약이 자주 사용된다(⑬). 갱
년기 장애에 사용되는 3대 한약은 당귀작약산, 가미소요산, 계지복령환이다.

당귀작약산은 임신 중에도 사용이 가능하므로 임신 중 안전한 제1선택제로 생각해도 좋다. 혈허와
수독의 경향이 있고, 팔강변증에서 이한허증裏寒虛證 즉, 오한이 있는 허증에 문제없이 사용할 수 있다.
사지에 오한이 있고, 현기증, 두통, 권태감, 쉽게 피로함, 월경불순, 월경통 등이 적응증이다.

가미소요산은 동계, 불안증상, 다양한 증상의 호소, 초조, 쉽게 화냄, 어깨 결림, 불면증을 호소하
는 일이 많고, 팔강변증에서는 이열허증裏熱虛證이며, 중간증에서 허증까지 사용할 수 있다. 어혈증상
이 있고, 허약체질, 냉증, 두통, 상역감, 어깨 결림, 어지러움, 월경불순, 월경곤란 등이 적응증이다.

계지복령환은 상반신 상역감과 하반신 냉증(냉증의 역상)이 있는 형태로 거어혈제의 가장 표준되는
처방이다. 팔강변증에서는 이한실증裏寒實證이고, 중간증에서 실증에서 사용한다. 적응증은 어지러움,
두통, 어깨 결림, 월경불순, 월경곤란, 냉증, 자궁내막증 등이다. 설하정맥(설심舌深정맥)의 울혈, 노
창怒張이나 어점瘀点이 보이는 경우에도 사용한다.

상기 처방들은 여성만이 아니라 남성에게 처방해도 좋으며, 특히 가미소요산은 남성 갱년기나 다양한 증상 호소 치료에 사용되며, 중추성 또는 후각점막성 후각장애 등에는 당귀작약산 등이 활용된다.

●●● 갱년기장애에서 서양 약물과 한약을 병용할 때 주의할 점

갱년기장애로 항불안제를 사용되고 있는 경우에 급히 서양 약물을 중지하면 한약만으로는 증상을 조절 할 수 없는 경우가 있으므로 조금씩 감량하는 것이 좋다.

맺는말

이비인후과 의사이면서 한약을 활용하는 의사로서 필자의 생각을 적었기 때문에 여러 분야에 대해서도 설명하였으나, 특히 평소에 많이 접할 수 없던 분야나 이비인후과 의사로서 이해하기 어려운 분야에 대해서 설명하고자 하였다.

마지막으로 본 진료과에서는 일상적인 이비인후과 외래에서 앉은 자세나 선 자세에서 복진을 시행한다. 누운 자세가 아니기 때문에 진단에 어려움은 있으나 심하비이나 시호제 복증인 흉협고만은 의외로 확인하기 쉽다. 매우 개인적 의견도 있겠지만, 조금이라도 도움이 되었으면 좋겠다고 생각하여 있는 그대로 표현하였다.

카네코 타츠(金子 達)

●●● 참고문헌

1) 並木隆雄. 生活習慣病による循環器疾患での漢方治療の現状. 漢方と最新治療 2013;22:205-11.

2) 柴原直利ほか. 冷え症と末梢循環障害. 漢方と最新治療 1999;8:317-23.

3) 石野尚吾. 耳鼻咽喉科疾患と更年期障害ーめまい, 耳鳴, 頭痛に対する漢方治療のタイミング・コツ. MB ENT 2013;151:79-87.

4) 稲木一元. いわゆる冷え症. 医事新報 2012;4625:46-51.

5) 伊藤 隆. 症候からみる漢方2. 胸部:喘鳴・呼吸困難. 日本東洋医学会学術教育委員会. 専門医のための漢方医学テキスト. 南江堂;2010. p163-7.

6) 加藤士郎. 呼吸器疾患. 漢方と最新治療 2012;21:285-92.

7) 工藤翔二ほか. びまん性汎細気管支炎に対するエリスロマイシン少量長期投与の臨床効果ー4年間の治療

成績. 日胸疾会誌 1987;25:632-42.

8) 杉山幸比古ほか. びまん性汎細気管支炎 (DPB) に対する補中益気湯の効果. 漢方と免疫アレルギー 1992;6:125-31.

9) 江頭洋祐ほか. 副鼻腔気管支症候群 (SBS), 特にびまん性汎細気管支炎に対する葛根湯加川芎辛夷の併用効果について. 漢方と免疫アレルギ 1990;4:33-42.

10) 木村容子. 間質性肺炎 (DLSTの問題点). 漢方と最新治療 2013;22:281-4.

11) 寺田真紀子. 漢方薬による間質性肺炎と肝障害に関する薬剤疫学的検討. 医療薬学 2002;28:425-34.

12) 新井 信. 消化器領域と漢方医学. ラジオNIKKEI漢方トゥデイ. 2008. p13-5.

13) 世良田和幸. ペインクリニック領域と漢方医学. ラジオNIKKEI漢方トゥデイ. 2008. p5-10.

14) 世良田和幸. 帯状抱疹後神経痛の漢方治療. ペインクリニック 2009;30:S437-44.

15) 濱口眞輔. 帯状泡疹の痛みと帯状抱疹後神経痛に対する漢方薬. ペインクリニック 2009;30:S445-52.

16) 杵渕 彰. 精神科領域と漢方医学. ラジオNIKKEI漢方トゥデイ. 2005. p4-5.

17) 今津嘉宏. 外科領域と漢方医学. ラジオNIKKEI漢方トゥデイ. 2007. p4-5.

18) 馬場 奨ほか. 頭頸部外科領域手術後の肥厚性瘢痕発生に対する柴苓湯の予防効果. Progress in Medicine 2008;28:149-53.

19) 高瀬信弥ほか. 術後せん妄ー抑肝散 心臓大血管手術後せん妄の予防効果. 臨外 2013;68:1314-8.

20) 岩垣博巳ほか. 外科医のためのKampo EBM UPTODATE 術後感染症と漢方. 日外会誌 2013;114:241-5.

부록 : 한약 자료집

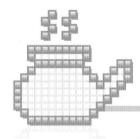

증證의 기본모델과 해설

    서양의학을 배운 사람에게 한의학은 익숙하지 않은 의학 체계이지만, 이해한 뒤에 일상 진료에 활용한다면 진료의 폭을 넓힐 수 있다.

    한의학에서 최종진단은 증이다. 한약을 검색해보면 증이라는 단어가 많이 보인다. 증이란 '환자가 현시점에서 나타내고 있는 증상을 한의학의 기본적 개념을 통해서 이해하고 분석하여 얻을 수 있는 진단이며, 치료의 지시'이다. 한의학에서 '현시점'이라고 하는 질병 상태는 항상 유동적인 것이며, "진단이며 치료의 지시이다."라고 하는 이유는 ❶의 도표처럼 한의학에서 정상을 왜곡이 없는 상태(원점)로 상정하고, 환자의 병태를 정상(원점)으로부터 편위로 인식한다. 치료는 이 편위를 정상(원점)으로 되돌리는 벡터(방향)로 가는 것이다. 각종 한약은 증과 상대相對적인 편위를 결정하여 구성되고, 각각 작용 벡터를 보유하고 있다. 한약이 가지고 있는 이 벡터의 방향과 힘을 이용하여 환자를 정상(왜곡이 없는 상태)으로 되돌린다. 이를 한의학에서는 수증치료隨證治療라고 한다. 한의학의 상세한 개념에 대해서는 관련 서적을 꼭 읽어 보시기 바란다.

    한약의 치료 방향과 세기 설정의 한 예를 들면, 음양허실을 x축과 y축으로 표현하고, 어혈을 개선하는 한약을 배치하면 ❷와 같이 표현할 수 있다. 계지복령환과 당귀작약산은 반대되는 방향을 띤다. 따라서 당귀작약산 효과를 볼 수 있는 병태의 환자에게 계지복령환을 처방하면 환자는 더욱 더 음성과 허성의 방향으로 편위되고, 설사, 냉증, 권태감 등이 발생할 수 있다. 역으로 도핵승기탕을 사용해야하는 사람에게 당귀작약산을 사용하면 신체의 열감, 상역감, 권태감 등이 나타나고 질병은 치유되지 않는다.

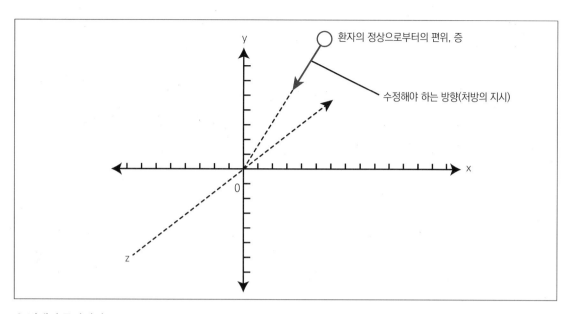

❶ 병태의 공간인식

(寺澤捷年. 症例から学ぶ和漢診療学. 第1版. 医学書院; 1990[1] p3)

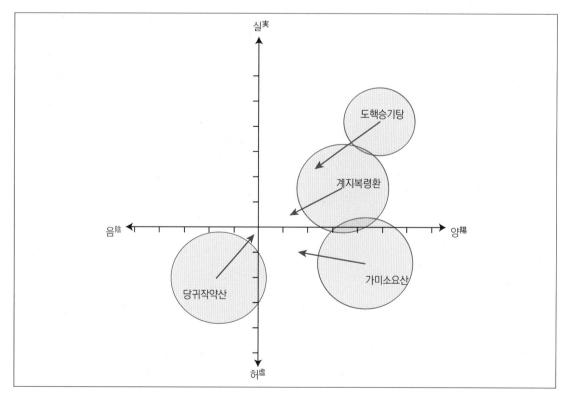

❷ 음양허실 위치 설정과 각 처방의 작용 방향

(寺澤捷年. 症例から学ぶ和漢診療学. 第1版. 医学書院; 1990[1] p203)

❸ 허증, 실증, 허실간증의 기본 모델

	허	간間	실
1. 체격	마른편	보통	탄탄하다
2. 자세	앞으로 구부정함	보통	반듯하다
3. 피부	건조, 균열, 창백	보통	광택이 있고, 혈색이 좋으며, 기름기가 논다
4. 손톱	거친 주름이 있다. 횡 또는 종으로 금이 있다	보통	표면이 매끄럽고 광택이 있으며 아름다운 핑크색
5. 목소리	작고, 목이 쉽게 쉰다	보통	목소리가 크고, 힘차고 좋다
6. 설	습윤	보통	건조

그런데, 이비인후과의사가 분주한 일상진료 중에서 한의학적인 증을 진단하는 것은 어려운 일이다. 토미야마대학 이비인후과는 한방과 진료실에 허실의 기본 모델(❸)를 적어두고 일상진료에 응용하고 있다. 허실은 평소의 체력이나 병에 대한 저항력 또는 반응도를 나타내는 개념이다. 허증은 체력이 약하고, 병에 대한 저항력이나 반응이 약한 상태이며, 실증은 체력이 있고 병에 대한 저항력이나 반응이 강한 상태이다. 체력이 중간 정도의 허증과 실증의 중간타입을 허실간증虛實間證으로 분류한다.

한약 선택은 허실의 기본모델을 참고로 체격, 자세, 피부, 손톱, 목소리 등을 관찰하고, 체격이 마르고 근육이 박약薄弱하고 위장이 허약한 허증과, 체격이 건장하며 근육이 발달하고 위장이 튼튼한 실증으로 분류한다. 또한 자각증상(전신권태감, 손발의 냉기, 두중감, 불면, 상역감, 동계, 소변, 대변)의 확인도 처방선택에 유용한 정보가 된다.

야스무라 사츠키(安村佐都紀), 쇼우쟈쿠 히데오(將積日出夫)

●●● 참고문헌

1) 寺澤捷年. 症例から学ぶ和漢診療学. 第1版. 医学書院;1990.

2) 水越鉄理. めまい. 澤木修二編. 耳鼻咽喉科漢方の手引き. 金芳堂;1994. pp48-59.

◉ 이비인후과 상용 한약의 보험적응 질환 일람

No.	처방명	효능·효과(보험적응 질환과 증상)	임상적으로 효과가 기대되는 질환과 증상
①	가미귀비탕	빈혈, 불면증, 정신불안, 신경증	이관개방증 특발성 혈소판 감소성 자반증, 우울상태
②	가미소요산	냉증, 허약체질, 월경불순, 월경곤란, 갱년기장애, 부인병증	만성 갑상선기능장애(저하증·항진증) 신경증, 불면증, 자율신경 실조증
⑤	갈근탕	감기, 코감기, 열성질환의 초기, 염증질환(결막염, 모낭주위염, 중이염, 편도염, 유선염, 림프절염), 어깨 결림, 상반신의 신경통, 두드러기	비염, 알레르기 비염, 부비동염, 상기도염, 기관지 천식, 근긴장성두통, 안면신경마비, 근육통, 관절통, 견관절 주위염, 경견완 증후군, 피부염, 습진, 두드러기, 감염성 위장염
⑥	갈근탕가천궁신이	비폐색, 축농증, 만성 비염	급만성 비염, 비후성 비염, 알레르기 비염, 만성 부비동염
⑦	계지가용골모려탕	소아야뇨증, 신경쇠약, 성적 신경쇠약, 유정, 음위	불면증, 신경증, 심신증, 우울상태
⑧	계지복령환	자궁 및 부속기 염증, 자궁내막염, 월경불순, 월경곤란, 대하, 갱년기장애(두통, 현기증, 상역감, 어깨 결림 등), 냉증, 복막염, 타박상, 치질, 고환염	고혈압, 저혈압, 하지정맥류, 피하출혈, 요통, 근육통
⑨	계지탕	체력이 쇠약한 때의 감기초기	감염성 위장염, 신경통, 자율신경 실조증
⑩	길경탕	편도염, 편도주위염	비염, 인두염, 후두염, 상기도염
⑪	당귀사역가오수유생강탕	동상, 두통, 하복부통, 요통	좌골신경통, 대상포진 후 신경통, 냉증
⑫	당귀음자	만성 습진(분비물이 적은 것), 가려움	피부소양증, 아토피피부염
⑭	당귀작약산	빈혈, 권태감, 갱년기장애(두중, 두통, 현기증, 어깨 결림 등), 월경불순, 월경곤란, 불임증, 동계, 만성신염, 임신 중의 제병(부종, 습관성 유산, 치질, 복통) 각기, 반신불수, 심장판막증	이명, 신경성 후각장애 뇌혈관 질환, 혈관성치매, 알츠하이머치매, 저혈압, 냉증, 요통, 자율신경 실조증, 심신증
⑮	대시호탕	담석증, 담낭염, 황달, 간기능 장애, 고혈압증, 뇌일혈, 두드러기, 위산과다증, 급성 위장카타르, 오심, 구토, 식욕부진, 치질, 당뇨병, 노이로제, 불면	중이염, 부비동염, 기관지천식 어깨 결림, 화농성 피부질환, 신경증
⑯	마행감석탕	소아 천식, 기관지 천식	감기증후군, 급만성 인두염, 급만성 후두염, 급만성 기관지염
⑰	마황부자세신탕	감기, 기관지염	알레르기 비염, 급만성 비염, 급만성 부비동염, 인플루엔자, 기관지 천식
⑲	마황탕	감기, 인플루엔자(초기 증상), 관절류마티스, 천식, 유아의 비폐색, 포유곤란	급만성 비염, 알레르기 비염, 부비동염, 인두염, 후두염, 기관지염
㉑	맥문동탕	가래가 잘 안 끊기는 기침, 기관지염, 기관지 천식	인두염, 후두염, 인후두이상감, 구강인후건조증 감기증후군, 상기도염, 기관지 확장증
㉒	반하백출천마탕	위장허약으로 하지냉증이 동반된 현기증, 두통 등이 있는 증상	경견수 증후군, 자율신경 실조증
㉓	반하사심탕	급만성 위장카타르, 발효성 설사, 소화불량, 위하수, 신경성위염, 위약^{胃弱}, 숙취, 트림, 속 쓰림, 구내염, 신경증	위-식도역류질환, 상부 소화기관 기능장애, 급만성 위염, 위십이지장궤양, 궤양성 대장염, 과민성장증후군, 심신증
㉔	반하후박탕	불안신경증, 신경성 위염, 입덧, 기침, 쉰 목소리, 신경성 식도협착증, 불면증	인후두이상감, 인두염, 후두염, 쉰 목소리, 기관지염, 기관지 천식 우울상태, 심신증, 강박신경증, 심장신경증, 신경성 무식욕증
㉕	방풍통성산	고혈압 동반증상(동계, 어깨 결림, 상역감), 비만증, 부종, 변비	이명, 삼출성중이염, 만성 부비동염, 고혈압, 동맥경화증, 허혈성 심질환, 당뇨병, 통풍, 지질이상증

No.	처방명	효능·효과(보험적응질환·증상)	임상적으로 효과가 기대되는 질환과 증상
㉖	배농산급탕	환부가 발적, 종창하여 통증을 동반한 화농증, 창^瘡, 부스럼^癤·면정^{面疔}, 그 외 절종^{癤腫}증	만성 중이염, 급만성 비염, 급만성 부비동염
㉗	백호가인삼탕	목마름과 화끈거림이 있는 증상	구강인후건조증, 감기증후군, 습진
㉘	보중익기탕	여름에 취약함, 병후 체력서하, 결핵, 식욕부진, 위하수, 감기, 치질, 탈항, 자궁하수, 음위, 하반신불수, 다한증	만성 중이염, 만성 부비동염, 만성 편도염, 만성 기관지염, 폐렴
허약체질, 피로권태, 항암제요법 또는 방사선요법 시 부작용경감
㉙	복령음	위염, 위무력, 유음^{溜飮}	위식도 역류질환, 상부 소화관 기능 이상
㉚	복령음+반하후박탕	불안신경증, 신경성 위염, 입덧, 유음^{溜飮}, 위염	인후두이물감, 쉰 목소리, 위-식도역류질환 급만성 위염, 신경성 무식욕증
㉛	사역산	담낭증, 담석증, 위염, 위산과다, 위궤양, 비 카타르, 기관지염, 신경질, 히스테리	중이염, 만성 비염, 부비동염, 신경증
㉞	산조인탕	심신이 피곤하여 약해져서 잠을 못 이룸	자율신경 실조증, 신경증
㉟	삼소음	감기, 기침	상기도염, 급만성 기관지염, 기관지 천식
㊲	삼황사심탕	고혈압 동반증상(상역감, 어깨 결림, 이명, 두중, 불면, 불안), 비출혈, 치^痔출혈, 변비, 갱년기장애, 부인병증	구내염
뇌혈관질환 후유증, 자율신경 실조증
㊳	소반하가복령탕	임신 구토(입덧), 그 외의 구토(급성위장염, 습성흉막염, 수종성각기, 축농증)	멀미, 만성 부비동염
상부 소화기관 기능 이상, 급만성 위염
㊴	소시호탕	I. 모든 종류의 급성 열성병, 폐렴, 기관지염, 기관지 천식, 감기, 림프절염, 만성 위장장애, 산후 회복부전
II. 만성 간염의 간기능 장애 개선	이관협착, 이관염, 중이염, 비염, 부비동염, 급만성 편도염, 인후염, 이하선염, 원형탈모증, 담마진, 대상포진, 만성 화농성 피부질환, 면역 이상, 알레르기 질환, 쉽게 감염되는 아이의 체질 개선, 심신증, 신경증
㊶	소시호탕가길경석고	편도염, 편도주위염	외이도염, 비염, 부비동염, 인두염, 후두염, 타액선염 감기증후군, 기관지염
㊸	소청룡탕	수양성 담, 수양비즙, 비폐색, 재채기, 천명, 기침, 유루^{流淚}, 기관지염, 기관지 천식, 비염, 알레르기 비염, 알레르기 결막염, 감기	화분증, 혈관운동성 비염, 급만성 상기도염, 백일해
㊺	소풍산	분비물이 많고 가려움이 심한 만성 피부병(습진, 두드러기, 수충, 땀띠, 피부소양증)	외이염, 외이도 진균증
아토피피부염, 심상성건선, 심상성좌창, 소아 담마진양태선
㊼	승마갈근탕	초기 감기, 피부염	급만성인두염, 급만성편도염
㊽	시령탕	물설사, 급성위장염, 더위, 부종	삼출성중이염, 현기증
신우신염, 급만성 신염, 네프로제 증후군, 만성 위장염, 급만성 간염, 궤양성 대장염, 교원병
㊿	시박탕	소아 천식, 기관지 천식, 기관지염, 기침, 불안신경증	감기증후군, 인후두이상감, 만성위염, 신경성 위염
54	시함탕	기침, 기침에 의한 흉통	감기증후군, 비염, 만성 부비동염, 급만성 기관지염
55	시호가용골모려탕	고혈압, 동맥경화증, 만성 신장병, 신경쇠약증, 신경성 심계항진증, 간질, 히스테리, 소아 야제증, 음위	인후두이물감
심근경색 후유증, 발작성 빈박^{頻搏}, 심장신경증, 뇌혈관질환 후유증, 자율신경 실조증, 신경증, 불면증, 우울상태, 원형탈모증
57	시호계지건강탕	갱년기장애, 부인병증, 신경증, 불면증	감기증후군, 기관지염, 폐렴
58	시호계지탕	감기, 유행성 감기, 폐렴, 폐결핵 등의 열성 질환, 위궤양, 십이지장궤양, 담낭염, 담석, 간기능 장애, 췌장염 등의 심하부 긴장통	중이염, 비염, 부비동염
신경증, 불면증

No.	처방명	효능 · 효과(보험적응질환 · 증상)	임상적으로 효과가 기대되는 질환과 증상
㉟	시호청간탕	신경증, 만성 편도염, 습진	아데노이드 증식, 인두염, 후두염, 만성 비염, 만성 부비동염 아토피피부염, 쉽게 감염되는 아이의 체질 개선
㉒	신비탕	소아 천식, 기관지 천식, 기관지염	감기증후군
㉖	신이청폐탕	비폐색, 만성비염, 축농증	급만성 부비동염, 후각감퇴, 부비동 기관지염
㉙	십미패독탕	화농성 피부질환, 급성 피부질환 초기, 두드러기, 급성 습진, 무좀	외이염, 외이도 진균증, 만성 중이염, 비염, 부비동염, 편도염
㉚	십전대보탕	병후 체력저하, 피로권태, 식욕부진, 도한, 수족 냉기, 빈혈	영유아 난치성 재발성중이염, 구내염 상부 소화관 기능이상, 위장허약, 욕창, 저혈압, 사지냉감, 항암요법 또는 방사선 요법시 부작용 경감
㉝	안중산	신경성 위염, 만성 위염, 위무력	상부소화관 기능 이상, 급만성 위염, 위십이지장궤양(진구성陳舊性)
㊱	억간산	신경증, 불면증, 소아야제증, 소아감㽅증	치매의 주변 증상, 히스테리, 간질
㊺	영감강미신하인탕	기관지염, 기관지천식, 심장쇠약, 신장병	급만성 비염, 알레르기 비염, 급만성 부비동염
㊻	영계출감탕	신경질, 노이로제, 현기증, 동계, 혈떡거림, 두통	메니에르병, 양성 발작성 현훈, 자율신경 실조증, 신경증, 불면증
⑨	오령산	부종, 신장증, 숙취, 급성 위장카타르, 설사, 오심, 구토, 현기증, 위내정수, 두통, 요독증, 더위, 당뇨병	메니에르병, 삼차신경증, 타액분비과다 상부 소화관기능 이상
⑨	오수유탕	습관성 편두통, 습관성 두통, 구토, 각기충심脚氣衝心	경견수 증후군, 어깨 결림
⑨	오호탕	기침, 기관지 천식	감기증후군, 급만성 인두염, 급만성 후두염, 급만성 기관지염
⑨	온청음	월경불순, 월경곤란, 부인병증, 갱년기장애, 신경증	구내염 만성 습진, 피부소양증
⑨	우차신기환	하지통, 요통, 저림, 노인의 침침한 눈, 가려움, 배뇨곤란, 빈뇨, 부종	이명 만성 신염, 당뇨병, 이상지질증
⑨	월비가출탕	신염, 신장증, 각기, 관절류마티스, 야뇨증, 습진	기관지염, 기관지 천식 화분증
⑨	육군자탕	위염, 위무력, 위하수, 소화불량, 식욕부진, 위통, 구토	위식도 역류질환, 상부 소화관 기능 이상 허약체질, 만성 소모성질환 또는 수술 후 소화관 장애
⑩	인삼양영탕	병후 체력저하, 피로권태, 식욕부진, 도한, 수족냉증, 빈혈	만성 기관지염, 기관지 천식, 허약체질, 부정수소증후군, 항암요법 및 방사선요법 시 부작용 경감
⑩	자음강하탕	목에 윤기가 없어 가래가 안 나오고 기침이 심함	감기증후군, 인두염, 후두염, 상기도염, 구강인후 건조증, 급만성 기관지염
⑩	자음지보탕	허약한 사람의 만성 기침, 가래	감기증후군, 상기도염, 급만성 기관지염
⑩	조등산	만성 지속성 두통으로 중년 이후 또는 고혈압 경향이 있는 것	현기증, 이명, 뇌혈관질환 후유증 불면증, 신경증, 우울상태
⑩	죽여온담탕	인플루엔자, 감기, 폐렴 등 회복기에 열이 장기화 또한 평열이 되어도 기분이 가볍지 않고 기침이나 가래가 많고 잠을 편히 잘 수 없는 것	상기도염, 기관지염 신경증

No.	처방명	효능 · 효과(보험적응질환 · 증상)	임상적으로 효과가 기대되는 질환과 증상
⑩⑨	진무탕	위장질환, 위장허약증, 만성 장염, 소화불량, 위무력증, 위하수증, 신장증, 복막염, 뇌일혈, 척수질환에 의한 운동 및 지각마비, 신경쇠약, 고혈압, 심장판막증, 심부전으로 심계항진, 반신불수, 류마티스, 노인성 소양증	만성 갑상선기능저하증, 뇌혈관질환 후유증, 저혈압, 자율신경 실조증, 심신증, 냉증, 현기증
⑪③	천궁치조산	감기, 부인병증, 두통	편두통, 긴장성 두통
⑪④	청상방풍탕	여드름	외이염, 만성 중이염, 만성 부비동염 두부 및 안면습진
⑪⑥	청폐탕	가래가 많이 나오는 기침	감기증후군, 만성 부비동염, 인두염, 후두염, 상기도염, 급만성 기관지염
⑪⑨	치두창일방	습진, 부스럼^膿, 영유아 습진	외이도염, 이절^{耳癤}, 비전정염
⑫②	팔미지황환	신염, 당뇨병, 음위, 좌골신경통, 요통, 각기, 방광카타르, 전립선비대, 고혈압	이명 뇌혈관질환 후유증, 어깨 결림, 골다공증
⑫④	향소산	위장허약으로 신경질적인 사람의 감기초기	이관협착 우울상태, 신경증, 심신증
⑫⑦	형개연교탕	축농증, 만성 비염, 만성편도염, 여드름	급만성 중이염, 수장족저농포증, 습진
⑬⑦	황기건중탕	허약체질, 병후의 쇠약, 도한	만성 중이염, 만성 부비동염, 만성 편도선염 소아야제증, 야뇨증
⑬⑧	황련해독탕	비출혈, 고혈압, 불면증, 노이로제, 위염, 숙취, 부인병증, 현기증, 동계, 습진, 피부염, 피부소양증	잇몸출혈, 뇌혈관질환후유증, 과호흡증후군, 심장신경증, 신경증, 자율신경 실조증, 아토피피부염, 심상성좌창

- 한약은 병명이 아니라 증^證(사용목표)에 따라 투여하는 원칙을 가지고 있지만, 갑작스런 심사를 받게 되었을 때에, 효능이 없는 병명을 적은 경우에 조사의 가능성이 높아진다. 이 곳 이비인후과에서 사용빈도가 높은 처방의 효능 · 효과(보험적응질환 · 증상)와 임상적 효과가 기대되는 질환과 증상을 정리하였다.

- 임상적 효과가 기대되는 질환과 증상에 대해서 전국적으로 일치된 견해는 없고, 각 지방 자치현 심사기관이나 후생국에 문의한 후 적절한 대응을 해야 한다.

- 약사법에 의해 승인되어 있는 한약 엑기스제제 용법은 식전 또는 식간 투여이다.

- (38)소반하가복령탕의 효능 · 효과 중 '그 외의 구토(급성위장염, 습성흉막염, 수종성각기, 축농증)'은 '일반용 한방처방 입문'에 기재된 것처럼 '그 외의 모든 병의 구토(급성위장염, 수종성각기), 습성흉막염, 축농증'으로 하는 것이 타당하다고 생각된다.

- 2014년 4월에 개정된 「의료용 한방제제의 효능 또는 효과」에 근거하여 작성하였다.

(長谷川弥人ほか編. 漢方製剤 括用の手引き一証の杷握と処方鑑別のために一. 臨床情報センター:1998/浦部晶央ほか編. 今日の治療薬 2013. 南江堂:2013/ 医薬情報研究所. レセプト事務のための薬効一薬価リスト. 第24版. 社会保険研究所:2012/厚生省薬務局監修. 日薬連漢方専門委員会編. 一般用漢方処方の手引き. 第4版. じほう:2005)

야마기와 미키카즈(山際幹和)

⊙ 이비인후과 범용 한약재의 일람 (가나다순)

한약재	해설	효능	주의사항
갈근(葛根)	콩과의 칡뿌리를 말한다.	발한, 해열, 진경, 근이완 작용	
감초(甘草)	콩과, 다년생, 학명: Glycyrrhiza	진통이나 항염증, 항알레르기 작용	장기투여는 저칼륨혈증, 가성 알도스테론증 부작용이 있음
계피(桂皮)	계수나무 얇은 나무껍질, 줄기 및 나무껍질을 벗기고 코르크층을 제거하여 말린 것	발한, 해열, 진통, 정장에 효과가 있다.	알레르기 발생 보고가 있다.
대조(大棗)		진정, 자양, 강장, 몸을 따뜻하게 하고 긴장을 완화시키는 작용을 한다.	
대황(大黃)		흉복부의 팽만, 복통, 변비, 소변이 잘 안 나오는 것을 고친다. 황달, 혈액 정체에 의한 증상을 고친다.	
마황(麻黃)		발한, 해열, 진해, 이뇨제로서 열성병이나 천식 치료에 쓰인다.	순환기 증상을 중심으로 한 부작용이 있음. 에페드린과 유사한 작용이 있으므로 고혈압이나 순환기 질환이 있는 환자에게 사용하는 것은 주의가 필요하다.
맥문동(麦門冬)		점액 활성, 소염, 자양, 진해, 거담 작용이 있다.	
반하(半夏)		지구, 진토, 진해, 거담 작용이 있다.	
복령(茯苓)		이뇨작용, 건비, 자양, 진정, 혈당강하 효과가 있다.	
부자(附子)		이뇨, 강심, 진통, 진정 효과가 있다.	동계, 상역감, 혀나 입주위의 저림, 오심, 구토, 호흡곤란의 부작용이 있다.
산치자(山梔子)		소염, 지혈, 해열, 진통제로 배합된다.	
석고(石膏)		해열, 소염, 지갈止渴작용이 있다.	
시호(柴胡)		해열, 진통, 소염작용이 있다.	
인삼(人參)		혈압강하나 호흡촉진, 인슐린 작용의 증가, 적혈구수, 헤모글로빈 증가 등의 작용이 있다.	
작약(芍藥)		근육 경련을 완화시키는 작용이나 혈관의 움직임을 순조롭게 하는 작용이 있다.	
지황(地黃)		혈중의 열을 제거하거나 혈을 보충하는 작용이 있다.	소화기 증상의 부작용 있다. 알레르기 발생 보고가 있다
진피(陳皮)		건위, 거풍, 거담, 진해작용이 있다.	
황금(黃芩)	순형과에 속하는 다년생 초본인 Scutellaria baicalensis의 뿌리	소염, 해열, 이뇨, 항알레르기, 해독작용, 간기능 활성화 등에 효과가 있다.	간질성 폐렴, 간기능 장애의 부작용이 있음.
행인(杏仁)	장미과에 속하는 살구나무	진해, 거담, 완하를 목적으로 천식이나 기침, 호흡곤란에 사용한다.	

(Kampo view ⟨http://www.kampo-view.com/⟩, タケダの生薬・漢方薬事典 ⟨http://www.takeda-kenko.jp/kenkolife/encyclopedia/⟩ 등을 참고로 작성)

한약 색인 · 찾아보기

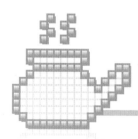

ㄱ

ㅂ

ㅅ

ㅋ

ㅊ

ㅌ

ㅍ

A~Z

기호

알기 쉬운
이비인후과 한약처방 가이드

첫째판 인쇄 | 2017년 7월 25일
첫째판 발행 | 2017년 8월 11일
둘째판 발행 | 2020년 4월 3일

편   집 Keiichi Ichimura
역   자 고창남, 홍승욱, 윤영희
발 행 인 장주연
출 판 기 획 김도성
편집디자인 김영선
표지디자인 김재욱
발 행 처 군자출판사(주)
             등록 제 4-139호(1991. 6. 24)
             본사 (10881) 파주출판단지 경기도 파주시 서패동 474-1(회동길 338)
             Tel. (031) 943-1888   Fax. (031) 955-9545
             홈페이지 | www.koonja.co.kr

* 파본은 교환하여 드립니다.
* 검인은 저자와의 합의 하에 생략합니다.

ISBN 979-11-5955-220-5
정가 27,000원